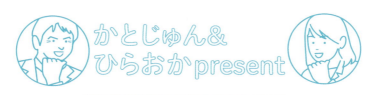

こんなときどうする？
症例から考える IBD診療

［編著］
加藤　順
千葉大学医学部附属病院 診療教授/内視鏡センター長
平岡佐規子
岡山大学病院炎症性腸疾患センター 准教授/センター長

中外医学社

執筆協力者

宮 川 麻 希　医療法人札幌 IBD クリニック

對 田　 尚　千葉大学消化器内科

太 田 佑 樹　千葉大学消化器内科

堀 尾 亮 輔　千葉大学消化器内科

古 谷　 誠　千葉大学消化器内科

横 山 雄 也　済生会習志野病院消化器内科

黒 川　 憲　東京大学消化器内科

井 原 聡 三 郎　東京大学消化器内科

大 井　 充　神戸大学消化器内科

髙 尾 政 輝　和歌山県立医科大学第二内科

井 口 俊 博　岡山大学病院消化器内科

髙 原 政 宏　岡山大学病院消化器内科

青 山 祐 樹　岡山大学病院消化器内科

大 道 莉 子　岡山済生会病院消化器内科

有 吉 美 紗　広島大学病院消化器内科

橋 本 真 一　山口大学医学部附属病院 IBD センター

髙 橋 索 真　香川県立中央病院消化器内科

安 富 絵 里 子　香川県立中央病院消化器内科

北 畑 翔 吾　愛媛県立中央病院消化器内科

井 川 翔 子　住友別子病院消化器内科

序

　IBD の大きな特徴の 1 つに，「患者ごとに病態がまったく違う」ということがあげられる．UC でいくと，全大腸に潰瘍を形成してどんな薬も効かずに手術になるような人もいれば，直腸炎型で治療もほとんど不要の人もいる．CD でも，肛門病変や小腸病変，狭窄や瘻孔など，それぞれ作る人作らない人がいる．したがって，IBD では患者ごとに治療法がまったく変わってくるし，おなじ患者でもそのときそのときで病態が変わるため，違った治療法の選択が必要となる．さらに，若い患者の多い IBD では，ひとりひとりの患者はさまざまな社会背景を持っており，同じ病態でも社会背景が異なれば選択する治療も変わってくる．その一方で，近年は分子標的薬を中心に治療選択肢も増加した．それぞれの薬剤は異なる作用機序や有効性，安全性，そして投与法を有している．このような状況において，いまの IBD 診療では，どのような病態の人にどのような治療が適切なのか，を判断することが求められている．

　本書では，UC，CD のさまざまな想定症例を提示し，まずは，比較的若手の先生にどのような治療をするかを答えてもらった．そして，専門医である小生と平岡先生が，若手の先生の意見をベースにして，その症例のキモとなる点について対談・議論を行った．また，提示症例に関連するトピックについての解説を加え，知識の整理ができるようにしている．

　まずは，それぞれの想定症例についてご自身で治療方針を考えてほしい．そして，若手，専門医それぞれにどのような意見をどのような根拠で述べているかをみていただくと，今後似たような症例に出会ったときに大いに参考になることと思う．そして全体を読み進めることにより，IBD 診療におけるものの考え方，というものがご理解いただけるはずである．本書は IBD 診療の問題集であり，全部解き終わったころには，みなさんの IBD 診療の実力がワンランクアップしていることと信じている．

2025 年厳冬の 2 月に

著者を代表して

加 藤　順

目次

第1部　潰瘍性大腸炎（Ulcerative Colitis：UC）

1 診断に迷う例 ･･ 5
　解説！ UC の診断とピットフォール ･････････････････････････ 9

2 5-ASA 製剤の選択 ･････････････････････････････････････ 11
　解説！ 初発時の 5-ASA 製剤の投与法 ･･･････････････････ 16

3 5-ASA 製剤投与するももう一歩 ･･･････････････････････ 19
　解説！ 5-ASA 製剤でもう一歩のときの治療方針 ･･･････ 23

4 5-ASA 不耐例 ･･ 25
　解説！ 5-ASA 不耐とその対応 ･･･････････････････････････ 31

5 ステロイド導入をどうするか考える例 ････････････････ 34
　解説！ ステロイドの使い方とその副作用 ････････････････ 38

6 ステロイド効いてるけどもう一歩（or 効いているか微妙）････ 40
　解説！ 似たような位置づけの治療法の選択 ･･･････････････ 45

7 ステロイド依存例 ･････････････････････････････････････ 48
　解説！ ステロイド依存に対するチオプリン製剤の使い方 ･･･ 52

8 ステロイド抵抗例 ･････････････････････････････････････ 54
　解説！ ステロイド抵抗例の考え方 ･････････････････････ 59

9 チオプリン不耐・不応例 ･･････････････････････････････ 61
　解説！ チオプリン投与のコツとピットフォール ･･･････ 65

10 バイオ/JAK 導入例：1. 若い女性その他 ･･･････････ 67
　解説！ 若い女性のバイオ/JAK の選択 ･････････････････ 72

11 バイオ/JAK 導入例：2. 急ぐ例 ････････････････････ 74
　解説！ 急ぐ難治例に対する外来での対処法 —JAK 阻害薬を中心に— ･･･ 78

12 バイオ/JAK 導入例：3. 高齢者 ････････････････････ 80
　解説！ 高齢者に対する薬剤選択 ･････････････････････ 84

13 バイオスイッチ例（一次無効後）･･････････････････ 86
　解説！ バイオスイッチの考え方（一次無効後）･･････ 90

14 バイオスイッチ例（二次無効後）･･････････････････ 92
　解説！ UC のバイオ製剤使い分けにおける諸問題 ･･･ 96

15 バイオスイッチ例（複数回スイッチ）·····98

解説！ 難治例への対処と手術療法·····102

16 重症例（入院例）·····104

解説！ 重症 UC に対するアプローチ·····110

17 臨床的寛解だけど粘膜治癒じゃない例·····112

解説！ UC における Treat to Target の考え方·····116

18 感染症か再燃か迷う症例·····118

解説！ UC 患者における感染性腸炎の併発と UC の悪化の鑑別について·····122

19 腸管外合併症併発例·····124

解説！ 主な腸管外合併症とその対処法·····128

20 他臓器癌合併例·····130

解説！ 他臓器癌のある IBD 患者に対する治療·····135

21 発癌リスクのある長期経過例·····137

解説！ UC の発癌とサーベイランス·····141

22 外来で症状の悪化を訴える例への対処·····143

解説！ 外来でのバイオマーカーの使い方·····147

23 妊娠例（UC）·····149

解説！ IBD における妊娠の考え方（とくに妊娠中の薬剤使用について）·····153

24 術後トラブル（回腸嚢炎など）例·····155

解説！ UC 術前・術後の諸問題·····159

第 2 部　クローン病（Crohn's Disease：CD）

1 診断に迷う例·····164

解説！ CD の診断とピットフォール·····168

2 初期治療：合併症のない大腸型·····170

解説！ Step-up と Top-down の考え方·····174

3 初期治療：合併症のない小腸病変を有する例·····176

解説！ CD 小腸病変へのアプローチ·····180

4 初期治療：狭窄・瘻孔などのある患者·····182

解説！ IBD 治療における絶食および栄養療法·····187

5	初期治療：肛門病変を有する患者	189
	解説！ CD 肛門病変へのアプローチ	193
6	初期治療：小児例	195
	解説！ 小児 IBD 診療における注意点	199
7	既存治療無効例	201
	解説！ 既存治療からバイオ /JAK への考え方	205
8	バイオ製剤一次無効	207
	解説！ CD におけるバイオ製剤の選択	211
9	バイオ製剤二次無効	214
	解説！ バイオ製剤二次無効の考え方	218
10	腸管手術後の内科治療	220
	解説！ CD 手術後の治療の考え方	224
11	複数回手術のややこしい例	226
	解説！ ややこしい例の対処法	230
12	肛門病変のややこしい症例	232
	解説！ 肛門病変の諸問題	236
13	臨床的寛解だけど粘膜治癒じゃない例	238
	解説！ CD における治療目標の考え方	242
14	治療中狭窄が徐々に悪化しているが症状があまりない症例	244
	解説！ IBD 患者の症状いろいろ	249
15	発癌，サーベイランスの例	251
	解説！ CD からの発癌とサーベイランス	255
16	挙児希望・妊娠例	257
	解説！ IBD 患者のプレコンセプションケアについて	260
17	短腸例	262
	解説！ CD 手術の諸問題—あくまで内科医の意見—	266

索引 268

略語

略語	用語	日本語
5-ASA	5-aminosalicylic acid	5-アミノサリチル酸
6-TGN	6-thioguanine nucleotide	6-チオグアニンヌクレオチド
ADL	activities of daily living	日常生活動作
Alb	albumin	アルブミン
Arg	arginine	アルギニン
ASUC	acute severe ulcerative colitis	急性重症潰瘍性大腸炎
BCG	Bacille de Calmette et Guérin	結核に対する生ワクチン
C7-HRP		サイトメガロウイルス pp65 抗原
CAP	cytapheresis	血球成分除去
CD	Crohn's disease	クローン病
CML	chronic myelogenous leukemia	慢性骨髄性白血病
CMV	cytomegalovirus	サイトメガロウイルス
Cr	creatinine	クレアチニン
CRP	C-reactive protein	C反応性蛋白
CS	colonoscopy	大腸内視鏡
CT	computed tomography	コンピュータ断層撮影
CV カテーテル	central venous catheter	中心静脈カテーテル
Cys	cysteine	システイン
DLST	drug-induced lymphocyte stimulation test	薬剤誘発性リンパ球刺激試験
DOAC	direct oral anticoagulants	直接経口抗凝固薬
EB ウイルス	Epstein-Barr virus	エプスタイン・バー・ウイルス
eGFR	estimated glomerular filtration rate	糸球体濾過量の推算値
ERCP	endoscopic retrograde cholangio-pancreatography	内視鏡的逆行性胆管膵管造影
ESD	endoscopic submucosal dissection	内視鏡的粘膜下層剥離術
GLP2	glucagon-like peptide-2	グルカゴン様ペプチド -2
Hb	hemoglobin	血色素
HbA1c	haemoglobin A1c	ヘモグロビン A1c
IBD	inflammatory bowel disease	炎症性腸疾患
IBS	irritable bowel syndrome	過敏性腸症候群
IC	informed consent	インフォームドコンセント
ICI	immune checkpoint inhibitor	免疫チェックポイント阻害薬
IL	interleukin	インターロイキン

IPEX 症候群	immune dysregulation, polyendocr-inopathy, enteropathy, and X-linked	
JAK	Janus kinase	ヤヌスキナーゼ
LRG	leucine-rich alpha-2-glycoprotein	ロイシンリッチα2グリコプロテイン
MCV	mean corpuscular volume	平均赤血球容積
MES	Mayo endoscopic subscore	Mayo 内視鏡サブスコア
MMX 構造	multimatrix structure	マルチマトリックス構造
MOA	mechanism of action	作用機序
MRCP	magnetic resonance cholangiopancreatography	MR 胆管膵管画像
MRI	magnetic resonance imaging	核磁気共鳴画像法
MR エンテログラフィー	MR enterography	小腸や大腸を対象とした MRI 検査
NBI	narrow band imaging	狭帯域光観察
NSAIDs	non-steroidal anti-inflammatory drugs	非ステロイド性抗炎症薬
NUDT15	nudix hydrolase 15	NUDT15 遺伝子多型検査
PCR	polymerase chain reaction	ポリメラーゼ連鎖反応
PET-CT	positron emission tomography	陽電子放射断層撮影
PGE-MUM	prostaglandin E-major urinary metabolite	プロスタグランジン E 主要代謝物
pH	hydrogen ion exponent	水素イオン指数
PSC	primary sclerosing cholangitis	原発性硬化性胆管炎
PSL	prednisolone	プレドニゾロン
QOL	quality of life	生活の質
SASP	salazosulfapyridine	サラゾスルファピリジン
SD	standard deviation	標準偏差
SDM	shared decision making	共同意思決定
T-SPOT		結核の血液検査
TNFα	tumor necrosis factor α	腫瘍壊死因子アルファ
TPN	total parenteral nutrition	中心静脈栄養
UC	ulcerative colitis	潰瘍性大腸炎
VEO-IBD	very early onset-IBD	超早期発症型炎症性腸疾患
VKDB	vitamin K dependent bleeding	ビタミン K 欠乏性出血症
WBC	white blood cell	白血球数
XIAP 欠損症		X 連鎖リンパ増殖症候群 2 型

第 **1** 部

潰瘍性大腸炎
（Ulcerative Colitis: UC）

■ UC で使用する薬剤: 5-ASA 内服製剤

一般名	商品名	製剤の特徴	臨床上の特徴
メサラジン	ペンタサ	エチルセルロースでコーティングされ，消化管内でゆっくり溶解する	錠剤と顆粒剤があり，顆粒剤は飲みやすいという人が多い 小腸にも分布するのでクローン病に保険適用がある 小腸で吸収されるため，それによる副作用（アレルギーや蛋白尿など）がやや多い
メサラジン	アサコール	pH≧7 になると弾ける被膜にてコーティング	比較的飲みやすい錠剤 下痢が激しいときは，割れずにそのまま出てくる（ゴーストピル）ことがある 1日3回服用でアドヒアランスが悪い
メサラジン	リアルダ	MMX という特殊なコーティング．成分が大腸で徐放される	1日1回でよい 最大量 4800mg ともっとも多く飲める 遠位大腸〜直腸病変にも強い印象 錠剤が大きい 冷所保存 副作用頻度がやや高い
サラゾスルファピリジン	サラゾピリン（SASP）	5-ASA とスルファピリジンの化合物	メサラジン製剤よりやや強力 メサラジン不耐例にも投与可能例あり 頭痛・嘔気・皮疹などの副作用頻度高い 可逆性の男性不妊，体液の黄染

■ UC で使用する薬剤: 局所製剤

	薬剤成分	商品名	長所	短所
坐剤	メサラジン	ペンタサ坐剤	直腸にメサラジンを高濃度に分布	硬く，挿入しにくい
注腸	メサラジン	ペンタサ注腸	広範囲にメサラジンを分布	液体量が多く，初心者には入れづらく，すぐ出てきてしまう
	ブデソニド	レクタブル注腸フォーム	フォーム剤なので違和感が少ない．副作用の少ないステロイド	うまくできない人がいる ノズルが固め

■ UC で使用する薬剤: バイオ製剤 /JAK 阻害薬

	一般名	商品名	投与法（維持期）	製剤の特徴	臨床的特徴	
抗 TNFα 抗体	インフリキシマブ	レミケード・インフリキシマブ BS	8 週毎点滴	長時間の点滴	重症例に使用可能，即効性あり 投与時反応が起こることがある 原則，チオプリン製剤併用	
	アダリムマブ	ヒュミラ・アダリムマブ BS	2 週毎皮下注射	自己注可	増量・短縮投与可能 チオプリン製剤併用が望ましい	
	ゴリムマブ	シンポニー	4 週毎皮下注射	自己注可	抗薬物抗体ができにくい	
抗α₄β₇ インテグリン抗体	ベドリズマブ	エンタイビオ	8 週毎点滴または 2 週毎皮下注射	自己注可	腸管への炎症細胞の遊走を抑える作用機序のため全身の免疫抑制作用がないと考えられている	
抗 IL12/23 (p40)抗体	ウステキヌマブ	ステラーラ・ウステキヌマブ BS	8 週～12 週毎皮下注射		有効率高め	
抗 IL23 (p19)抗体	ミリキズマブ	オンボー	4 週毎皮下注射	自己注可	安全性高い	
	リサンキズマブ	スキリージ	8 週毎皮下注射	オートドーザー	安全性高い	
JAK 阻害薬	トファシチニブ	ゼルヤンツ	1 日 2 回内服	内服薬	即効性に優れる帯状疱疹の副作用に注意	JAK の中ではもっとも臨床データが多い
	フィルゴチニブ	ジセレカ	1 日 1 回内服			JAK の中で帯状疱疹リスクがもっとも低い チオプリンと併用可能
	ウパダシチニブ	リンヴォック	1 日 1 回内服			JAK の中でもっとも強力

上記表の注釈: バイオ製剤，JAK 阻害薬については 2024 年末までに保険収載のものについて記載

■UC で使用する薬剤：その他

	一般名	商品名	製剤の特徴	臨床上の特徴	
寛解導入療法	カロテグラストメチル	カログラ	1日3回 1回8錠の内服薬	投与は24週まで（休薬後再開可） ベドリズマブと類似の作用機序で安全性が高い	
	ブデソニド	コレチメント	1日1回の内服薬	副作用の少ないステロイド 投与は8週程度まで PSL に比し効果はかなり弱い	
	血球成分除去療法（CAP療法）	アダカラム，イムノピュア	体外循環， 1回1時間前後， 週1〜3回， 10回まで	副作用が少ない 体外循環を回すのが手間 アダカラムは維持治療として2週に1回継続することができる	
寛解維持療法（チオプリン製剤）	アザチオプリン	イムラン，アザニン	内服薬（錠剤）	使用前にNUDT15遺伝子多型を確認 至適用量の個人差が大きい 効果発現が遅い	嘔気などの副作用頻度が高い
	メルカプトプリン	ロイケリン	内服薬（散剤）		アザチオプリンより副作用が少ないが，保険適用外

※本書では，基本的に薬剤名は一般名を使用していますが，同じ成分の薬剤（5-ASA製剤やブデソニド製剤など）の場合は商品名で記載しています.

■MES（Mayo 内視鏡サブスコア）

本書の内視鏡的スコアは MES で表示しています.

MES 0: 寛解	MES 1: 軽症	MES 2: 中等症	MES 3: 重症

1 診断に迷う例

Case 1

35歳，男性．便潜血陽性にて大腸内視鏡（colonoscopy：CS）を受けたところ，盲腸から上行結腸肝弯曲あたりまでびまん性，ほぼ連続性の発赤粘膜がみられた．そこだけみるとUC様ではある．横行結腸から肛門側は正常．直腸も問題なし．症状は，言われてみればたまに腹痛を感じる気がする程度．下痢，血便はなく便通はとくに問題なし．血液検査もとくに異常なく，貧血やCRPの上昇なし．常用薬剤なし．便培養問題なし．**この患者に対してどう対応するか？**

Answer

大井 ＜ 生検結果確認の上 5-ASA（aminosalicylic acid）製剤：内視鏡検査では各セグメントで生検を行う．炎症が存在する箇所のみでもUC類似の病理組織像が存在すれば，右側型として将来の癌化予防に5-ASA製剤内服を推奨する．また，この場合は原発性硬化性胆管炎（primary sclerosing cholangitis：PSC）の検索を行う．現時点でUCを疑う病理像がなければ，経過観察とする．

橋本 ＜ 経過観察：症状は軽微であり，病変が恒常的に存在するかの確認のため3～6カ月後にCSを再検する．

青山 ＜ ペンタサ：右側型UCとしてペンタサを提案する．併せてPSC併発のリスクを考慮し肝機能の定期的評価も提案する．

井原 ＜ 経過観察：生検結果が気になる．念のため腹部エコーでPSCなどスクリーニングを行う．

古谷 ＜ MRCP（magnetic resonance cholangiopancreatography：MR胆管膵管画像）でPSCの有無を確認する：合併症を確認し，間接的に右側型のUCである可能性を評価するため．

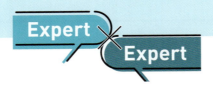

加藤 無症状で健診の便潜血陽性でCSするとUCっぽい所見があったけど，これ本当にUC？　という設問です．たまにありますよね？

平岡 ありますね．でも，自分で内視鏡をみると本当にそれっぽい人と明らかに違う，という人がいますね．専門医がみると明らかに違うと思われる人に難病助成の申請がされていたりするので気を付けてほしいですね．

加藤 とりあえずここは，内視鏡像は専門医がみてもUCでもおかしくない，という症例だとして，回答者では経過観察という人が3人，5-ASA製剤を投与する，というのが2人．僕は経過観察にすると思うのだけれど先生は？

平岡 そうですね，私は生検結果次第かもしれませんね．Step biopsy（大腸の各セグメントからそれぞれ生検すること）で左側結腸や直腸に明らかにUCに特異的な腺管のねじれなどの所見があったりするとUCとして治療するかもしれません．大井先生の意見と似てますね．生検がされてない状態で紹介があったら，とりあえず経過観察して，次回の内視鏡時に生検する．

加藤 Step biopsyって本当にそんなに診断的意義があるのかしら？

平岡 あると思いますよ．とくに直腸には所見が出ることが多いと思う．さっさとペンタサを使用するという意見の先生もいるけど，やはり診断は大切にしたほうがいいと思うので，生検を確認したり，経過をみたりするステップは重要だと思う．

加藤 そうね．5-ASA製剤を開始したらもうずっと投与することになるからね．まだこの設問の段階では，UCの可能性もあるしUCとは言い切れない場合もあるかな，という線でよい？

平岡 そうですね．まだその段階ですね．

加藤 ところで，PSCの精査をする，という人が結構いるけど，先生ご意見は？

平岡 さすがにこの段階では，肝障害や胆道系酵素の上昇がなければ，あえて調べたりはしないと思う．

加藤 そうね．MRCPを撮ったらわずかな胆管の変化が捉えられたりするかもしれないけど，それに臨床的に意味があるかどうかはまた別だしね．

Case 2

25歳，女性．1週間続く下痢，血便にて来院．便培養にて病原性大腸菌が検出された（O-157 などの腸管出血性大腸菌ではない）．感受性のある抗菌薬を投与したところ，症状は改善．しかし，1カ月後に同様の症状で来院．同じ菌が検出されたので，抗菌薬投与して改善．その後無症状，無投薬だったが，その6カ月後に同様のエピソードで同様の菌が検出．この際，CS を行ったところ，横行結腸から上行結腸にかけてびまん性の発赤で，炎症部分は UC 様．病理でも UC compatible であった．一方，左側は正常．このときも抗菌薬投与で症状は改善した．**この患者に対して今後どう対処するか？**

Answer

高原 ＜ **1カ月以内に再診**：血液検査や腹部超音波で炎症マーカーの推移や腸管壁の肥厚程度を評価し，経過をみて判断する．

對田 ＜ **無症状時の内視鏡再検**：右側結腸型 UC 診断を支持する慢性的な粘膜炎症の存在を確認するため．

安富 ＜ **無症状のときに便培養を再検**：同様の菌が検出されれば保菌と判断，次に再燃した場合は CS 再検し 5-ASA 製剤を検討する．右側の炎症であり，PSC 合併の可能性も考え肝胆道系酵素の確認，エコー，MRCP も考慮する．

北畑 ＜ **症状消失時点でのCS評価を行ったうえで 5-ASA 製剤を開始**：感染性腸炎を繰り返しており背景に UC が存在している可能性があるため．

堀尾 ＜ **アサコール**：病原性大腸菌は bystander と捉え UC として治療を行う．病変範囲や安全性を考慮して 5-ASA 製剤はアサコールを選択する．

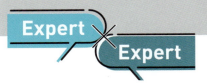

加藤　次の設問は，エピソードも内視鏡所見も UC っぽいのだけれど，なんだか病原性がありそうな菌が検出される，という症例．たまにいますよね．

平岡　いますね．よくわからない大腸菌やらあまり名前の聞かない細菌やらが検出されてしまう人．

加藤　最近は細菌検査では質量分析器が使われているので，病的意義のない細菌まで検出してしまう場合がある．ところでこういう人は先生はどうします？

平岡　私は 5-ASA 製剤を投与すると思う．やっぱりこれだけ繰り返してて，病理でも UC compatible というのが決め手かな．その前に自分で内視鏡をみたり，病理を確認して，UC で間違いないことを確認するかもしれないけど．

加藤　回答者には，無症状のときに内視鏡をする，という人と，無症状のときに便培養をする，という人がいますね．

平岡　無症状のときにも同じ細菌が検出されるならやっぱりただの bystander ということになるし，無症状のときに内視鏡的な炎症があればやっぱり UC らしい，ということになる．

加藤　無症状なときにあまり内視鏡しないけどね，こういう症例に．でも UC としたら無症状のときにもなんらかの炎症がある可能性はあるわな．

平岡　そう．だからこういう症例の内視鏡像は私は詳細に検討すると思う．本当に UC らしいかどうか．ところで先生は結局どうするの？

加藤　僕もまあ，5-ASA 製剤投与するかな．これだけ繰り返してるからね．こういう症例に難病助成の書類の細菌検査の欄を書くときどうしてる？

平岡　「病原性微生物の検出なし」にします．この患者の腸炎の原因と考えられる微生物は検出されていない，と経過より判断できるので．こういう症例は UC の発症において腸内細菌の影響が強いのかもしれないですね．

加藤　UC の診断で感染性腸炎を除外することはとても大事だけど，血便エピソードを繰り返す，というのは UC の特徴でもあるからね．詳細に内視鏡像を検討し，UC らしいなら 5-ASA 製剤で治療開始，ということでいいかな．

平岡　そうですね．繰り返す，というのが大事な点ですね．

UCの診断とピットフォール

　UCの診断においてもっとも大事なのは内視鏡像であり，**病理所見では必ずしも確定診断とならない**ことに注意する必要がある．厚生労働省のIBD班会議の診断基準にも記載があるとおり，UCの病理所見はおおむね疾患非特異的なものであり，「この病理所見があったらUC」というものは存在しない．とくに陰窩膿瘍などは感染性腸炎で非常にしばしばみられる所見であるので，それがあるからとてUCとは限らない．

1 UCの非典型的な内視鏡像

　内視鏡所見も典型的なものであれば，あまり診断に迷うことはないかもしれないが，UCの内視鏡像もときに非典型的なものが存在する．その主なものは，以下のとおり．

1）直腸に内視鏡的炎症がみられないことがある

　教科書には直腸から連続性と書いてあるが，必ずしも直腸に炎症がないことがある（直腸 sparing とよばれる）．その際，生検をすると組織学的には炎症がある場合と，組織学的にも炎症がない場合，両方ある．**直腸 sparing はとくに重症例でみられることが多いこと**に注意が必要である．

2）病変がスキップすることがある

　また，病変は必ずしも連続性でなく，スキップして存在することもある．直腸炎と思ったら，その後スキップして右側結腸に炎症が存在することはしばしばある．左側大腸炎型のUCで虫垂部に炎症がみられる，というのもよくあるパターンである．ただ，スキップした場合でも，炎症のみられる部位ではびまん性に面をもった形でみられる．

3）右側結腸優位の炎症がみられることもある

　UCの病型が直腸炎型，左側大腸炎型，全大腸炎型，と分けられることをみてもわかるとおり，肛門に近いほど炎症が強い例が多いことは確かだが，右側結腸優位に炎症がみられることもある．とくに重症例では，左側の炎症はたいしたことなくても横行結腸に非常に強い炎症が存在することがある．また，設問でも問われたが，

1　診断に迷う例

PSC の合併する UC は特異的に右側結腸優位であることが多く，また，その炎症像も通常の UC と異なり，粘膜の脆弱性や粘液の付着が少ない，などの特徴を持つことが多い．PSC に合併する UC は UC とは異なった疾患概念である，という考え方もある（ただし，治療方針は基本的に UC と同じ）．

2 感染性腸炎との鑑別

　UC と感染性腸炎の鑑別は意外と難しい例がある．現在，本邦の細菌性腸炎の原因菌としてもっとも頻度が高いのはカンピロバクターであるが，**カンピロバクター腸炎では UC ときわめて類似した内視鏡像をとる症例がある**．もちろん，便培養検査は重要であるが，偽陰性になったりするような場合もある．その際には，いま一度きちんと病歴を聴取する必要がある．すなわち，感染性腸炎は発症が急激であり，嘔気・嘔吐などの上腹部症状を伴うようなことが多い．一方，UC では週〜月単位で徐々に腹部症状が悪化することが多い．血便症状は UC ではほとんどの症例でみられるが，感染性腸炎ではみられないことのほうが多い（ただし，血便がみられる感染性腸炎でもっとも頻度の高いものもカンピロバクターである）．なお，設問にあるように，症状を繰り返す，というのも大事であり，UC と確定診断のついた患者に対し詳細に病歴を聞いてみると，以前同じような下痢，血便の症状があったが自然に軽快した，というような病歴がある場合はしばしばある．一方で，**感染性腸炎との鑑別に本当に困る症例では，とりあえず無治療で経過観察し，再燃するようなら UC と診断する**，というような対応が必要なこともある．

　以上をふまえて 2 つの設問をみてみると，設問 1，2 とも典型的に UC と診断できる症例ではない．その際は，症状を繰り返すかどうか経過観察することも必要である．UC っぽいけど便培養で病原性があるかもしれない細菌が検出される，という例もしばしばあり，細菌が検出されるから UC が完全否定できる，というわけでもないことにも留意したい．内視鏡像および，繰り返すかどうか，というのがとくにポイントかもしれない．

　なお，UC との鑑別で忘れてはならないのは薬剤性の腸炎である．とくに NSAIDs（non-steroidal anti-inflammatory drugs）の常用では，IBD（inflammatory bowel disease）に類似した腸炎をきたすことがあるため，**IBD 診断の際には，常用薬剤に対する詳細な問診が必須**である．

2 5-ASA 製剤の選択

Case 3

　17 歳，女性．高校 2 年生．全大腸炎型の初発．範囲は直腸から横行結腸まで，最強部は S 状結腸で MES（Mayo endoscopic subscore）2，他部位は MES 1 である．排便回数は 1 日 5 回，泥状便で血液は少量ではあるが毎回みえる．腹痛は排便前に軽度であるが，便意切迫は 2 日に 1 回くらいあるという．**5-ASA 製剤を開始するなら，何をどう投与するか？**

Answer

井口　サラゾスルファピリジン（salazosulfapyridine：SASP）以外で患者に選んでもらう：内服しやすく，飲み忘れの少ないことを最優先として選んでいただく．また，5-ASA 不耐の可能性について案内してから開始する．

太田　アサコール：3600mg/ 日．左側結腸の炎症のため．学校で昼内服は難しいと予想し，朝-夕の内服で指示．試験など早急に便意切迫感に対処すべき場合はレクタブル注腸（ブデソニド注腸フォーム）を併用．

宮川　ペンタサ，アサコール，リアルダから患者自身で内服薬を選択してもらう：アドヒアランスが大事であるため．

大道　リアルダ：MMX 構造を有し有効成分が左側結腸に届きやすく，多忙な年代なので 1 日 1 回の内服のほうが継続しやすいから．リアルダが錠剤サイズの問題で服用難しそうであれば，アサコール 2400mg/ 日（分 2）程度での開始もよさそうに感じる．

黒川　ペンタサ顆粒 4000mg/ 日（分 2）：1 日 2 回投与で剤型も内服しやすく，アドヒアランスが保たれやすいため．

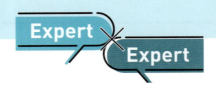

平岡　初発の全大腸炎型，S状結腸が一番強いという状況の17歳の女性．症状はあるけどそこまで強くない．こういう患者に5-ASA製剤を始めるときに，何をどう使うか，というCaseです．

加藤　回答者の意見は割れたね．ペンタサ顆粒1名，アサコール1名，リアルダ1名，患者に選んでもらうという先生が2名いる．患者に判断できるかしら？

平岡　そうですね．内服回数とか剤型では選べるかもしれませんね．私も全製剤がのっている写真を参考にみてもらうことはあります．

加藤　リアルダっていう先生がいるね．先生は最初からリアルダで始めることある？

平岡　私はないですね．1日1回は魅力的だけど，発症してしばらくは1日2〜3回でも飲んでくれるのではないかと思いますし，有害事象が多めなのはSASP，リアルダだと思っているので．

加藤　僕も初発ではいかないね．でも，周りにはリアルダから始める先生は多いよね．専門医の先生にもいるけど，あまり専門としていない先生のほうが最初の5-ASA製剤として出している印象があるね．

平岡　私はリアルダは他の製剤からのスイッチとして出すことが多い．初めの5-ASA製剤でもう一歩のときにリアルダに変更する．リアルダやSASPは，スイッチ時に力を発揮してくれるのを期待．

加藤　じゃあ先生はこの患者には何を選択するの？

平岡　私はやっぱペンタサですね．ペンタサでも，添加物が少ない顆粒を勧めることが多いです．顆粒が飲めないってときは，錠剤で処方するか，もしくはアサコールにします．

加藤　太田先生は「左側大腸炎のためアサコール」っていうのだけど，アサコールはほんとうに左側大腸に効きやすい？

平岡　時間依存性のペンタサと比較すると，pH依存性なので，理論的にはそうでしょうね．

加藤　でもCSのときは，盲腸にアサコールがよくたまっているでしょ？　そこか

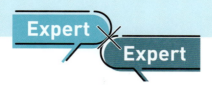

らはじけるので，右側結腸の方にきっちり効くのかと思ってたけど．

平岡 アサコールのほうが，ペンタサよりS状結腸の粘膜内薬物濃度が高くなる患者が多いっていう報告はあるみたいです．実際には，個人差があるので，左側でも，アサコールよりペンタサのほうがよく効く患者もいるし，右側の炎症がしっかり残っている患者をペンタサからアサコールに変更したらよくなってた患者もいる．アサコールのほうが個人差は大きそうですね．

加藤 アサコールでよくあるのは，殻が割れずにそのまま出てくる（ゴーストピル）人がいること．下痢症状の強い人に多いね．

平岡 あとは，コーティングの違いなのかジェネリックでは効果が落ちたり，ジェネリック間でも効果の差が言われている．なので，アサコールで始める場合は「先発品」を指定しています．ところで，先生はこの症例どうされますか？

加藤 僕もペンタサだよ．とりあえず最大用量4000mg/日（分2）でいく．

平岡 まあまあ症状強そうですものね．でも，私は最初は2000mg/日（分2）で始めて，1～2週間後に最大用量にするかもしれません．不耐を防ぐための対策なんですが，うまく防げてるかはまだよくわかりません．全例を脱感作の方法，5-ASA製剤をごく少量から始めて徐々に増量していったとしたら，不耐症例を減らせるかもしれませんが，そんな悠長なことはしてられないですしね．

加藤 まあ，1回不耐症で痛い目にあっていると，そういうことをしたくなる気持ちもわからんでもない．

平岡 いずれにせよ，私は最初はペンタサ顆粒，またはアサコール先発品です．リアルダやSASPは最初の5-ASA製剤としては選ばないですね．

Case 4

　68歳，男性．自営業．初発の左側大腸炎型．排便回数は1日3回で，血はたまに見えるくらいという．内視鏡所見はS状結腸から直腸にMES 1～2の炎症を認めた．高血圧があり，腎機能も軽度低下しており，Cr（クレアチニン）1.2mg/dL，eGFR 45である．**5-ASA製剤を開始するなら，何をどう投与するか？**

Answer

高橋　**アサコール**：病変部位の左側大腸への薬効成分の到達が期待できる．リアルダに比べると錠剤が小さくて飲みやすく，常温での長期保管が可能であるため．

橋本　**ペンタサ注腸1gを1日1回**：病変はS状結腸から直腸にあり腎機能障害もあるため，注腸が望ましいと考えた．

井川　**SASP**：腎機能正常者と同じ用量で使用可能だから．ただし副作用が出やすいので最大用量よりやや減量して開始する．

有吉　**リアルダ**：炎症範囲がS状結腸～直腸に限局しているため．4800mg/日から開始し，不耐がなく寛解導入できれば，腎機能の低下もあるため維持は2400mg/日に減量を検討する．

古谷　**ペンタサ注腸をオンデマンドで使用する**：経口製剤よりも腎臓への負担が少なく，症状にもそこまで困っていないため．

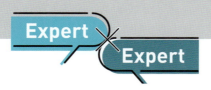

平岡 この患者は Case 3 の患者よりは症状の軽い左側大腸炎型の初発の方です．68 歳で，ちょっと腎機能が悪いです．

加藤 これも回答者の意見は割れたね．アサコール 1 名，SASP 1 名，リアルダ 1 名，ペンタサは注腸で 2 名．ここにもリアルダって先生がいるね．年配の方には，リアルダは大きくて飲みにくくないか，心配だけどなあ．

平岡 それはあります．リアルダも pH 依存性なので，血中に吸収されにくそうなイメージがあるのですかね？ リアルダはペンタサよりは小腸で吸収されにくいので，血中に取り込まれる量が少ないのは確かです．でも，粒が小さくて飲みやすいアサコールでもよいような……．

加藤 そうだよね．あと，SASP って本当に腎障害で使っていいの？ 尿がまっ黄っ黄になるのに……．

平岡 SASP は，5-ASA 製剤の中では腎障害時に使いやすい薬なんです．5-ASA 製剤の含有量が一番低いのでそのことも関係しているのかもしれません．でも，そこまで Cr は悪くないので，この患者に初めての 5-ASA 製剤として SASP を選択はしないかも．で，先生は？

加藤 僕はアサコール 2400mg，6 錠 / 日から始める．腎機能を考えて．注腸を優先っていうのが 2 人いるよね．それも血中に取り込まれにくい，という意味では理屈にはあうのだけどね．でも，はじめての投薬で，飲み薬も出さずに注腸してくださいってなかなか言えない．

平岡 排便回数も 3 回程度で夜間の排便もないし，眠前の注腸が許容される症状です．かつ，内服よりも腎機能への影響がさらに少なそうで，とっても理にかなってます．でも，私もまず内服で，アサコール 6 錠（分 3）でいくと思います（笑）．注腸の提示はするかもしれませんが……．

加藤 それで効果が足らなかったら注腸を勧めてみる．腎機能をにらみながら，Cr の悪化がなければ，9 錠 / 日に増やすかも．

平岡 そうですね．私も同じです．飲み薬はじめた後に，効果が足らなければ注腸追加っていうのが患者には勧めやすいですよね．

初発時の 5-ASA 製剤の投与法

　UC と診断がつけば，まず投与されるのが 5-ASA 製剤である．日本で投与可能な 5-ASA 製剤は 4 種類で，3 つのタイプのメサラジン製剤とサラゾスルファピリジン（SASP）がある．

1 5-ASA 製剤の種類と特徴

1．時間依存型メサラジン（ペンタサ®）

　5-ASA をエチルセルロースでコーティングし，時間依存性に小腸から大腸にかけて 5-ASA が放出されるように設計されている．1996 年に発売開始された日本で最も長く使用されているメサラジン製剤であり，一番使い慣れている安心感がある．寛解導入期は 1 日 2 回の内服で，錠剤と顆粒製剤があり，錠剤には 250mg と 500mg 錠がある．顆粒製剤は 5-ASA の含有率が最も高い（添加物が少ない），包装が携帯しやすいというメリットがある．

2．pH 依存型メサラジン（アサコール®）

　5-ASA を pH 応答性被膜でコーティングした製剤で，pH ≧ 7 となる回腸末端付近からコーティングが溶解することで 5-ASA を放出する．その性質から，時間依存型製剤よりも 5-ASA が遠位大腸から直腸に届きやすいとされている．寛解導入期は 1 日 3 回と内服回数が多いが，**小腸での吸収が少ないため副作用が少ない**のは魅力的である．先発品とジェネリック製剤があるが，両者ではコーティングの溶解のしかたに差があると言われている．

3．pH 依存型 -MMX メサラジン（リアルダ®）

　pH 応答性被膜でコーティングし，さらにマルチマトリックス®システム（MMX）を用いてより緩徐に 5-ASA を放出するように設計された製剤である．1 日 1 回の投与でも 5-ASA が直腸まで届きやすいとされている．冷所保存が必要とされており，保管場所で困ることがある．湿気に弱いための対応なので，季節によっては必ずしも冷所保存でなくてもよい．ただ見た目でその劣化が判断できないのが難点である．

4. SASP（サラゾピリン錠®）

　最も古くから用いられていた製剤である．SASP は 5-ASA と抗菌作用のあるスルファピリジンがアゾ結合したものである．製剤が大腸に到達し，腸内細菌がアゾ結合を分解することにより 5-ASA が大腸内で放出される．分解される前に小腸で吸収される SASP 自体にも炎症抑制効果があると考えられており，5-ASA 製剤の中でも有効性の高さを感じるが，スルファピリジンによる副作用（皮疹，発熱，頭痛など）が出やすいのが難点．精子の数や運動能が低下するため，可逆的ではあるが男性不妊の原因となる．体液が黄色く着色するので，白い服を着にくかったり，尿で便器が汚れやすいなどという声も聴く．余談ではあるが，**粉末化しても大腸で効果を示すのは，SASP のみ**である．

2 寛解導入期の 5-ASA 製剤の投与法と使い分け

　軽症～中等症の症例が対象である．重症例にあえて使う必要はない．その理由は，5-ASA 製剤のみで強い炎症を鎮静化するのは難しいこと，内服量が多いためかえって負担になりうること，もしも 5-ASA 不耐〔第 1 部 4（p.25）で説明〕が出現した場合，UC 自体が改善していないのか，不耐症状なのかの区別が付きにくくなりうることからである．

　投与開始量に関しては，寛解導入率は，量が多いほうが高い．よって，中等症では，高用量（＝最大用量，ペンタサなら 4000mg/ 日）から始めるのが基本である．開始後 2 ～ 4 週くらいで効果が表れることが多いが，症状もデータも悪化がなければもうしばらく効果発現を待つことはある．一方で，さほど症状が強くない場合は，維持量（ペンタサなら 2000mg/ 日）で開始し，足らなければ，高用量に増量するのもよいと思われる．ペンタサは 2008 年までは最大投与量が 2250mg/ 日であり，その量でもそれなりの寛解導入率を達成していたこと，また不耐症状が用量依存性に出ることもあるからである．

　寛解導入率に関しては，上記の 4 種類の製剤で大きな差はない．pH 依存型のほうが理論的にはより肛門近くまで届きそうではあるが，実際には個人差がある．よって，医師の好み，患者の好みで選択するでもよい．ただ，Case 3 でもあったように，筆者（平岡）は UC の key drug である 5-ASA 製剤を使いにくくさせる有害事象（不耐を含む）はできる限り避けたいと思っている．よって，使い慣れているという点もあるかもしれないが，ペンタサ（とくに顆粒）かアサコールを第 1 選択にしている．有害事象の正確な発症率は把握しづらいため，あくまで主観である

が，5-ASA 製剤の 4 種類の中では，スルファピリジンが含まれる SASP が一番多く〔第 1 部 3. 5-ASA 製剤投与するももう一歩の解説（p.23）も参照〕，その次がリアルダの印象である．リアルダは投与可能な最大用量がもっとも多く，内服回数も少ないというメリットはあるが，多くの用量を 1 回で内服することやそれらを可能にした複雑なドラッグデリバリーが有害事象に影響しているのかもしれない．

3 5-ASA 製剤と腎機能

　5-ASA 製剤は，安全性の高い薬剤ではあるが，腎機能低下症例への投与，腎障害の出現には注意を要する．

　3 種のメサラジン製剤では，重篤な腎障害を有する患者には禁忌，腎機能が低下した患者に投与する際は投与注意とされている．排泄が遅延し，さらなる腎機能の悪化も含めた副作用が表れるおそれがあるためである．小腸から吸収された 5-ASA の大部分はアセチル体として尿中排泄される．よって腎機能が低下した患者では，血中に吸収された薬剤による影響が懸念されるので，できるだけ吸収率が少ないものを選択し，用量も調節するのがよい．小腸での吸収率は，ペンタサ（時間依存型）のほうが，アサコール，リアルダ（pH 依存型）より高い．口側の小腸から放出されるのが時間依存型の特徴ため当然である．よって，腎機能低下例では，メサラジンの中ではペンタサ以外を選択するほうがよいと思われる．一方で，**SASP は腎障害を有する患者にも投与可能**である（SASP の投与禁忌事項には重篤な腎障害は入っていない）．いずれの薬剤を選択した場合も投与開始後に腎機能の定期的なチェックを行い，Cr が上昇する場合は減量や中止，メサラジン投与中の場合は SASP への変更を考慮する．

　メサラジンによる腎障害は投与開始後，時間が経ってからも起こりうると言われている．よって，腎機能が正常な患者でも，少なくとも半年に 1 回は血液検査で Cr の上昇をきたしていないか確認を行う．

5-ASA製剤投与するももう一歩

Case 5

30歳，男性．仕事の忙しい会社員．初発のUC．全大腸炎型．リアルダ4800mg/日投与開始したところ，当初10行/日以上の血便であったものが，3行/日程度にはなった．ただし，軟便気味であるのと便に血液が付着することと便意切迫があることが気になる．新婚で挙児希望あり．この時点では内視鏡検査は時間がないので無理とのこと．**この患者に対して治療の追加/変更をどうするか？**

Answer

大井 ＜ コレチメント：便中カルプロテクチンや便潜血検査，血清LRG（leucine-rich alpha-2-glycoprotein）などを測定する．バイオマーカー陽性であれば活動性が残存していると判断し，カロテグラストメチルやコレチメントを推奨する．医師患者の信頼関係が不十分であれば1日1回1錠のコレチメントを優先する．バイオマーカー陰性であれば，経過観察とする．

高尾 ＜ ペンタサ注腸：遠位大腸の炎症残存が疑われ，挙児希望からSASPは使用しにくく，局所製剤の追加を考える．

青山 ＜ カロテグラストメチルあるいはコレチメント：5-ASA製剤と併用して寛解導入を図り，5-ASA製剤単剤での寛解維持を試みるが，非寛解ならばバイオ製剤を導入する．

横山 ＜ コレチメント：挙児希望からSASPは使用できない．まずコレチメントを試して不快感の低減を図り，その後アザチオプリン導入を相談していく．

井原 ＜ ステロイドで寛解導入，維持治療でアザチオプリン上乗せを提案：ただし結局，そのまま介入しない可能性もあり．

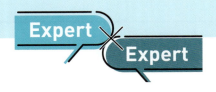

加藤　リアルダでやや不十分．挙児希望がある男性なので SASP は難しい，という症例です．先生どうしますか？

平岡　私はリアルダで効いているし，寛解導入に成功すればリアルダだけで維持できるのではないか，と考え，レクタブル注腸かコレチメント，と考えた．カロテグラストメチルでもいいかもしれないけど高価なので難病助成が取れてないと難しいかな．

加藤　なるほど．この問題は，ちゃんと寛解導入すればリアルダだけで維持できる，と考えるか，リアルダだけでは維持は困難，と考えるかで答えは変わってきますね．

平岡　私は前者．だからとりあえず寛解導入の治療として上記を考えた．

加藤　僕は本来，後者の意図でこの問題を作ったんだよね．だからそれを汲んでチオプリンを使う，と言っている回答者も 2 人いる．

平岡　そうか．私はもうちょっと 5-ASA 製剤だけでいけるかどうかやってみてから考えると思う．ところで先生はどう考えた？

加藤　僕はペンタサ坐剤，という意見．

平岡　坐剤？　注腸じゃなくて？

加藤　この設問の症状では，直腸炎だけでなく，もう少し口側まで炎症がある可能性はある．だから，本来の回答は高尾先生のいうとおり，ペンタサ注腸，というのが正しいと思っている．でも，注腸は行うハードルが高いので，とりあえず坐剤でやってみてよくなればラッキーと．

平岡　確かにちょっと口側まで炎症があっても坐剤だけでよくなる人，意外といますよね．私は上記のように，いったんよくしたらリアルダだけで維持できるかもしれない，という考えで局所製剤ならレクタブル注腸と考えた．

加藤　確かにこの程度だと，いったん寛解導入に成功すると 5-ASA 製剤内服だけで維持が可能な人もいるわな．一旦それでやってみてうまくいかなければ維持でも使用可能な 5-ASA の局所製剤を考える，というのでもいいのかもしれないね．

Case 6

75歳，女性．初発のUC，左側型．アサコール3600mg/日投与にて症状は改善傾向であるが，直腸からS状結腸に軽いMES 1～2程度の炎症が残存．本人はさほどは困っていない．大きな錠剤や粉薬は苦手．腰痛があり注腸や坐剤もできそうにない．NUDT15（NUDT15遺伝子多型検査）は未検．**この患者に対してどう対応するか？**

Answer

橋本 〈 **SASPへ変更**：5-ASA製剤が有効であるため，5-ASAローテーションでの寛解導入を試みたい．

高原 〈 **SASPを1錠からアサコールと併用しながら開始**：副作用がでなければ増量と共に，アサコールを減量する．

安富 〈 **SASPを少量から開始，徐々にスイッチする**：局所製剤の追加は難しく，症状としてもさほど困っていないので，5-ASA/SASPスイッチで加療ができればと考えたが，リアルダやペンタサ顆粒は内服が難しい．アサコールが割れずに肛門から排出されているようであればペンタサ錠への変更も検討する．

北畑 〈 **現治療を継続（NUDT15は検査しておく）**：臨床的・内視鏡的に活動性は高くなく，高齢であるためアザチオプリンはリスクがやや勝る．緊急性もないため，まずはSDM（shared decision making）アプローチを優先する．

黒川 〈 **ペンタサ錠4000mg/日（分2）へ変更**：時間的余裕のある重症度のため，本人の希望に沿った剤型で5-ASAスイッチを試す．

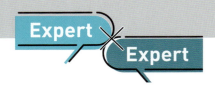

加藤 次はアサコールではちょっと不十分だけれど，高齢者でちょっと制約がある人．局所製剤をするのは難しいというお年寄りはけっこういるし，お年寄りに限らず，大きな錠剤苦手とか粉薬苦手，とかいう人いるよね．

平岡 回答者では SASP 追加っていう人が 3 人，ペンタサ錠に変えるという人が 1 人．でも，SASP も実は結構大きいし，ペンタサも 500mg 錠はかなり大きいですよね．ペンタサ錠は滑りが悪いので，のどで引っかかると訴える人も多い．でも，リアルダは論外に大きいですけどね．やっぱりアサコールが圧倒的に飲みやすい．

加藤 ペンタサなら 250mg 錠にするかだね．飲む錠数が多くなるけど，まあ，お年寄りなら飲めと言われたら飲むと思う．

平岡 SASP の追加という意見には賛成だけど，SASP も結構大きいということを考慮にいれると，SASP を使うのであれば，いきなり全部取り換えるのではなく，高原先生や安富先生のように，ちょっと上乗せしてみて，飲めるようなら増量していくという使い方がいいと思う．そうすることでSASPの副作用（嘔気や頭痛など）を回避できる例もあるし．また，そうすることで個人ごとに副作用が出ないギリギリの量まで投与できるというメリットもある．ところで，ペンタサ顆粒はどうですかね？　粉薬は苦手と書いてあるけど，粉薬と顆粒は違いますよね？

加藤 確かに粉薬と顆粒は違うね．powder と granule の違いね．powder はむせるような感じで苦手だけど，granule は大丈夫という人もいる．

平岡 でも顆粒でも口の中に残るのがイヤな感じがする人とかもいるけどね．顆粒なら OK という人と，顆粒もやっぱり苦手，という人とどっちもいる．長く飲んでもらう薬だからいろいろ試すしかないかもしれませんね．

加藤 まあ，この例ではそんなに困っていないので，アサコールだけで様子をみる，というのもありかな．SASP 追加がいいけど，結構大きいことに要注意ってところかしら．

平岡 そうですね．

5-ASA 製剤でもう一歩のときの治療方針

　5-ASA 製剤は UC の基本薬剤であり，5-ASA 製剤だけでコントロールできるに越したことはない．しかし，5-ASA 製剤使用するももう一歩よくなりきらない，でも，ステロイドやバイオ製剤，チオプリンなどを含む免疫抑制薬を使用するほどでもない，という例は比較的よくある．そのような際にできる工夫は以下のとおり．

1　5-ASA スイッチ
　5-ASA 製剤には 3 種類あるが，1 つのブランドを使って効果が不十分な場合，別のブランドに変更すると効果がよくなる場合がある．この際，リアルダがもっとも多い用量（4800mg/日）が使用可能なので，**リアルダへのスイッチがやはり有効**である．ただし，リアルダは他の薬剤よりやや有害事象が多いこと，剤型がとても大きいことには注意が必要である．

2　SASP の追加，SASP への変更
　SASP は 5-ASA とスルファピリジンの化合物であり，SASP を改良して副作用を軽減したものが 5-ASA 製剤である．一方，5-ASA 製剤で不十分な場合，SASP に変更すると効果がよくなることはしばしば経験する．ただし，SASP では嘔気，頭痛，皮疹などの副作用頻度が高いため，使用する際は，それまでの 5-ASA 製剤からいきなりスイッチするのではなく，少しずつ add on し，tolerable であれば**徐々に SASP を増量して 5-ASA 製剤と置換していく**，というような使い方が望ましい．また，SASP は男性不妊（可逆性）の原因となりうることには注意が必要である．

3　局所製剤（注腸や坐剤）
　内服でイマイチの場合，局所製剤の追加は有効な選択肢である．5-ASA 製剤の坐剤，注腸が基本であるが，5-ASA 注腸をきちんと行うには慣れが必要である．その点，ステロイドであるが副作用の少ないレクタブル注腸はフォーム剤なので違和感が少なく，行いやすい．**5-ASA 製剤の局所療法には寛解維持効果もあり**，寛解導入後もずっと継続することで維持率の向上が期待できる．

4 カロテグラストメチル

　副作用の少ない寛解導入薬である．安全性を考慮して 24 週までの投与期間となっている．1 日 3 回 1 回 8 錠飲まなければならない点と薬価が高価である点がややネックである．

5 コレチメント

　副作用の少ないステロイドであるブデソニドの内服薬である．プレドニゾロン（prednisolone：PSL）よりも圧倒的に副作用は少ないが，その分効果はマイルドである．通常 8 週までの投与とする．

6 血球成分除去（CAP）療法

　CAP（cytapheresis）療法は副作用の少ない，すぐれた寛解導入療法である．ステロイド抵抗例にも有効なことも多い．高価であること，体外循環を回すので施行が面倒なことがネックである．

　局所製剤のうち成分がステロイドのものと，カロテグラストメチル，コレチメント，CAP 療法は基本的には寛解導入専門治療なので（CAP は維持治療も可能であるが，いつまでも行うのはやはり現実的ではない），維持治療は別に考えないといけないことには注意が必要である．

　以上をふまえて，Case 5, 6 をみてみると，Case 5 では，リアルダで不十分なので，他の内服 5-ASA 製剤に変更するのはあまり得策でない．一方，挙児希望のある男性なので SASP は除外される．対談でも語っているように，寛解導入に成功すればリアルダだけでいけると考えるか，無理と考えるかによって選択が変わるが，まずは寛解導入療法を行ってリアルダだけでなんとかならないかを試し，無理なら 5-ASA 製剤の局所療法追加，という方針か．それでも無理ならチオプリン製剤ということになる．Case 6 では，各薬剤の飲みやすさ，使い勝手などが話題になっている．このように薬効云々だけでなく，患者にとってその薬剤を継続的に飲めそうなのか，局所製剤は施行可能かなど，いわゆるアドヒアランスの面も薬剤選択には重要であることがわかる．そういう意味では，処方する医者は薬の剤型や使い勝手についてちゃんと知っておかねばならない．

4 5-ASA 不耐例

Case 7

28歳，男性．左側大腸炎型と診断，内視鏡所見は MES 2．1日4〜5回の下痢，血便は毎回みえ，排便時の腹痛や切迫感もあり，リアルダ 4800mg/ 日を開始した．開始6日目には血便はほぼ消失し，排便回数も3回に減少したが，その4日後（開始10日目）から1日10回の水様下痢が出現，昨日（開始11日目）から腹痛が増強し発熱も出現したとのことで来院された．**こういう患者にどう対応するか？**

Answer

井口 速やかにリアルダを中止，入院加療を提言：5-ASA 不耐を強く疑うが，劇症型の可能性もふまえ，慎重に経過観察したいから．

太田 5-ASA 不耐を疑いリアルダを中止：若手で仕事が休みづらいと予想し，いったんステロイドで寛解導入．NUDT15 を検査しつつ，5-ASA 製剤が有効なのでペンタサを少量から開始することを相談する．

宮川 リアルダ中止：5-ASA 不耐を疑うため．

大道 リアルダ中止：検便・採血・画像検査など施行し入院の必要性を評価し，ステロイド全身投与開始．採血については参考のため DLST（薬剤誘発性リンパ球刺激試験）も提出するようにしている．

堀尾 リアルダ中止±PSL：5-ASA 不耐疑いでリアルダを中止する．重症度によっては患者と相談のうえで PSL 投与も検討し，その後チオプリン製剤による維持を図る．

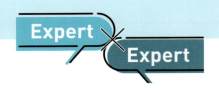

平岡 5-ASA 不耐シリーズです．まずは，わりと典型的と思えるリアルダ不耐例．実際には，腹部症状悪化前に頸部痛も出現していました．

加藤 首痛くなるの？ リアルダ．頭痛じゃなくて？

平岡 そうなんです．頭痛，関節痛が多いですが，頸部痛も割と経験します．このケースは，当然ながら回答者は皆さんリアルダ中止ですね．そのあとの対応が問題だと思うんですが．入院を勧めるか，すぐにステロイドを始めるか．先生はどうしますか？

加藤 割とひどい不耐症状だよね．でも，僕の病院は空き病床がなくて入院させられないことが多く，外来でのステロイド投与かな．ステロイド開始後，1週間いや，3日後に来てくださいっていうふうにすると思う．それで寛解維持にはチオプリンを使う．

平岡 私は，わりと強い症状でも入院可能であれば，リアルダ中止だけで経過をみるかもしれません．でも結局，維持にはチオプリンを使うと思います．ただ，チオプリンを早く導入すると，チオプリンの不耐か 5-ASA 不耐の余波かわからなくなることもあるので，ステロイドでしっかり落ち着けて，チオプリンっていう形が結局はよいのかと．

加藤 そうね．ところで，太田先生はこの患者にペンタサ投与を考慮すると言っているがどうかな？

平岡 ここまで不耐症状が強いと難しい気もしますが，やってみる価値はあります．過去には DLST でリアルダ強陽性，ペンタサ顆粒陰性の患者に対し，症状がすっかり落ち着いたあとにペンタサ顆粒を用いて，少量より徐々に増やす方法で投与し，3000mg/日まで増やせました．その人は，リアルダのコーティングが一番の不耐の原因だったのだと思います．

加藤 5-ASA 不耐でも，他の 5-ASA 製剤がいける可能性があるっていうことだね．

平岡 そうですね．でも，個人的には，不耐による炎症がまだ治まっていない段階で他の 5-ASA 製剤を開始してもダメな気がしています．安易な切り替えは

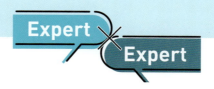

重症化することもありますので.

加藤 他の 5-ASA 製剤をいくとしても落ち着いてからってことね．僕は，この症例ほど強い症状が出た場合は 5-ASA スイッチをやる勇気はないなあ．

平岡 その気持ちもわかりますが．でも，5-ASA 製剤を一生，治療選択肢から外すのももったいない気がするときがあるんです．もちろん，今は他の治療選択肢も増えているし無理はしない．5-ASA 製剤を再投与する際には患者の納得が得られたうえで，慎重を期して行う必要があると思います．不耐のために重症化したような方には当然行いません．

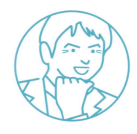

Case 8

54歳，女性．全大腸炎型と診断，内視鏡所見は，下行はMES 2，それ以外はMES 1．症状としては，2～3回/日の軟便（元来は2日に1回）で，わずかに血が見えることがあるが，腹痛やトイレに駆けこむようなことはない．ペンタサを2000mg/日（分2）で開始し，1週間後に改善していたが，若干症状が残るため，ペンタサを4000mg/日（分2）に増量したところ，排便回数が急激に増加し，微熱が出てきたとのことで，いったんペンタサを中止した．2～3日でそれらの症状は消失したが，腹部症状は診断当初のレベルで持続しているという．**こういう患者にどう対応するか？**

Answer

高橋 PSL（30～40mg/日 内服）：5-ASA不耐症である可能性が高く，他の5-ASA製剤も使用しづらいため．

高尾 SASP：症状も軽いため5-ASAスイッチをトライする．しかし，5-ASA製剤での維持困難を想定しNUDT15を検査しておく．

井川 コレチメント：1日1回で服用しやすいから．効果があれば途中から，維持目的にチオプリン製剤を開始する．

有吉 PSL 30mgから開始して漸減し，寛解導入を行う：同時にNUDT15をチェックし，Cys/Cysでなければアザチオプリンで維持する．

横山 SASP：5-ASAスイッチをSASP 1000mg/日程度から試す．すぐに不耐症状が出たらアザチオプリンを検討．

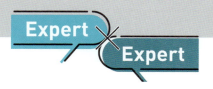

平岡 今度は，用量依存の不耐の方ですね．

加藤 ときどきいるね．ペンタサ用量依存不耐．

平岡 量を増やしたらだめだった．2000mg/日だったら大丈夫だったのだから，量を戻すという選択肢もあったかもしれませんが，この患者はいったん中止しました．中止後は，軽症の状態に戻りました．さて，その後何をするか．

加藤 意外とステロイド・チオプリンという回答者が多いのね．5-ASA 製剤をこの時点であきらめる，ということだよね．

平岡 ステロイド投与の是非はともかく，この時点で 5-ASA 製剤を捨ててしまうべきなのか？

加藤 5-ASA 不耐でも SASP はいける患者はいるので，SASP という意見には agree だけど，僕はその前に多分アサコールを試すと思うね．

平岡 私もそうすると思います．アサコールはペンタサより吸収されにくいと思うので．アサコール 1 錠ぐらいから飲ませてみて，プチ脱感作的に増量していく．寛解導入にはレクタブルやコレチメントを併用するかもしれないですが．

加藤 ここで 5-ASA 製剤をあきらめるという先生は，用量依存の不耐患者に出会ったことがないのかもね．

平岡 そうですね．ただ，一回不耐になったら，もとの大丈夫だった量に戻しても，ダメになっちゃう人もいますけどね．

加藤 ペンタサだと 2000mg/日なら大丈夫 4000mg/日になるとダメって人は結構いて，それで 2000mg/日で飲み続けてるっていう人は結構いる．そのうち慣れて 4000mg/日もいける人もいるけど，やっぱり増量はできない人もいる．

平岡 この症例，不耐症状が頭痛とかだったら，アサコールを選択した回答者もいたんじゃないかと思うんです．だけど腸管症状が出たケースにしたので，無理はしたくないっていう気持ちになったのでは．実際，以前まとめたデータでは，不耐により腸管症状が出た人，ペンタサで不耐が出た人は，腸管症状以外の不耐症状（熱とか頭痛とか）やペンタサ以外の製剤で不耐が出た人よ

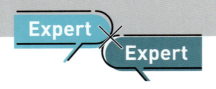

り再投与の成功率が低かったんです．今回のケースは，ペンタサの不耐症状として腸管症状が出ていったん中止しているので再投与が難しいという考えも一理はあります．ただ，私はアサコールもしくはリアルダによる再投与をやってみるべきかと思います．今後の 5-ASA 製剤選択の可能性を消さないためにも．

加藤　リアルダはなかなか難しいんじゃないの？

平岡　もちろん，私もとりあえずはアサコールですが，アサコールが飲めて寛解までもう一歩だったらその次にちょっと欲張ってリアルダっていうのはするかもしれません．段階的に．

加藤　なるほど．

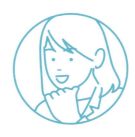

5-ASA 不耐とその対応

なにかと話題にのぼる 5-ASA 不耐である．ひとくちに不耐と言っても原因・病態ともさまざまであり，未解明の部分も多い．現時点で筆者（平岡）が考えていることを記載する．

1 5-ASA 不耐とは

定義に決まったものはないが，5-ASA 製剤の使用により好ましくない症状が出現し，中止により速やかにその症状が改善する状況……のような説明が多い．腹部症状の悪化および高熱が出現するもののみを不耐と称する（狭義の不耐）こともあるが，ここでは，他の有害事象も含めて広く捉えて解説する．

1）分類

不耐症例をさまざまな観点から分類してみた．もちろんまだ完成形ではない．

発症メカニズム：①過敏症，②アレルギー，③通常の副作用（有害事象）④心因性など，不耐発症メカニズムは不明な点が多い．DLST が陽性なら，IV 型アレルギーの可能性が高いと考えるが，他のメカニズムとの混合型もありそうである（なお**不耐症状がみられても DLST 陰性であることはしばしばある**）．

原因物質：① 5-ASA 成分そのもの，② 5-ASA 成分以外の含有物（添加物，コーティング剤など）．不耐出現後に製剤変更するだけで（例：リアルダ 4800mg →ペンタサ 4000mg）不耐症状がよくなり継続可能となった場合，また，複数の製剤で DLST を施行し，1 つの剤型のみ強く陽性を示した場合は②の可能性が高い．

用量の関与：①多いとダメ，②少量でもダメ……Case 8 は多いとダメという例．

症状：①腹部症状がメイン，②腹部以外の症状がメイン……①の場合では，IBD の悪化との判別が難しい場合がある．

病勢パターン：①急激にどんどん悪化，②悪化して横ばい，③微妙にだらだら，④なんとなく落ち着く……①は最も注意すべきパターン，②③は併用治療でマスクされる（隠される）こともあるので注意．慢性持続，易再燃の経過の時は②③のパターンの可能性を考える．④は漢方でいう，瞑眩？

2）頻度

約10％と推定される.

5-ASA製剤を開始する場合は,「有効性が証明されており副作用も多くない薬であるが,たまに合わない人がいる」ことを伝える. **不耐を疑う症状が出た場合には,病院に連絡する,もしくは,中止して早めに来院するなど,対処法を伝えておく.**

3）症状の詳細

①腹部症状

下痢,腹痛の悪化が多い. 血便の悪化はより重症不耐になると出現.

腸管症状以外の症状を伴うことも多い. とくに熱（高熱）.

下痢の悪化を伴わない心窩部痛のときは,膵炎も疑う.

②腹部症状以外の症状

発熱,皮疹,咳（薬剤性肺炎),関節痛,肝障害　頭痛,倦怠感,腎機能障害,まれに,胸膜炎,心筋炎,心膜炎など.

これらの症状が単独で出現した場合は薬剤性を疑いやすい. 強い胸痛があるときは,胸膜炎,心筋炎,心膜炎の可能性を考え,心電図検査,画像検査（X線,CTなど）を行う.

4）症状の出現時期

1回の内服でも起こりうる. とくに皮疹,発熱.

腹部症状の悪化を伴うパターンは,開始後1〜2週間に出現することが多い.

肝障害,咳はすこし遅めに出ることが多い（2〜10週後頃が多い）.

開始1年以上たった後でも起こる場合がある.

5-ASA製剤開始後だけでなく,増量後・製剤変更後にも起こりうる.

5）5-ASA不耐を疑った場合の対処法

使用中の製剤をいったん中止する.

腹部症状の悪化があり,急激に進行する人は,迷わず5-ASA製剤中止する. なぜならば,高用量ステロイドやタクロリムスを上乗せしても,5-ASA製剤を止めない限り改善せず,大腸全摘を選択せざるを得ない状況になりうるためである（そもそも,重症UCに対しては,5-ASA製剤の有効性のエビデンスはない).

増量後の出現で,症状が強くない場合は,減量や製剤変更も選択肢になる（Case 8のケース).

腸管以外の症状で,程度も強くない場合は,製剤変更も選択肢になる.

6）不耐出現後の治療

①腹部症状がしっかり残っている場合

5-ASA 製剤以外の UC の治療を行う．ステロイド系が望ましい．

ステロイド以外の全身投与の薬剤は，不耐症状が落ち着いてからの投与がお勧め（持論）．

休薬のみで改善することもある（Case 7 参照．患者に時間的ゆとりがある場合は，入院の上，選択．通常は休薬し 2 ～ 3 日で改善の兆しがある）．

中止しても改善しない，もしくは悪化する場合は，原疾患の悪化も含め，5-ASA 不耐以外の原因を考える．

②腸管症状以外がメイン（腸管症状はあっても軽度）の場合

薬疹，臓器障害（心膜炎，心筋炎，胸膜炎，肺炎，膵炎）は，専門医にコンサルト．重度の場合は，速やかにステロイド全身投与などを開始する必要がある．

症状が重度でない，かつ臓器障害がない場合は，休薬のみでしばらく経過をみる．通常は 2 ～ 3 日で改善の兆しがみられる．

中止しても改善しない場合は，ステロイド治療を検討する（各臓器の専門医にもコンサルトを行う）．

7）5-ASA 製剤の再投与について

①高度な腹部症状（重症 UC と同レベルの症状），重篤な薬疹，臓器障害が起こった場合

再投与は行わない．再投与で，同レベルかより強い不耐症状が起こる可能性があるため，選択可能な薬剤が増えた現在は，無理をしないほうがよい．

②不耐症状がそこまでは強くない場合

患者の理解が得られれば，再投与を検討する．不耐ではないかもしれない悩ましいレベルなら，他の製剤を少量より開始する（例：不耐出現がペンタサなら，アサコール 400mg/ 日から）．不耐の可能性が高いと思っている場合は，**脱感作として，ペンタサ顆粒を用いる方法**がお勧めである．筆者が行う場合は，耳かき 1 さじ（約 10mg）を 1 日 1 回から開始し，3 ～ 4 日ごとに倍量にしていく方法をとることが多い．途中不耐を疑う症状が出現した場合は，速やかに中止する．

SASP は，他の 3 つのメサラジンと比較して 5-ASA の含有量が低いためか，再投与の選択肢として選ばれ，成功するケースも多いとされる．ただし，スルファピリジンの有害事象もあるため（前項参照），注意する．SASP は粉末化しても有効性があるため，粉末化して脱感作に用いる方法もある．

5 ステロイド導入をどうするか考える例

Case 9

65歳，男性．初発のUC. 全大腸炎型．5-ASA製剤 full dose を投与するも病勢まったく落ち着かず，5-ASA製剤だけでは治療困難と判断（5-ASA不耐ではない）．10行/日の血便，CRP 2.5mg/dL．境界型糖尿病を指摘されているが，無治療．直近のHbA1cは6.9%．入院は必要ならしかたがないと言っている．NUDT15はArg/Arg. **この患者に対してどう対応するか？**

Answer

大井 ＜ **ステロイド**：入院でのPSL開始を推奨する．血糖コントロールに注意する．可能であれば糖尿病の専門医にコンサルトする．寛解維持はチオプリン製剤を第1選択とする．

對田 ＜ **カロテグラストメチルを試みる**：境界型であるが糖尿病がある点，高齢である点を鑑みステロイド投与を避けた寛解導入を考慮した．ダメなら短期的なステロイド投与を検討．

青山 ＜ **経口ステロイド**：入院のうえ糖尿病科併診のもとPSLで寛解導入する．5-ASA単剤維持を目指すが，PSL依存性であればチオプリン製剤を併用する．

北畑 ＜ **入院の上，ステロイド導入**：無治療の境界型糖尿病であり治療介入により血糖コントロールは期待できるため入院下であればステロイド投与は可能と考える．

井原 ＜ **入院で寛解導入治療を提案**：糖尿病科にコンサルトしつつステロイドを使用する．

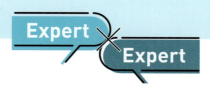

加藤 ステロイドを投与すべきと思う症例だけど、耐糖能異常があって、という設問です。ステロイド投与する際にこういう症例は気を付けないとね。予期せぬ高血糖をきたすことがある。

平岡 そうですね。糖尿や耐糖能異常があることを本人も知らない場合があるので、高齢者では要注意ですね。

加藤 耐糖能異常のある患者にステロイド投与するにはやはり入院が必要だと思うのだけれども、本人が入院したくないといったり、施設によってはベッド事情で入院できない、なんてこともありそう。

平岡 そういう場合にはCAP療法という手もありますね。

加藤 CAP療法はいい選択肢なんだけど、外来だとついついその存在を忘れてしまうんだよね。こういう症例にカロテグラストメチルはどうかしら？

平岡 カロテグラストメチルで対処するには、CRP2.5mg/dLというのがちょっと高すぎる気がする。もうちょっと軽症寄りならそれでもよいと思う。ただ、高齢者にとっては、CAP療法もカロテグラストメチルも副作用が少ない選択肢として考慮すべきものだと思います。

加藤 一方で、この症例のように発症して間もない場合、まだ難病助成の申請が済んでないことが多く、高価な治療はやりにくいという面はある。

平岡 それはそのとおり。最近は1カ月ほど診断日を遡って申請ができるようになったけれども、受給者証が来るまでの医療費を一時的に負担しなければならないのは変わらない。それは、多くの患者にとっては結構きついですね。

加藤 コレチメントはどう？ 比較的薬価は安いよ。

平岡 コレチメントもやっぱり力不足な感じかな、この症例には。もう少し病状が軽ければね。コレチメントはステロイドだけれども作用機序からいっておそらく高血糖にはなりにくいと思うので、高齢、耐糖能異常のある軽めの症例には向いているとは思う。

加藤 まあ、多くの回答者が推しているように、入院管理でPSLというのが通常のやりかたですかね。

Case 10

　25 歳，女性．初発の UC，全大腸炎型．職業ファッションモデル．5-ASA 製剤 full dose 投与するも改善に乏しい．便回数 10 行 / 日，便意切迫あり，仕事に差し支えているが，全身状態はさほど悪くない．職業柄，顔が丸くなるのは許容できないが，ざ瘡くらいは化粧でなんとかなると．フリーの仕事なので病院に来る融通はなんとかなる．しかし，局所製剤は絶対無理と言っている．NUDT15 は Arg/Arg. **この患者に対してどう対応するか？**

Answer

高原 〈 **全身への影響が少ないコレチメントで対応する**：頻回の通院が可能なら CAP 療法も選択肢の 1 つと考える．

高尾 〈 **カロテグラストメチル**：ステロイドの副作用を回避するため．内服が多く困難であれば CAP 療法も検討される．

安富 〈 **ベドリズマブ**：職業柄ステロイドは避けたく，全身状態は悪くないことから選択した．アダリムマブやゴリムマブでもよい．

横山 〈 **カロテグラストメチル**：局所製剤ではない選択肢として左記を試したい．その後アザチオプリン開始を相談していく．

黒川 〈 **挙児希望確認後にフィルゴチニブを導入**：ステロイドを回避しつつ早急な寛解導入を図るため．職業上も注射製剤は避けたほうが良さそう．

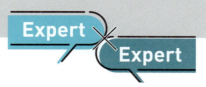

加藤 Case 10は，若い女性で顔が丸くなるのが嫌な人です．

平岡 最近はマスクをすることも多いので以前ほどではないですが，いますね．

加藤 あと，坐剤とか絶対無理，とかいう女性もいる．局所製剤は，なだめすかしてやってもらうとできる場合も多いけど．でも，経口PSLだけは，過去のトラウマで絶対いや，という人はやっぱりいるね．これに関する回答者の先生の意見は結構割れてるね．コレチメント，カロテグラストメチル，というような人から，ベドリズマブやJAK阻害薬，という人までいる．

平岡 カロテグラストメチル，コレチメントは副作用が少なくていいとは思うけど，ちょっとこの症例は症状が強いので力不足かもしれない．

加藤 だからJAK阻害薬でガツンといく，という選択肢もあると．

平岡 そうですね．モデルの仕事が本当に売れ時で，ここでもたもたしていたらライバルに抜かれる，みたいな状況だったら，JAK阻害薬でとにかくさっさとよくしてあげる，というのは考えると思う．

加藤 職業上のそういった事情って結構切実だからね．

平岡 そうそう．妊娠のことなんかそんなのはずっと先の話で，今のこの時が大事なのよ，なんて人にはね．でもJAK阻害薬の中では，やはりフィルゴチニブくらいが妥当かと．ウパダシチニブだとちょっと強すぎ．ざ瘡も出やすいし．ところで先生のご意見は？

加藤 僕はカロテグラストメチル投与してその後チオプリンで維持，としたが……．

平岡 そう，時間的にある程度余裕があって，カロテグラストメチルがイマイチなら別の方法で，というような方針が可能なら，カロテグラストメチルをまず投与，というのはありだと思う．

加藤 結局，患者自身が何を一番大切に思っているかで選択肢は変わってくる．

平岡 そう．何を選んでも必ず有効であるという保証はなく，悪くなったらそれはそれでしょうがないんだけれども，一番大切に思っていることがうまくいく確率が高いものはどれか，ということなんでしょうね．

加藤 医者はその患者の思いをきちんと汲み取ってあげる必要がありますね．

ステロイドの使い方とその副作用

　昨今，さまざまなバイオ製剤などが登場しているが，それによってUCにおけるステロイド治療というのがなくなるかというとそうでもない．

1 ステロイドが必要な理由

　1) ステロイド治療後 5-ASA 製剤程度で維持可能な人が多くいる．
　2) ステロイドの有効率は高く，コストパフォーマンスもよい．
　UCは初発時，悪化時に寛解導入療法として**ステロイドを使用したのちに 5-ASA 製剤などの安全で比較的安価な薬剤で寛解維持可能な患者が多くいる**．そのような患者に対しても，なんでもかんでも高いバイオ製剤を投与するのはナンセンスである．また，ステロイドは非常に安価であり，有効率も60％以上と良好なことも，ステロイドがなくならない理由である．

2 ステロイドの副作用

　一方，ステロイドには副作用がつきものである．下記に示すとおりUCにおけるステロイド使用は短期使用に限るため，長期投与で問題となる副作用（骨粗鬆症など）はあまり考えなくてよい（考えなくてよいくらいの短期投与にとどめる，ということ）．しかし，短期でも起こりうる副作用として，
　1) 満月様顔貌，肥満やざ瘡などの外見上の問題
　2) 耐糖能異常者における高血糖
　3) 不眠
　4) 精神症状
などがあげられる．とくに**精神症状は見逃されやすく**，ステロイド投与開始後，イライラする，うつになる，性格が変わる，などは結構起こっている可能性があるので注意して観察する必要がある．

3 ステロイドの使い方

　ステロイド投与には副作用があることを前提としたうえで，ステロイドの使用の

ポイントは,
1) 使うときはきちんとした（多めの）量を使用する
2) 必ず短期（数カ月以内）で漸減中止する
3) 漸減中に悪化した場合は初期投与量に戻すか，ステロイド以外の治療を考慮する

である.

　副作用を恐れるあまり，中途半端な量で開始すると効くものも効かなくなる．中等症までの患者では，PSL で最低 30mg/ 日，体重の重い男性などでは 40mg/ 日で開始する．漸減は 2 週間ごと，20mg/ 日までは 10mg/ 日ずつ，それ以降は 5mg/ 日ずつが基本である．10mg/ 日→ 5mg/ 日に減量したときに 10mg/ 日に再度戻す，ということをやってはいけない理由は，**5mg/ 日で再燃症状が出現した際には,すでにその前の 10mg/ 日の段階で内視鏡的にはまず間違いなく再燃している**．したがって，5mg/ 日→ 10mg/ 日では UC の病態をよくすることにはつながらないからである．したがって，漸減中に再燃した場合は初期投与量に戻すか，さもなくばステロイド以外の治療を考えねばならない.

　なお，リウマチを除く多くの膠原病や，消化器疾患でも自己免疫性肝炎などでは少量のステロイドを長期に投与する，という治療が行われるが，UC ではそういった投与は行わない（禁忌といってよい）.

　その主な理由は,
1) 少量のステロイドでは寛解を維持することが困難であること
2) UC は命に関わらない病気で，大腸全摘を行えばステロイドが不要になる

である．ステロイドを長期投与する疾患は，ステロイド以外によい治療がなく，ステロイドを中止すると命に関わる，というケースがほとんどである.

　UC において，ステロイドを漸減したら再燃する例や，ステロイドが中止できない例などは，ステロイドに頼るのではなく，チオプリン製剤や最近開発が進んでいるバイオ製剤，JAK 阻害薬などを考慮することになる.

　以上をふまえ，設問を考えてみると，いずれもステロイドを使用するべき場面であるが，副作用対策をどうするか，副作用を回避するために alternative な選択肢はないか，というものである．ステロイドと同様に寛解導入をメインに考えるのが CAP 療法，カロテグラストメチル，コレチメントであり，患者の状態や利便性によって選択する．バイオ製剤や JAK 阻害薬は，有効だった場合は基本的にその薬剤をずっと続けることになる，という視点で選択するかどうかを考える必要がある.

ステロイド効いてるけどもう一歩（or 効いているか微妙）

Case 11

45歳，男性．**左側大腸炎型で発症．**アサコール 3600mg/日で 2 年以上寛解維持されていたが，仕事上のトラブル後に再燃．内視鏡所見は直腸から S 状結腸に MES 2．PSL 40mg/日を開始，2 週間経過し，悪化はないが，排便回数は 5 回のままで，便の性状も泥状のまま，血便，便意切迫も残っている．CRP は 0.82mg/dL．体重は 60kg，NUDT15 は Arg/Arg，併存疾患はなし．仕事は何とか落ち着き，フレックスタイム制なので時間の融通はきくという．**この患者にどう対応するか？**

Answer

井口 **内視鏡再検**：感染症除外と重症度判定を兼ねて，内視鏡と生検〔サイトメガロウイルス（CMV）感染除外〕，便培養提出を同時に行い，次の治療を慎重に検討する．生検，培養結果を待つ間，CAP 療法を開始する．

橋本 **ウパダシチニブ**：ステロイド抵抗性であり，JAK 阻害薬で寛解導入し PSL の減量・離脱を目指したい．

大道 **リアルダへの変更とペンタサ注腸，CAP 療法追加を提案**：それでも改善がなければバイオ製剤導入を検討．

有吉 **PSL は漸減し，バイオ製剤または JAK 阻害薬を導入する**：中等症で便意切迫，血便などの症状があり，効果発現の速さと安全性，便意切迫にもエビデンスがあることからミリキズマブを第 1 選択で考えるが，ゴリムマブ，フィルゴチニブも選択肢として提示し選択してもらう．

堀尾 **レクタブル注腸＋チオプリン製剤**：導入療法としてレクタブル注腸を追加したうえで，維持療法強化としてチオプリン製剤を使用する．

第 1 部　潰瘍性大腸炎

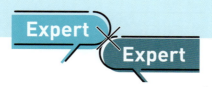

平岡 アサコール full dose でよくなっていたが，ストレスもあり再燃．この程度の活動性，経過なら，PSL がすっきり効くだろうと思ったが，2 週間経っても悪化はしないが，よくもならない．データもそこまで悪くはない．チオプリンは使えそう．来院の融通は効く．そういう患者です．

加藤 微妙よね．いろんな考えがあるかな？ この時点でバイオ/JAK をいくという考えもある？

平岡 明らかに悪くなってたらバイオ/JAK を考えそうだけど，悪くはなっていない．でも，ステロイドがきちんと効く人は，この時点で寛解か最低でも排便回数は半分くらいにはなっていると思うので，ステロイド抵抗性寄りと思ったほうがいいと思う．

加藤 回答者の意見は，バイオ/JAK 2 名，バイオ/JAK 以外が 3 名，バイオ/JAK 以外はチオプリン製剤で維持をする前提で寛解導入は CAP 療法が多いかな．これ，出題者の先生としての意図は？

平岡 私の想定は，フレックスタイムで来院しやすいとのことで，外来で週 2〜3 回の CAP 療法とチオプリン開始で様子をみる，という感じかな．それでダメだったらバイオ/JAK を考える．

加藤 CAP 療法の代わりにカロテグラストメチルという選択肢はどう？

平岡 カロテグラストメチルでもいいかも．私はステロイド抵抗気味の患者にカロテグラストメチルを使ったことがないんだけど，CAP 療法が効くなら，カロテグラストメチルも効くかしら？

加藤 作用機序的には違うだろうから何とも言えないが，位置づけ的には同じようなシチュエーションで使う治療法だと思う．でも，カロテグラストメチルと回答している人がいないなあ．

平岡 カロテグラストメチルは何といっても 1 回 8 錠 1 日 3 回という内服量がネックかなあ．あまり苦にしない人も多いんだけどね．あと，添付文書どおりにやろうとすると，チオプリンにスイッチするときにカロテグラストメチルを中止してからじゃないと始められない．CAP 療法は施行するのが面倒で

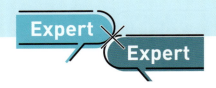

加藤　はあるけど，より副作用が少ない気がするし，チオプリンも始めやすいしね．局所製剤などでなんとか工夫してチオプリンにつなぐ，というふうな回答もあるね．5-ASA スイッチを加える，というのもある．

平岡　そういうのよりはちょっと活動性が高い，という感じの設問のつもりなんですよね．

加藤　まあ，CAP 療法が非常に適した症例であることは確かか．

平岡　バイオ /JAK はちょっとまだもったいないし，病院に来れるし，チオプリンもまだ使ってなくって，活動性はそこそこ……．そういう症例．CAP 療法が向いてるでしょ？

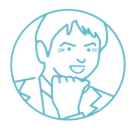

Case 12

　35歳，女性．会社員，未婚．パートナーはいる．全大腸炎型．初発時，5-ASA製剤で効果不十分であり，PSL（40mg/日で導入）とCAP療法追加で寛解，その後はペンタサ4000mg/日（分2）で維持できていた．2年ぶりに再燃，排便回数10回，腹痛，出血も排便ごとにある．内視鏡所見は直腸とS状結腸（肛門側に）でMES 1～2，CRPは0.31mg/dL．レクタブル注腸を1日2回，4週続けたが，悪化はないが改善も乏しい．CAP療法はルート確保困難であったのであまり受けたくない，調子がよかったので5-ASA製剤内服をよく忘れていたという．NUDT15 Arg/Cys．**この患者にどう対応するか？**

Answer

髙橋　PSL（40mg/日 内服）：初発時は5-ASA製剤の効果が不十分であったうえに，今回の再燃後はペンタサをきちんと内服していると思われるのに寛解再導入できていないため．

太田　リアルダ4800mg：コンプライアンス改善と用量の増量．無効ならPSL 40mgで寛解導入して，リアルダorSASPで維持．再燃に備えパートナーのNUDT15検査（自費）．

井口　PSL再導入：初発時に効果あったから．効果あれば減量中にチオプリン製剤を少量から開始する．

北畑　PSLによる寛解導入＋服薬指導：5-ASA製剤アドヒアランス低下による再燃と判断し，PSLで寛解導入できれば5-ASA製剤で維持可能と考えるため．今後の妊娠の可能性を考慮しカロテグラストメチル・アザチオプリンは使用しない．SDMの観点からCAP療法も除外．

古谷　カロテグラストメチルで寛解導入を行う：ステロイド総量が増えず，コンプライアンス改善を図りもう一度5-ASA製剤で維持としやすいため．

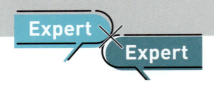

平岡 5-ASA製剤で維持していたが再燃．レクタブル注腸ではあんまりよくならない．CAP療法は前は効いたんだけど結構ルートに困りました．で実は調子がよかったから5-ASA製剤はよくサボってました．NUDT15はArg/Cys．さあどうするみたいな．

加藤 僕はもう，単純に経口ステロイドでいっちゃうと思うけど．

平岡 経口ステロイドいって何で維持するの？

加藤 5-ASA製剤ちゃんと飲めつつって．5-ASA製剤のアドヒアランスが悪かったから再燃したっぽいので，アドヒアランスをちゃんとすれば維持できるだろうと．回答者もそういうふうに考えている人が多い．だからアドヒアランスが期待できるリアルダに変更，という意見も回答者から出ている．

平岡 私はカロテグラストメチルを第1選択になる感じで設問したんですよね．前の症例ほどは活動性高くなく，ステロイドは以前にCAP療法の追加を要したということで，やや抵抗気味か，というふうにしてみたんですよ．

加藤 なるほど．設問からはそこまで読み取れなかったわ．カロテグラストメチルと答えている古谷先生もステロイドの量が多くなることを懸念しての選択みたいだし．でも，確かにステロイドがイマイチ，という情報がきっちりインプットされていればカロテグラストメチルを選択する人がもう少しいたかもしれないね．しかし，以前ステロイド治療をいつ受けたのかは設問に書いてないけど，経過の長い患者とかだと，もうそういった微妙な情報がなかったりするよね．医者も患者も覚えてないことも多い．

平岡 そうなんです．カルテや前医の紹介状を見直して詳細な経過を思い出してみるという作業をすることも大切なんですけどね．常にサマリーを細かく書いていればよいのかもしれないけど，ただ，もう前のときは別の医者だったりするともう細かいニュアンスはわからないですからね．

加藤 確かにね．そうすると可能な情報でなんとかアプローチするしかないのだけど，そういう場合，なんとなく無難にステロイド投与しちゃうんだよね．カロテグラストメチルという選択肢があることを覚えておくことが大切だね．

似たような位置づけの治療法の選択

1 ペンタサ vs. アサコール

ペンタサとアサコールは両者とも経口 5-ASA 製剤の第 1 選択として使用されるが，どちらがどう優れているというわけでもない．選択する基準として考えるのは以下のとおり．

1）内服回数

ペンタサが 1 日 2 回，アサコールは 1 日 3 回がデフォルトである．UC 患者は昼間は学校に行っていたり，仕事をしていたりして，**昼の薬をきちんと飲むのは難しい**場合が多い．したがって，日中に社会生活をしている人には 1 日 2 回のペンタサのほうが向いている（ちなみに服用回数が 1 日 1 回と 1 日 2 回ではさほどアドヒアランスは変わらない気がするが，1 日 2 回と 1 日 3 回ではかなり違う）．

2）内服しやすさ

アサコールは 1 剤型であり小さな錠剤で飲みやすい．一方，ペンタサは錠剤と顆粒があり，錠剤は 500mg 錠と 250mg 錠がある．500mg 錠は大きくて飲み込みづらいという人がいる．一方，250mg 錠では服用錠数がかなり多くなる．顆粒は飲みやすいという人が多いが，たまに苦手という人がいる．

3）効果

有効成分は同じなので大きな差はないのだが，一般的に左側大腸にはアサコールのほうが有効成分が届きやすいと言われている．一方で，下痢のひどい人ではアサコールは割れずに（すなわち薬成分が放出されずに）そのまま肛門から排出される場合がある．

4）副作用

その放出特性から，ペンタサのほうが小腸での吸収割合が多いため，血中に取り込まれて生じる副作用はペンタサのほうがやや多い印象がある．**倦怠感や頭痛などの軽微な副作用もアサコールのほうがやや少ない**．

なお，アサコールのジェネリックは pH による溶解性が先発薬ほど検証されていないことは知っておいてもよい．

2 ステロイド（PSL）vs. CAP 療法 vs. カロテグラストメチル vs. コレチメント

いずれも寛解導入療法に使用される.

1）効果

PSL ＞ CAP 療法＞カロテグラストメチル＞コレチメント，の順と思ってよい．効果の指標としては，ヒット率（有効率）の高さと，どのくらいの活動性のものまで対処できるか（寛解導入力の強さ）の 2 つのポイントがあるが，いずれに関してもこの順と考えてよい.

2）副作用

ステロイドの副作用については別稿〔第 1 部 5．ステロイド導入をどうするか考える例の解説（p.38）〕で述べたとおりである．CAP 療法，カロテグラストメチル，コレチメントはいずれも副作用がきわめて少ない治療法と考えてよい．したがって，ステロイドの副作用が懸念される症例については，これら 3 者のいずれかによる代替治療を考慮する.

3）簡便性その他

PSL は 1 日 2 回くらいの内服が基本であるが，漸減中止というのがやや面倒くさい．また，副作用について注意を怠らないというのも面倒といえばやや面倒である．またこれらのやり方は医者によってばらつきが出る．CAP 療法は週に 1 ～ 3 回，計 5 ～ 10 回，1 回 1 時間ほどの体外循環を回すので，どこでやるか，いつやるか，末梢血管が確保できるか，などのファクターが問題となる．カロテグラストメチルとコレチメントは飲み薬で問題ないが，カロテグラストメチルは 1 日 3 回 1 回 8 錠というのがネック．あと，カロテグラストメチルはチオプリンにスイッチする際に中止する必要がある（添付文書上は併用できない）ので，チオプリンの効果は遅れて出ることを考えるとややややっかいである．最後に，**CAP 療法とカロテグラストメチルは高価**であることに注意．難病助成が得られていないと選択するのは難しい.

3 ペンタサ注腸 vs. レクタブル注腸

いずれも左側大腸までの炎症を軽減するのに有効である.

1）施行しやすさ

レクタブル注腸はフォーム剤である．そもそもフォーム剤は液体である注腸のやりにくさを克服するために開発されたものなので，レクタブル注腸のほうが多くの患者にとってやりやすい．ただ，ペンタサ注腸も慣れれば苦もなくできる人も多い．ペンタサ注腸において初心者のころにできる工夫としては，はじめから全部

（100mL）入れることなく，慣れるとともに少しずつ入れる量を多くする（はじめは上澄みを捨てて全体量を少なくして投与してもよい）ことがあげられる．とにかく，**はじめは漏れたりすぐ出てきたりしてもめげないよう指導する**ことが大事である．

　なお，**ペンタサ注腸のジェネリック（メサラジン注腸）は2種類発売されているが，いずれも先発薬とは容器の形状が異なり**，すなわち使用のしかたも異なることに注意が必要．

2）効果と副作用

　両者の効果の比較試験はないのでなんとも言えないが，きちんと施行することができれば有効性は大差ない印象である．その点，レクタブル注腸のほうが施行しやすさの点でやや有利と言えるかもしれない．一方で，レクタブル注腸は副作用がほとんどないとはいえ，ステロイドであるのでいつまでも続けるものではないのに対し，ペンタサ注腸は長期に継続することで寛解維持効果も望める．内服の5-ASA製剤とペンタサ注腸を行うことで長期寛解を維持できている患者は比較的多い．

4 レクタブル注腸 vs. コレチメント

　効果はレクタブル注腸，簡便性は当然コレチメント．両者は併用することができるが，どのくらい効果（もしくは有害事象）が増すかは未知数．

7 ステロイド依存例

Case 13

25歳，女性．全大腸炎型で発症． 5-ASA製剤 full dose ではコントロールできず，PSL 30mg/ 日から開始したところ寛解導入に成功した．ガイドラインどおり2週ごとに5mg/ 日のペースで減量したところ，5mg/ 日で症状が再燃した．NUDT15 は Arg/Cys．未婚だが婚約者がおり，子どもはいずれ欲しいとのこと．**この患者に対してどう対応するか？**

Answer

大井 アダリムマブ：ステロイド依存性と判断し，advanced therapy に移行する．患者との信頼関係が十分であり，家族計画がきちんと行えるのであれば生物学的製剤，JAK阻害薬いずれも使用可能．その中で，投与中に妊娠が判明しても安全性が確立されている抗 TNFα 抗体製剤を推奨する．Arg/Cys であり，あえてチオプリン製剤の併用は行わない．

對田 夫の NUDT15 測定：妊娠した場合のチオプリン製剤継続に際し子へのリスクが生じうるため．夫の NUDT15 が Arg/Cys または Cys/Cys であればバイオ製剤導入を考慮する．

安富 ステロイド再増量，ベドリズマブを追加：NUDT15 が Arg/Cys であり挙児希望もあるため，チオプリン製剤は上乗せしづらいと考えた．

青山 アザチオプリンの併用：少量から併用として寛解維持を提案するが，薬剤による妊娠経過や挙児への影響が少ないことは必ず説明する．

井原 PSL 30mg/ 日を再投与：維持治療はバイオ製剤（ベドリズマブ，抗 TNFα 抗体など）あるいはアザチオプリンを提案する．

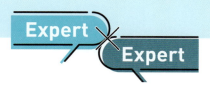

加藤 ステロイド依存例です．ステロイド依存例にはチオプリン製剤というのが基本だけれども，この2つの設問はやや難しいシチュエーションです．まずは妊娠希望のある，NUDT15がArg/Cysの女性症例です．

平岡 Arg/Cysの妊娠希望の女性というのが私はこれまであまり経験ないんですよね．ただ，理屈からいうとやっぱり投与を躊躇すると思う．

加藤 回答者もアザチオプリンを投与するという人と，アザチオプリンは検討せずにバイオ製剤，という人に分かれるね．

平岡 夫のNUDT15を測定するという人もいたわね．

加藤 對田先生だね．妊娠する女性が，NUDT15 Arg/Cysで，男性側がArg/CysもしくはCys/Cysの場合，胎児がCys/Cysになる可能性がある．胎児がCys/Cysだとそのときに妊娠している女性がチオプリンを服用したら胎児に致命的な影響があるのかについてはいまのところ確たるエビデンスはない．ただ，NUDT15というものが測れるようになった以上，その辺はやはりかなり気を遣うところではある．

平岡 夫のNUDT15を測定してArg/Argなら問題ないわけだけど，実際，夫のNUDT15を測定したことはある？

加藤 1人だけいる．自費診療で約2万円かかるけど．なかなかそこまでは一般診療では難しいかもしれない．

平岡 大学なら研究費で測れるかもしれないけどね．

加藤 いずれにせよ，チオプリンを避けたくなるシチュエーションということになる．その場合どうするかというともうバイオ製剤という選択肢になる．JAK阻害薬は妊婦さんは使えないからね．

平岡 バイオ製剤では抗TNFα抗体が妊娠時の安全性に関してはエビデンスがありますけどね．一般的にはどのバイオ製剤でも大丈夫だと思いますけど．

加藤 そうね．僕もこういう人にはチオプリン投与は避けて，バイオ製剤を投与すると思います．

平岡 現状ではそのほうが安全でしょうね．

Case 14

80歳，女性．病歴5年ほどの全大腸炎型UC． 通常は5-ASA製剤を内服しているが，症状には波があり，1年に2度ほどステロイド（PSL 20～30mg/日で開始して漸減）を使用することを繰り返している．内視鏡では全大腸に MES 1～2程度の炎症所見．局所製剤はうまくできない．持病に間質性肺炎があり，感染には十分気を付けるように言われている．NUDT15 は Arg/Arg. **この患者に対してどう対応するか？**

Answer

高原 ＜ ベドリズマブ: ステロイド依存例だが，高齢で呼吸器疾患を併存し，感染症のリスクもあるため，安全面を重視し，ベドリズマブ投与を行う．

高尾 ＜ ベドリズマブ: 抗$\alpha_4\beta_7$インテグリン抗体は感染症リスクが低いと考えられるため．チオプリン製剤も感染リスクが懸念され，併用不要なバイオ製剤がよい．

横山 ＜ ベドリズマブ: 併存症として間質性肺炎があり，抗 TNFα製剤，JAK 阻害薬，チオプリン製剤などは控えたい．最も感染リスクが低いことを期待して上記を選んだ．

堀尾 ＜ 5-ASA スイッチ or SASP: まずは維持療法の強化として左記を考慮．それで維持が難しければ，チオプリン製剤よりは安全性の高いバイオ製剤を考慮する．

黒川 ＜ ベドリズマブを導入: 高齢のためアザチオプリンを避け，安全性の高いバイオ製剤を検討する．間質性肺炎のため抗 TNFα製剤も避ける．

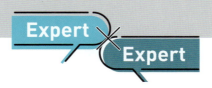

加藤 Case 14 は高齢者のステロイド依存です．これは多くの人がベドリズマブと答えていますね．

平岡 高齢者でこれだけ感染に気を付けろ！　というメッセージが出ているとどうしても安全なバイオ製剤でベドリズマブということになるのだと思う．

加藤 そうなってしまうよね．ただ，この設問の意図は，高齢者にチオプリンを使いますか？　というものだったんだけどね．皆さん安全面からチオプリンをすっとばしてベドリズマブにいっちゃった．

平岡 堀尾先生は 5-ASA スイッチもしくは SASP って答えてるよね．

加藤 チオプリンは感染のリスクがあり，バイオ製剤いくほどでもないならできる工夫は？　というふうに考えたんだろうけどね．実際の患者の状態にもよるけどこういうふうに考えるのも大事だよね．

平岡 そうね．SASP をトライしてみるのはありかも．

加藤 この設問ほど感染のリスクが問題にならなくても，高齢者では，やはりチオプリンで感染を起こしやすくなるよね．たとえ NUDT15 が Arg/Arg であっても，若い人と同じような量を投与しているとすぐ過量気味になることが多い．年齢とともにチオプリンの代謝能力も落ちるのかもしれない．

平岡 ベドリズマブが出る前は，高齢者に対しても結構チオプリンを強気で使ってましたけどね．やっぱり肺炎なんかの感染を起こすこともときどきあった．

加藤 高齢者にチオプリンを使ってはいけないわけではないけれども，感染には十分注意して，というメッセージのための設問だったんだけど，図らずとも「高齢者に安全なバイオ製剤は？」という問いになっちゃった．

平岡 でもこういう症例でベドリズマブが無効の場合はまた迷うんですけどね．

加藤 だから，チオプリンも注意して使う，というスタンスもあってもいいと思うのだけれど．ベドリズマブ以外のバイオ製剤を使うとすれば，抗IL(12)/23 抗体がいずれも比較的安全性が高い，抗 TNFα 抗体ならゴリムマブってとこですかね．

平岡 そうね．JAK 阻害薬もやっぱり高齢者には感染が心配ですからね．

ステロイド依存に対するチオプリン製剤の使い方

　ステロイド依存例に対する寛解維持療法の第1選択はチオプリン製剤である．ただ，チオプリン製剤はかなり昔からある薬なので，効果発現がゆっくりであったり，副作用頻度が高いなど，使いにくい面がある．したがって，チオプリン製剤を飛ばしてバイオ/JAKが投与されるようなケースもあるかもしれない．しかし，チオプリン製剤がよく効いた例では，**バイオ製剤よりもずっと安定した寛解が得られることもある**し，なによりも安価である．医療経済的な面からもチオプリン製剤はきちんと使えたほうがよい．ここではまず，チオプリン製剤の基本的な使い方を解説する．なお，設問にある妊娠希望女性に対しての使い方については，第1部 9．チオプリン不耐・不応例（p.66）で解説する．

1 チオプリン製剤の種類

　チオプリン製剤にはアザチオプリンとメルカプトプリンがあり，アザチオプリンはメルカプトプリンのプロドラッグで，薬効は同じである．力価は1：2であり，アザチオプリン50mgがメルカプトプリン25mgに相当する．メルカプトプリンのほうが副作用頻度が少ないが，日本での保険適用はアザチオプリンのみである．ただし，メルカプトプリンは非常に安価な薬剤なので，査定されることは少ない．

2 NUDT15遺伝子多型

　NUDT15はチオプリンの代謝に関与する蛋白をコードする遺伝子で，日本人では，Arg/Argの野生型が85％，Arg/Cysのリスクヘテロが15％，Cys/Cysのリスクホモが1％である．リスクホモの人では，チオプリン製剤が効きすぎるため，白血球が1000を切るほどの著明な血球減少および全脱毛となるほどの脱毛がみられることが知られており，チオプリン製剤は投与禁忌である．リスクヘテロの人は通常の半量ほどの投与量で使用する．

3 効果発現

　チオプリン製剤の効果発現はゆっくりで，早くて1カ月，おおむね3カ月くらい

と考えておいたほうがよい．また，至適用量に個人差が大きく，NUDT15 野生型の人で，アザチオプリン 50mg/ 日から 150mg/ 日程度である（リスクヘテロの人はその半量程度）．

4 主な副作用

投与初期の嘔気などの上腹部症状がもっとも多い．その他，頭痛，発熱なども投与初期（開始後 2 ～ 3 日後）にみられやすい．脱毛は投与開始後 1 ～ 2 カ月程度で出現することが多く，膵炎や肝障害もそのくらいの時期にみられる．**投与初期の嘔気などはアザチオプリンからメルカプトプリンに変更することで消失することが多い**．肝障害もメルカプトプリンにすることで改善することが多い．一方，膵炎はメルカプトプリンでも起こりうる．免疫抑制作用によりひどい感染症となることは少ないが，風邪をよくひく，風邪をひくとなかなか治らない，などの訴えは多い．

5 実際の投与法とモニタリング

まず，チオプリンが必要になる可能性があると考えた時点で NUDT15 遺伝子多型検査を提出しておく．効果発現に時間がかかることを考え，ステロイドで寛解導入する例ではステロイド開始と同時にチオプリン製剤も開始する．ステロイドが off になるころにチオプリンが効いてくる，といったイメージである．開始量は NUDT15 野生型の人でアザチオプリン 50mg/ 日（体重の軽い女性などでは25mg/ 日），リスクヘテロの人はその半量から開始する．まずは 2 週間程度で再診し，嘔気などの初期の副作用がないか確認する．副作用がみられた場合はメルカプトプリンに変更する．その後 2 ～ 4 週ごとにフォローし，血液検査をみながら用量を漸増する．**白血球数が 3000/ μL 台まで低下，MCV（平均赤血球容積）が 100fL 程度まで上昇がみられるような量が至適用量である**（NUDT15 野生型の人で 50 ～ 100mg/ 日程度，リスクヘテロの人で 25 ～ 50mg/ 日程度であることが多い）．ただし，白血球数は併用薬剤（ステロイドなど）などで，MCV は鉄欠乏性貧血などがあると正確に評価できないことに注意する．また，血球の変動には個人差もある．至適用量となっても外来ごとに血液検査は行い，白血球が減りすぎていないかなどをチェックしながら用量を微調整する．

8 ステロイド抵抗例

Case 15

19歳，男性．大学1年生で自宅生．2年前に直腸炎型で発症．5-ASA製剤は内服と局所療法をオンデマンドで使用していたという．1週間前から，排便回数10回/日以上，腹痛，血便が続くとして来院．内視鏡検査を行うと全大腸炎型に進展，MES 2であった．PSL 40mg/日で開始したが，1週間後も改善なく，夜間も排便で起きるようになった．血液検査結果の経過は，Hb 15.6 → 13.5g/dL，Alb 4.8 → 3.6g/dL，CRP 2.5 → 4.0mg/dL．CMV未感染，便培養は病原菌検出なし，NUDT15 Arg/Arg，体重は58kg．**この患者の治療はどうするか？**

Answer

井口 5-ASA製剤中止，インフリキシマブ開始：重症度が高く，急激な悪化を認めており，高い有効性を期待して開始．ただし内服アドヒアランスがきちんとしている方ならタクロリムスも同等に選択肢にあがる．

太田 ウパダシチニブ：悪化が急速のため即効性を期待．大学生であることと，無効だった場合に半減期が短くインフリキシマブに切り替えやすいので先に内服薬のJAK阻害薬を選択．

宮川 PSLを速やかに減量し，バイオ製剤の導入を検討する：PSL抵抗性と考え，速やかなPSL減量を図りつつ，バイオ製剤の導入を検討する．

有吉 絶食入院，タクロリムスを導入し，ステロイドは漸減する：退院後に頻回に外来通院するのが困難であれば，タクロリムスでなくインフリキシマブで寛解導入，維持を行うことも選択肢として提示する．

古谷 インフリキシマブまたはJAK阻害薬での寛解導入を行う：acute severe UCの状態にあり，効果発現が早い薬剤で治療を行いたいため．

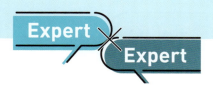

平岡 19歳の男性で，最初は直腸炎型で5-ASA製剤くらいで困っていなかったけど，急に悪くなってさらに悪くなりました，ステロイドも効きませんっていう方です．

加藤 ちょっともう普通の治療じゃあ無理っていうふうには回答者みんな考えてるみたいだね．インフリキシマブでいくかウパダシチニブでいくかタクロリムスにいくか，その他の人もまあなんらかのバイオ製剤と書いてあるしね．

平岡 多分うちだったら入院させて，タクロリムスを使っちゃうかな．まだチオプリン使ってないので，タクロリムスで導入してチオプリンで維持をする方向で考える．

加藤 僕は外来のままウパダシチニブを使うと思うな．

平岡 確かに外来でしのごうと思うならウパダシチニブを使いますかね．でも夜間もトイレに起きる，PSL 40mg行ってもCRPが上昇みたいな人はできれば入院させたいけどなあ．

加藤 千葉大はなかなか入院できないの．ウパダシチニブは1日で効果がわかると言われているし，とりあえず外来で投与してみる．

平岡 確かにウパダシチニブは効きますよね．もちろん全員じゃないですが，ストライクゾーンは広い感じがします．

加藤 結局，急ぐ系の分子標的薬，すなわちインフリキシマブ，ウパダシチニブ，タクロリムスのどれかを使う，という感じでいいのかしら．あとは，医者の好みや入院できるかどうかの都合で．

平岡 そうですね．他のJAK阻害薬，とくにトファシチニブはどうですか？

加藤 この状況でフィルゴチニブは選ばないけど，トファシチニブはありかもしれない．でも，急速に悪化している活動性の高い症例と考えると，JAK阻害薬の中ではもっとも強力なウパダシチニブを選んじゃうかね．

平岡 あと，割と大切なところ．井口先生が書いてくれてるんですけど．5-ASA製剤中止．

加藤 どうして大切なの？　中止してもいいけど，別に大きな問題ではないので

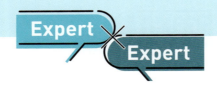

は？
平岡 こういうもともと直腸炎型で軽かった人というのは，そもそも 5-ASA 製剤をまじめに飲んでなくって，悪化し始めたときに急にまじめに飲んで不耐症状が出る，ということがあるんですよ．

加藤 おおー．渋いね．そんなことあるかい．

平岡 実際に似た方がおられて．ステロイド抵抗で，タクロリムス使ったらよくなって，よしと思ったら，強い腹痛と発熱で悪化．よくよく聞くとそのタイミングでサボっていた 5-ASA 製剤を再開したらしい．その後 5-ASA 製剤中止したら速やかに改善した．こういう患者は 5-ASA 製剤をやめない限り，何を投与してもよくならない．この設問の患者でもそういう可能性が考えられなくもない．

加藤 そうか．なるほどね．5-ASA 不耐も奥が深いな．

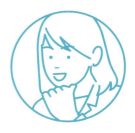

Case 16

　70 歳，女性．全大腸炎型の初発．炎症最強部は S 状結腸で MES 2．排便時出血を認めるが，もともと便秘のためか，排便回数は 2 回程度，腹痛もなく症状は乏しい．PSL 30mg/ 日で開始し 2 週間経過，腹痛はないが夜間に排便に起きるようになったという．血液検査結果の経過は，Hb 10.8 → 9.2g/dL，Alb 3.4 → 2.6g/dL，CRP 1.3 → 0.8mg/dL であった．体重は 45kg．NUDT15 Arg/Arg．5-ASA 製剤はまだ開始していない．現在治療中の他疾患はなく，肝腎機能も正常域である．T-SPOT は陰性，CMV 血中抗原（C7-HRP）は 2/50000 個．**この患者にどう対応するか？**

Answer

高橋 < **内視鏡再検・ゴリムマブ導入・PSL 減量**：Alb 値が低下してきており重症化が懸念される．CMV 腸炎併発の可能性もあり，PSL は早めに減量したい．免疫原性が低く，重篤な有害事象の報告の少ないゴリムマブは，高齢者でも比較的導入しやすいため．

對田 < **内視鏡再検**：PSL 投与後の CMV 腸炎合併の可能性を除外するため．CMV 腸炎所見があれば抗ウイルス薬の併用，なければ PSL 抵抗と捉えバイオ製剤など治療変更を考慮する．

井川 < **ガンシクロビル**：CMV 血中抗原が弱陽性ではあるが，UC の治療抵抗性の場合は CMV 感染が関与している可能性があるから．

北畑 < **ベドリズマブまたはカロテグラストメチル導入**：PSL 効果は限定的で Alb 値も低下．基礎疾患はないが高齢であり，かつ，重篤感もないため安全性を優先し インテグリン製剤を選択．

黒川 < **内視鏡を再検**：明らかな増悪あればタクロリムス / インフリキシマブ，横ばいであれば CAP 療法を検討．また，CMV 腸炎を疑う所見あれば抗ウイルス薬追加．

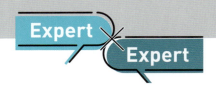

平岡 Case 16 はちょっと高齢の方の初発．データはあまりよくないが，症状はあまりない．PSL を 30mg 使っても効果は乏しく，CMV の血中抗原が微妙に検出されています．高齢者にありがちなパターンです．さあどうする．

加藤 これは微妙だけど……病状が結構悪いと考えるか，そこまで悪くないと考えるか．CMV の関与もどう考えるか．各回答者もちょっと困ってるよね．だから，内視鏡をやり直す，という意見が多い．

平岡 CMV に対する治療をするかどうかを決めるためにも内視鏡をしたいのかな．でも，内視鏡しても CMV 感染に関して決定的なことは言えないけど．

加藤 先生はこういう症例に抗ウイルス薬は投与する？

平岡 私は投与しますね．私の弟子の井川もやっぱり使う，と言っています．

加藤 僕は投与しないなあ，この状況では．血中抗原が 2/50000 くらいでは有意な上昇とは考えない．重症度に関してもさほど重症じゃないと考えて，カロテグラストメチルで行ってみるかな，と．

平岡 CRP は低下しているが陰性化はしていない．Hb，Alb は低下している，夜間排便が出てきている．高齢者のこういうパターンは結構病状が悪いことが多い．そういうつもりでこの設問を作りました．だから，私としては抗ウイルス療法に CAP 療法を加える，という方針を考えています．

加藤 カロテグラストメチルと CAP 療法というのは，両者とも，ステロイドを使いたくない，使えない人に対する寛解導入治療だから，君の意見と僕の意見が大きく変わるわけではない．抗ウイルス療法をするかどうかの違い．

平岡 カロテグラストメチルとかベドリズマブとか，腸管へのリンパ球の移動を抑える薬剤って，腸管での CMV 再活性化には影響があるのかしらね？

加藤 その辺はまだエビデンスがないところで何とも言えないなあ．いずれにせよ，バイオ製剤などを用いて速やかに炎症を改善し，ステロイドをさっさと減量することで CMV もいなくなってしまうことも多い．そういう意味でバイオ製剤投与，という選択をしている回答者もいると思う．

平岡 私はこういう症例こそ CAP 療法のもっともよい適応だと思うけどね．

ステロイド抵抗例の考え方

　ステロイドは副作用に注意して使用すれば，いまだに UC ではかなり有効性を期待できる治療法であるが，ときに効かない症例に出くわすことがある．ステロイド抵抗例の考え方と対処法を示す．

1 ステロイド抵抗と判断する前に
　ステロイド抵抗の定義は，ステロイドを十分量投与しても効果がみられない症例である．この「十分量」というところがミソで，要するに中途半端な量のステロイド投与で効果がなかった場合，それはステロイド抵抗ではなく，ただ投与量が不十分だった可能性がある．**中等症なら PSL 30〜40mg/日，重症なら 60〜80mg/日を使用すべき**であり，それ以下の用量の投与では「抵抗性」とは判断できない．

2 ステロイド抵抗といつ判断するか
　最近はステロイド以外の治療法も多くあるので，早めに治療効果を判定する傾向にあり，**中等症では 2 週間，重症なら 1 週間**，まったく改善がみられないのであれば，ステロイド抵抗と判断し，別の治療を考慮する．

3 ステロイド抵抗はどのような病態か
　ステロイドを使用する状態というのは，重症例はもちろんのこと，中等症でもそこそこ活動性が高く，おおむね治療を急ぐ病態である．したがって，次の治療を考慮する際は，比較的即効性が望める治療法を選択することになるケースが多い．

4 ステロイド抵抗時に考えるべきこと，行う検査
　ステロイド抵抗になる原因はよくわかっていないが，UC 自体とは別の要因で，ステロイド抵抗となることがある．それが Case 16 で議論になった CMV 感染や *Clostridioides difficile*（*C. difficile*）感染，そして Case 15 で議論になった 5-ASA 不耐などである．したがって，ステロイド抵抗の場合，これらの要因を否定するために CMV 抗原検査，便検査などを行うべきではある．しかし，個人的な印

象では，外来での中等症例まででは，CMV や *C. difficile* の関与している例はそこまで多くないと感じている．5-ASA 不耐は Case 15 の議論のように 5-ASA 製剤のアドヒアランスを含め再確認したほうがよいだろう．これらの要因でステロイド抵抗となっている場合は，それらに対する適切な治療（抗ウイルス薬や抗菌薬の投与，5-ASA 製剤の中止）にて，ステロイド抵抗でなくなる可能性がある．

5 ステロイド抵抗時の治療法

重症例は第 1 部 16．重症例（入院例）の解説（p.110）で述べるとして，中等症までのステロイド抵抗例に対しては，維持療法としてチオプリン製剤を使用する（つもり）かどうかで方針がやや変わってくる．そもそもステロイドは寛解導入療法であるため，**ステロイドを開始した時点で，維持療法をどうするかは考えておかねばならない**．チオプリン製剤を使用するつもりであったのであれば，寛解導入療法が専門の CAP 療法もしくはカロテグラストメチルを（入院例ではタクロリムスも）最初に考慮する．一方，維持療法でチオプリン製剤に頼るつもりのない場合（チオプリン不応，不耐などの例）には，維持療法も可能なバイオ /JAK を選択する．その際には即効性を期待して，インフリキシマブや JAK 阻害薬を選択するケースも多い．

なお，最近は以前ほどチオプリン製剤が使われなくなったこと，CAP 療法やカロテグラストメチルはやや面倒（体外循環が必要であったり，多くの錠剤を服用しなければならなかったりする）であることなどから，ステロイド抵抗例でバイオ /JAK を早めに使うことが多くなっている．

6 ステロイド抵抗時にステロイドはどうするか

ステロイド抵抗例ではステロイドが効かなかったのだから，2 週間ごとに 5mg/日ずつとかの通常の減量のしかたでなく，もっとさっさと減量を行ってもよい．ただし，あまり早く減量しすぎると，副腎不全症状（倦怠感や全身の痛みなど）が出現することがあるので注意する．

7 ステロイド抵抗なら以降もずっと抵抗か，以前は効いた症例がステロイド抵抗になることがあるか

これらはいずれも Yes であり，ステロイド抵抗例はその後もステロイドはあまり効かないことが多い．また，以前はステロイドの効いた症例が繰り返しのステロイド使用で抵抗性となることはしばしばある．そうならない症例ももちろんある．

チオプリン不耐・不応例

Case 17

45歳，男性．体重70kg．全大腸炎型で発症．ステロイド依存の経過．NUDT15はArg/Arg．アザチオプリン開始し，漸増．150mg/日まで増量した2カ月後にPSLが必要な再燃をきたした．PSL投与前のWBCは7000/μL，MCV 93fL（鉄欠乏のない状態）．**この患者に対してどう対応するか？**

Answer

大井 フィルゴチニブ：ステロイド依存の経過で再燃のため，ステロイドは使用しない．アザチオプリンで維持できる可能性もいまだ残存しており，JAK阻害薬，とくにこの場合ではフィルゴチニブを選択し，アザチオプリンを併用する．将来的なJAK阻害薬離脱も期待できる．

橋本 ベドリズマブによる寛解維持：アザチオプリンは無効であり，症状改善後速やかにベドリズマブを導入する．

青山 6-チオグアニンヌクレオチド（6-TGN）の測定：6-TGNが低値ならばアロプリノールを併用し，高値ならばチオプリン不応としてバイオ製剤などの分子標的薬に変更する．

大道 PSL後ゴリムマブ：PSL投与で寛解導入を図り，漸減の過程でゴリムマブを導入する．年齢や既往歴などから感染のリスクなどの特別な注意が必要なケースではないので抗TNFα抗体を選択．

井原 ステロイド後バイオ製剤：ステロイドで寛解導入しつつ，維持治療はアザチオプリンからバイオ製剤への変更を提案する．

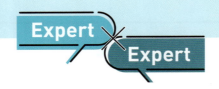

加藤 アザチオプリン150mg（3錠）飲んでいるけれど効果がみられてない，という症例をどうするか？　という設問です．先生どうする？

平岡 白血球数，MCVからいってもまだチオプリンの量が十分でない可能性があります．だからアロプリノールを併用しますね．アロプリノール50〜100mg/日を加えてアザチオプリン自体は50mg/日に減量する．アロプリノールを併用せずに，アザチオプリン自体を200mg/日に増量する方法もあるけど，こういう人って，チオプリンが有効成分の6-TGNになる前にキサンチンオキシダーゼで分解されてしまう量が多い，という可能性が高いのでキサンチンオキシダーゼを阻害するアロプリノールを併用するのがreasonableだと思います．

加藤 そういう意味では青山先生が6-TGNの測定，と書いているけど先生の施設では結構測定するの？

平岡 大学なのでたまに測ります．ただ，保険適用ではないので，一般病院などで測定するのは難しいかも．

加藤 みんなの回答をみると，アザチオプリンはもうあきらめてバイオ/JAKを投入という意見のほうが多いですね．

平岡 アザチオプリン150mg/日まで投与して有効でないならば，それも致し方ないとも思います．

加藤 その場合の選択薬剤は？

平岡 まあ，この患者の場合とりあえずなんでもいいと思うけど，私なら皮下注射の抗TNF製剤かベドリズマブくらいかしら．

加藤 個人的には大井先生のフィルゴチニブを併用してチオプリンを捨てきらない，という選択肢も面白いと思いますね．

平岡 確かに．ただ，やはり，バイオ/JAKはすべて高価なので，比較的安価なチオプリンは可能な限り工夫して使いたいですね．難病助成があるといっても，やっぱり安い薬のほうがいい，という患者は結構多いので．だから私は，まずはアロプリノール併用を試してから，バイオ/JAKは考えると思う．

Case 18

30 歳，女性．独身．結婚・挙児については未定．左側大腸炎型．5-ASA 不耐（5-ASA 局所製剤も不耐）．PSL 30mg/ 日で寛解導入できた．**NUDT15 は Cys/ Cys** であった．**この患者に対してどう対応するか？**

Answer

高原 < **再燃時にバイオ /JAK の投与**: PSL は徐々に減量していき，再燃を認めた場合，バイオ /JAK の投与を行う．どの薬剤にするかは重症度や社会的背景によって決める．

高尾 < **アダリムマブ追加**: 5-ASA 製剤，チオプリンが使用できず今後の妊娠の可能性を考えると抗 TNF α抗体製剤が望ましいと考える．

宮川 < **再燃時にバイオ製剤を導入する**: アザチオプリンでの維持治療は NUDT15 の遺伝子型より困難であるため．

横山 < **ベドリズマブ**: 安全性が高く，点滴と自己注射両方の投与経路があることが生活スタイルに合わせやすいと考える．次点としてはウステキヌマブ，ミリキズマブを検討．

古谷 < **SASP で寛解維持を行う**: 何かしらの寛解維持治療が望ましいが，バイオ /JAK を使用するほどの難治例ではないため．

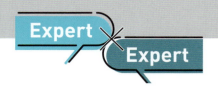

加藤 5-ASA 不耐かつ NUDT15 が Cys/Cys なので 5-ASA 製剤もチオプリンも飲めません，という人の維持をどう考えるか？ という設問です．こういう人には，すぐにバイオ/JAK の投与を開始するか，次に再燃したときに投与を開始するのか？ という問題がある．回答者もすぐに投与，という人と再燃したらバイオ製剤開始，という人に分かれる．

平岡 私は，もうすぐにバイオ製剤の投与を開始すると思う．本人が拒否して，もう 1 回悪くなってもステロイドがいいです，と言わない限りは．

加藤 僕はちょっともったいない気がするんだけど．

平岡 じゃあ先生はどうするんですか？

加藤 とりあえず整腸剤くらいで経過観察して，悪化したらバイオ製剤を導入する．

平岡 それでもいい気はしますけど．でも，30 代と若く仕事やら将来の結婚やらいろいろなイベントがありそうだから，今後また再燃してごちゃごちゃするよりもこの時点でしっかり寛解維持治療までもっていく方針にするかな，私なら．これが年齢が 60 代くらいでもうのんびりしている，なんていう方であれば，私もとりあえず経過観察にするかもしれない．

加藤 なるほどね．バイオ製剤を投与するとして，何を選択する？

平岡 若い女性なので将来の妊娠の可能性を考えるととりあえず JAK 阻害薬は除外．それ以外はなんでもいいと思うけど，私は抗 TNF の皮下注製剤かベドリズマブなんかを選択することが多い．

加藤 ところで，古谷先生が SASP の投与，と書いているけど，どう思う？

平岡 それはアリかな．5-ASA 不耐でも SASP は投与可能，という人もいる．

加藤 そうね．まったく無治療にしておくと，次に再燃したときにかなり重症となるケースがあるので，やっぱりなにか維持治療は入っていたほうが望ましいしね．SASP をトライしてみる価値はある．

平岡 無治療で経過をみる，というのは医者側に自信と勇気が必要だと思いますね．患者もやっぱり無治療だと不安に思う人がいると思います．不安だから高価な治療を行う，というのがよいかどうかは微妙な問題ではありますが．

解説！ チオプリン投与のコツとピットフォール

ここではチオプリン投与の応用編としてそのコツとピットフォールを述べる．

1 効果の調整
1）アロプリノール併用
　アロプリノールはキサンチンオキシダーゼの阻害薬であり，チオプリン製剤は一部キサンチンオキシダーゼで代謝される．したがって，アロプリノールと併用することでチオプリン製剤の分解が抑制され薬効が（および毒性も）増強される．このことは両薬の添付文書にも記載されている．実際は，アロプリノールと併用する際にはチオプリン製剤の用量は 1/3 〜 1/4 に減量する．このことを利用し，チオプリン製剤が既存の量で効果不十分である場合，アロプリノールを併用することで効果発現を得るという方法が行われることがある．**アザチオプリンを 150mg/ 日くらいまで増量しても効果が不十分である場合などに行うと効果的**である場合があり，アロプリノールを 50 〜 100mg/ 日を併用し，アザチオプリンを 150mg/ 日 → 50mg/ 日に減量する（投与量を 1/3 〜 1/4 にする）．こうすることでアザチオプリンの薬効がみられることがある．また，用量依存性の嘔気や肝障害などもこの方法でクリアできる場合がある．ただし，アロプリノール使用ではまれに重篤な皮疹などの副作用が出ることがあるので注意する．

2）5-ASA 製剤との相互作用
　5-ASA 製剤（メサラジン）とチオプリン製剤は相互作用があることが知られており，5-ASA 製剤を併用しているとチオプリン製剤の効果が増強される．この効果は，小腸で吸収されるメサラジンの量に比例するので，ペンタサで大きく，アサコールで少ない．この性質を利用し，チオプリン製剤の効果を微調整したい場合，チオプリン製剤自体の用量は変更せず，併用している 5-ASA 製剤の用量や種類を変更するという方法がある．具体的には，**チオプリンとペンタサを併用していて，白血球数が下がり過ぎたような場合，チオプリン製剤の量はそのままで，ペンタサを減量・中止**したり，アサコールに変更したりすることで，骨髄毒性の改善を期待するのである．チオプリン製剤自体を微調整するより，用量調節がやりやすいことが

多い.

2 副作用対策

　第1部7. ステロイド依存例の解説（p.53）でも述べたが，アザチオプリンによる投与初期の消化器系の副作用は，メルカプトプリンにすることで改善することが多い．メルカプトプリンでも症状が出る場合はチオプリン製剤はあきらめざるを得ない．なお，チオプリン製剤は長期継続投与が必要になるので，嘔気などの副作用がある場合，我慢して飲んでもらうよりも，速やかに製剤変更もしくは投与中止したほうがよい．副作用を我慢しながらの服用では長期のアドヒアランスを保つのは困難だからである．

　重篤な感染症はまれであるが，とくに高齢者では感染症に注意する．**高齢者では若年者よりもチオプリン製剤は少量で効きやすい**（毒性も出やすい）傾向にある．

3 妊娠時の使用と NUDT15 遺伝子多型

　チオプリン製剤は，現在では妊娠時にも安全に使える薬剤として認知されてきている．ただし，第1部7. ステロイド依存例の設問（p.49）でも述べたように，妊娠する側の女性患者の NUDT15 が Arg/Cys の場合は注意が必要である．それは，パートナーの男性側の NUDT15 が Arg/Cys もしくは Cys/Cys であった場合，胎児の NUDT15 が Cys/Cys になる可能性（男性側の NUDT15 が不明の場合計算上は5％）があり，その際は胎盤移行する少量のチオプリンに曝露されただけで強い胎児毒性が出る可能性があるからである．こういった場合に本当に胎児が致死に至ったりするのかどうかに関しては確たるエビデンスはないが，理屈上はその可能性が否定できない．したがって，**チオプリン使用中の NUDT15 ヘテロの女性が妊娠を希望する場合，チオプリン製剤をあらかじめ中止するか，もしくは男性パートナーの NUDT15 をあらかじめ測定**して男性側が Arg/Arg であることを確認するか，のいずれかの対応をとることが現時点では推奨される．

　そのような対応が難しい場合，寛解維持困難例の将来妊娠する可能性のある NUDT15 リスクヘテロの女性に関しては，チオプリン製剤は使用せず，バイオ製剤を選択するというのも1つの考え方である（JAK 阻害薬は妊娠時には禁忌なので，投与候補にはならない）．

10 バイオ/JAK 導入例：1. 若い女性その他

Case 19

18歳，女性．高校3年生．全大腸炎型で3年前に発症．ステロイド依存で投与歴は3クール，ステロイド内服時は不眠，イライラが強くなる．ここ1年は5-ASA製剤 full dose とアザチオプリン 50mg/ 日で寛解維持していた．2週間くらい前から中等症の再燃症状あり，1カ月後に受験を控えている．便培養などで感染を疑う所見はない．**この患者に対してバイオ/JAK を選択するとしたら，何を勧めるか？**

Answer

井口 ＜ **ベドリズマブ**: 中等症までのバイオ naïve に対して有効性高く，副作用の少ない本剤を開始，無効時に早めに見分けがつくのと他のバイオ/JAK でのレスキューに移行しやすいから．

對田 ＜ **インフリキシマブによる寛解導入**: 社会背景より短期間で効果を確認できるインフリキシマブを選択した．JAK 阻害薬は治療効果発現が早いが若年女性であることから第1選択から外した．

安富 ＜ **ウパダシチニブ（必ず妊娠しないことを約束）**: 受験を控えており直前に頻回な受診は難しそう．内服かつ効果が早いと思われる製剤を選択．受験が落ち着いたら変更を検討する．

有吉 ＜ **ミリキズマブ**: 効果発現が比較的早く安全性が高い治療が求められる状況と考えられるため．ただし4週後の2回目投与時に受験で来院が難しいようならゴリムマブも選択肢として提示する．

古谷 ＜ **フィルゴチニブ**: 比較的効果発現が早く，チオプリンとも併用可能であり，また受験期に内服薬であるメリットも大きいため．

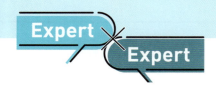

平岡　受験を1カ月後に控えた高3の女性．ステロイドの投与歴は何回かあり，効果はあるが副作用が強い．チオプリンと5-ASA製剤フルで維持中に中等症の再燃．

加藤　ベドリズマブ，インフリキシマブ，ウパダシチニブ，ミリキズマブ，フィルゴチニブ．回答者の意見は見事に5つに割れて面白いね．僕はウパダシチニブかなあ，受験が迫ってて急ぐ，というのが一番の理由．

平岡　受験だからウパダシチニブと思うところと，チオプリンが結構ガチガチに入った状態でのウパダシチニブに変更は受験だからこそ感染症の副作用が心配なのと，だから，まずはフィルゴチニブを考えるかもしれない．

加藤　チオプリンと併用することを考えてフィルゴチニブという選択？

平岡　そうですね．チオプリンの効果はしばらく残ると思うので，あえてチオプリンは中止してフィルゴチニブを開始し，1～2週間後に効果をみる．フィルゴチニブで効果がありそうなら，チオプリン再開してフィルゴチニブと併用でいく．もし，効果が乏しければ，フィルゴチニブをウパダシチニブに変更する．ウパダシチニブが入るときに，すこしでもチオプリンの影響を除けないか作戦（笑）です．われながら，細かすぎー．

加藤　なるほど．ベドリズマブとかミリキズマブとかは安全でいいんだけど，この状況ではちょっと効果がゆっくりすぎる気がするけど．

平岡　そういう回答の人は，導入期に一時的にPSLを併用することもやむを得ず，と考えているのかな？　と思いながら，答えをみていました．若い女性だし，副作用が少ないバイオ製剤で受験後も維持を図りたいという気持ちもわかる．ステロイドを使うかどうかは，最終的にはご本人の意向しだいでしょう．

加藤　うーん．PSLもいくというのはなあ．受験勉強中に不眠とかイライラはやっぱりきついと思うので．

平岡　そうですか．コレチメントじゃあ，併用薬として弱いかな？

加藤　僕はやっぱりできるだけ，ステロイドはなしでいきたいね．その点では，インフリキシマブはありだね．

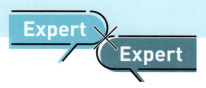

平岡 確かに．でも，インフリキシマブは，投与時間がかかるのが難点．やっぱり受験前に 2 回も長い点滴に来たくないよな，とかいろいろ考えちゃいますよね．ちなみに岡山大学は初回投与時は入院じゃないとできないんです．コロナ禍以降，そうなってしまいました．

加藤 あ，そうなの？　對田先生がインフリキシマブって書いてるのは，千葉大学は，外来で翌日にでも投与できるから，というのもあるかね．

平岡 いいですね．まあ，現状を考えると，やっぱり即効性を優先で，JAK 阻害薬ですかね．この一時しのぎは大切なので．妊娠を考えるのはまだ先でしょうから．

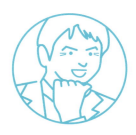

Case 20

　28歳，女性．未婚，食品販売員．パートナーはいて近々結婚するかも．2年前に発症の全大腸炎型．ステロイド抵抗性の経過あり，5-ASA製剤 full dose とアザチオプリン 75mg/ 日で寛解維持していた．2週間くらい前から中等症の再燃症状あり，内視鏡検査では全結腸の炎症でおおむね MES 1 であるが，直腸のみ MES 2 であった．一番困る症状は，便意切迫である．便培養などで感染を疑う所見はない．**この患者に対してバイオ /JAK を選択するとしたら，何を勧めるか？**

Answer

高橋　**アダリムマブまたはゴリムマブ**：いずれも自己注射が可能で，頻回の通院が不要．妊娠・授乳中の継続に関する安全性の報告も多いため．

橋本　**ゴリムマブ**：妊娠の可能性があるため抗 TNF α 抗体製剤が望ましく，アザチオプリンも中止したいため．

井川　**ベドリズマブ**：腸管選択性のため，副作用が他バイオ /JAK より少ないと思われるから．

北畑　**ウパダシチニブ**：QOL を下げる便意切迫感に対する早期改善効果の報告があるため．ただし早期の妊娠希望があれば，エビデンスがあり，通院の調整もしやすいアダリムマブを提案．

堀尾　**アダリムマブ or ゴリムマブ**：妊娠を考慮し JAK 阻害薬を除き，比較的早めに効果を得たい点から抗 TNF α 抗体製剤を選択する．自己注射ができる点から左記とした．

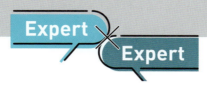

平岡　近々結婚予定の若い女性．全大腸炎型．直腸だけやや活動性が高い．なので便意切迫が困っている．そういう人にバイオ/JAK どれを勧めますか？

加藤　まあ何でもありかなとは思うけど，ミリキズマブだけでなく，どんな薬も効果があれば便意切迫もよくなるのでね．ただ，通常は将来の妊娠のことを考えるとエビデンスの多い抗 TNFα 抗体でゴリムマブかなってところ．

平岡　アダリムマブは？

加藤　アダリムマブでもいいよ．その 2 つの使い分けは先生はどう考えてる？

平岡　昔はゴリムマブを選択することが多かったんですけど，アダリムマブが倍量投与できるようになって，アダリムマブが多くなったかも．チオプリンを使っていない人は，ゴリムマブが，抗 TNFα 抗体の中で一番抗薬物抗体ができにくいという点より，ゴリムマブのほうを選択しようかなという気持ちになりますが．アダリムマブの通常量だったらゴリムマブより安いし，それこそバイオシミラーもありますしね．

加藤　回答者の中にウステキヌマブっていう答えが 1 つもないのはなぜかね．

平岡　本当だ．ウステキヌマブがなかったな．でも，私も最初のバイオ/JAK では，あんまりウステキヌマブは使わないですね．

加藤　なんで使わないの？

平岡　薬価が高いというのが……．あと，他のバイオ製剤を使った後でも有効性が高いというデータがあるっていうところですかね．

加藤　ヒット率を考えるならこの設問ウステキヌマブでもいい気がするけど．

平岡　いけないわけではない．じゃあ先生ウステキヌマブ？

加藤　ゴリムマブがダメなら多分ウステキヌマブになるかな．

平岡　回答者の選択も，抗 TNFα の皮下注製剤が多いですね．やっぱり抗 TNFα 抗体が一番妊娠中のデータがあることが決め手なのかも．ベドリズマブとウステキヌマブも妊娠時の安全性に関するデータはだいぶ出てきた．

加藤　僕なんかは，どのバイオ製剤でも気にしないけどね．妊娠に関しては．

若い女性のバイオ/JAK の選択

　若年発症が多い IBD では，発症後にさまざまな身体的・社会的イベントに遭遇するが，その１つに，妊娠・出産がある．これから妊活始めます！　といったわかりやすい状況からの調整でなく，まだわからない将来も含めてのケアになるため，女性患者の治療を行う際には，気を遣う点である．本稿では分子標的薬（バイオ/JAK）の選択について述べる．

1 分子標的薬の選択について

　若い（妊娠可能年齢の）女性の場合は，まずは妊娠中に継続しやすい薬剤から選択するのがよいと考える (Case 20)．挙児希望がないことを明言し，それが信用できる場合は，気にしなくてよいかもしれないが，挙児希望の有無は状況により変わりうるし，予期せぬ妊娠もありうるからである．よって，JAK 阻害薬，スフィンゴシン１リン酸（S1P）受容体調節薬といった妊婦では禁忌とされている薬剤はできるだけ避けておく（カロテグラストメチルも妊婦は禁忌になっているが本薬剤は寛解導入時のみに使用する薬なので，寛解時妊娠の原則を理解いただいていたら，回避は考えなくてよさそうである）．

1）バイオ製剤の選択について

　バイオ製剤における選択では，若年女性であることはさほど影響しないように思う．なぜなら，**高分子の抗体薬は妊娠初期には胎児には移行しない**ため，理論上胎児に与える影響は少なく，動物実験などでも毒性は確認されていないからである．実臨床で IBD 患者における妊娠関連のデータが最も多いのは，治療薬としての歴史の最も長い抗 TNFα 抗体である．多くの研究に基づき，抗 TNFα 抗体の使用は妊娠の負のイベントを増加させない，注意すべき点は新生児の生ワクチン接種を６カ月避けることであるなどの情報が周知されている〔第１部 23. 妊娠例（UC）の解説 (p.154) 参照〕．最近では，ベドリズマブ，ウステキヌマブについても妊娠時の使用に関するデータが増えてきており，抗 TNFα 抗体に準じた対応でよさそうである．p19 抗体（ミリキズマブ，リサンキズマブ）に関しては，データはまだほとんどないが，ウステキヌマブと類似の作用でもあり，あえて回避する必要はないと感じている．

2）JAK 阻害薬など新規の低分子化合薬について

　そうは言っても実臨床では，若い女性患者に JAK 阻害薬を選択したいケースはある．Case 19 のように疾患活動性がそれなりにあり，かつ即効性が必須のシチュエーションである．また，疾患コントロールがなかなかうまくいかない患者に JAK 阻害薬を回避しすぎるのにも問題があるかもしれない．というのは，病状が安定しないと，生活や精神的にも安定せず，挙児希望が薄れていく懸念もあるからである（実際に IBD の女性患者は自主的に子どもを持たない割合が高いという報告がある）．よって，寛解導入を達成することが最優先で，そのために JAK 阻害薬を選択するケースはありうる．

　ただし，JAK 阻害薬など妊婦には禁忌である薬剤で継続治療を行う場合は，この薬剤は妊娠希望時には中止すべきであること，**寛解導入・維持に成功した後に，時期をみて妊娠中に使用しても安全性の高い薬（多くはバイオ製剤）に変更すべき**であることを伝え，共有しておく．

3）妊婦には禁忌である薬剤を内服中の妊娠について

　妊娠は計画的になされるばかりではない．妊婦には禁忌である薬剤（以下，禁忌薬）を内服中に妊娠が判明する場合もありうる．その場合は，**禁忌薬を使用していたという理由のみで医師から中絶を勧めるべきではない**．主治医としては，最新の文献などから情報を収集し伝えるとともに，患者には産科医のアドバイス，妊娠と薬情報センター（https://www.ncchd.go.jp/kusuri/）などを利用した情報の収集を提案する．

　他の注意点は，妊娠が判明した時点で寛解状態であっても，禁忌薬を中止することにより（代替として他の薬剤に変更したとしても）再燃するリスクがあること，再燃した場合の妊娠への影響（妊娠合併症が起こる可能性）があることである．それらの点は，患者にきちんと伝える必要がある．

　IBD の治療薬の中での妊娠時禁忌薬は，作用機序や動物実験により形態異常などの発生が懸念されるための禁忌であるものが多く，妊婦に関する確実なデータがあるわけではない．実際，IBD で最初に承認された JAK 阻害薬であるトファシチニブに関しては，使用中に妊娠した症例の報告が出始めており，妊娠中のイベントや児への負のイベントが多く起こっているかというと，そうではなさそうである（だからと言って，内服中の妊娠を許容するのは時期尚早と思っている）．

　最終的な決定を行うのは患者自身であるが，デリケートな問題であるため，対応が難しいと感じた場合は，経験数の多い IBD 専門医や産科医に相談するべきである．

バイオ/JAK 導入例: 2. 急ぐ例

Case 21

25歳, 女性. 独身. 保育士. 体重45kg. 全大腸炎型. 中等症だが症状が強い状態で来たため, PSL 30mg/日で開始するも, 1週間でまったく症状が改善しない. 便回数7〜8行/日, S状結腸に潰瘍を伴うMES 3の所見あり. Hb 10.1g/dL, Alb 3.5g/dL, CRP 4.9mg/dL. 仕事のため入院はできない. NUDT15は未検. **この患者に対してどのバイオ/JAKを選択するか？**

Answer

大井 インフリキシマブ: ステロイド抵抗性でいまだ中等症の所見あり, acute severe UCに近い状態. 即効性の高い薬剤を選択すべきところで, 抗TNFα抗体製剤, なかでもインフリキシマブ点滴静注を選択する. NUDT15を測定し, Arg/Argであればチオプリン製剤を併用する. 医師患者間の信頼関係が十分であればJAK阻害薬のウパダシチニブも考慮する. ただし避妊をしつこいくらいに説明する.

太田 フィルゴチニブ: ステロイド抵抗性で, 症状が強く入院できないため即効性があり内服薬であるJAK阻害薬を選択. 妊娠可能性を考慮して, 寛解導入後はアザチオプリンに切り替えていけるフィルゴチニブで.

青山 インフリキシマブあるいはウパダシチニブ: 重症度および即効性からインフリキシマブかウパダシチニブを考慮するが, 潰瘍形成や低Alb, 無効時の後治療を考えウパダシチニブが第1選択か.

有吉 インフリキシマブ: もしくは独身ですぐに挙児希望はないと思われるため, ウパダシチニブも選択肢. どちらも効果発現が早く重症例にも有効である.

井原 原則入院を勧める: やはり無理であれば, 外来で導入できるアダリムマブ, ウパダシチニブなどを提案する.

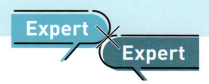

加藤 若い独身女性で，PSL 30mg/日投与するも全然ダメ．CRPも結構高くてさっさとよくしたい，という感じの設問です．回答としてはインフリキシマブまたはウパダシチニブというのが多い．

平岡 うちではこういう症例は入院させると思う．

加藤 千葉大学は病棟が混んでいてこれくらいは外来で診ないといけない．

平岡 外来で診るならウパダシチニブかなあ．インフリキシマブでもいいんだけど，外来治療だと経口薬のほうが便利だしね．

加藤 トファシチニブではどう？

平岡 トファシチニブでもおそらく大丈夫と思うけど．ただ，ウパダシチニブのほうが強力だとは思う．一方で，ウパダシチニブは強力すぎて若干副作用が心配，という面もある．その点，トファシチニブは安全性のデータは多い．

加藤 そうね．フィルゴチニブっていう意見の人もいるくらいだからね．太田先生が書いてくれているように，フィルゴチニブは将来的にチオプリン製剤に変更していく場合に，チオプリン製剤と併用することができるのでスイッチしやすいというメリットがある．

平岡 そうね．いまはまだ独身だけどJAK阻害薬で改善したとして，妊娠を考える場合にはいずれはJAK阻害薬やめないといけないからね．昔は外来でタクロリムスで導入してチオプリンで維持，というようなことをやったけど，いまはそれがJAK阻害薬になってますもんね．チオプリンへの変更を考えると一時的にでも併用可能なフィルゴチニブは便利ではある．

加藤 まあ，将来の妊娠なんてことを考えると，最初からインフリキシマブでもいいといえばいい．

平岡 それはそのとおり．患者の希望次第かな．

加藤 妊娠のことを考えて，若い女性ではJAK阻害薬は可能なら避けたほうがいい，とは思っているんだけど，実際は結構若い女性に投与しちゃってるんだよね．やっぱり経口薬で即効性があるというのは，魅力的ではある．

平岡 いったんよくすれば，挙児希望になった時点でゆっくり考えればいいしね．

Case 22

60 歳, 男性. 会社員. 全大腸炎型. 病歴 10 年. 5-ASA 製剤＋アザチオプリン（きちんと dose adaptation されていた）でフォローされており, アドヒアランスも悪くなかったが, 今回中等症重めの再燃. 10 行 / 日の排便. やや強めの腹痛あり. ステロイドは以前抵抗性であった. Hb 12.7g/dL, Alb 3.2g/dL, CRP 8.5mg/dL. 全大腸に MES 3 の内視鏡所見. 入院は避けたい. できれば投与の時間のかかる点滴も避けたいと. 55 歳時に**心筋梗塞の既往あり**, 冠動脈ステント挿入中. 心機能は問題ない. **この患者に対してどのバイオ /JAK を選択するか？**

Answer

橋本 ＜ **フィルゴチニブ**: アザチオプリン併用可で比較的安全性も高いため. 腎機能低下あればゴリムマブを考慮する.

高原 ＜ **ウパダシチニブ**: 経口剤であることと, 早く効果を認め, 比較的炎症抑制作用が強い薬剤であるため. また, 心血管系既往のある患者でも注意は必要だが使用は可能なため.

宮川 ＜ **バイオ製剤の導入を検討する**: 重症度が高いため, できればインフリキシマブを勧める. 困難ならば他のバイオ製剤を. 既往歴より JAK 阻害薬はリスクが高いため避ける.

大道 ＜ **ウパダシチニブ**: 重症に近い状態を考慮し, 即効性のある JAK 阻害薬の中でも改善率も高く JAK1 選択性が高い薬であるから.

黒川 ＜ **フィルゴチニブ**: 迅速な効果発現が期待でき, アザチオプリンに上乗せで投与開始可能なため. 心血管イベントのリスクは十分にインフォームドコンセント（informed consent: IC）を行う.

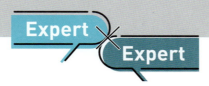

加藤 60歳，心筋梗塞の既往があってステントが入っているけど，UCの活動性は結構高い，でも入院は避けたい，というややわがままな人．

平岡 やっぱり私は，入院しなさい，というところから入ると思うけど……．

加藤 まあ，それはそれとして外来で治療するとして，こういう症例にJAK阻害薬を投与するかどうか，という問題．

平岡 血栓のリスクをどう考えるかですね．詰まったら命にかかわるしね．

加藤 そう．回答では結構JAK阻害薬と答えている人が多いんだけど．．やっぱり躊躇するよね．

平岡 外来でインフリキシマブが投与できるなら，やっぱりインフリキシマブにするかな．そもそも活動性の高いUCはそれだけで血栓のリスクがあるしね．そして既往があって，JAK阻害薬となるとね．やっぱり心配．

加藤 こういう人に抗凝固薬を併用してJAK阻害薬投与する，ってのはどう？

平岡 そもそもステント入ってるしなんらかの抗血栓薬は入ってるんじゃないの？でもJAK阻害薬投与のために抗血栓薬を投与する，というのもねえ．それでUCからの出血がひどくなったりしたら元も子もないしね．

加藤 そうだな．

平岡 私は，入院させてタクロリムス，というのも考えますけどね．外来での投与もアリだが，頻回に来院が必要になったりして，かえってめんどくさい．

加藤 タクロリムスで導入するとして，そういう場合，維持治療はどうするの？すでにチオプリン製剤は入っている症例だけど．

平岡 そういう場合は，とにかくタクロリムスで状態を改善したのちに，なにか安全性の高いバイオ製剤を導入する，という方針にすると思う．

加藤 なるほどね．

平岡 JAK阻害薬を投与するとすれば，患者が絶対に命をかけてでも入院せずにやり遂げなければならない仕事がある，という感じのときくらいかな．

加藤 そうね．それくらいやっぱり血栓のリスクは心配よね．血栓で痛い目にあった経験があればなおさらね．

急ぐ難治例に対する外来での対処法
― JAK 阻害薬を中心に ―

　難治例の中でも活動性が高く，入院も考慮するくらいの症例に対して外来治療をする場合には，バイオ製剤であればインフリキシマブが選択肢となる．一方，経口薬では JAK 阻害薬が基本になる．かつては外来で血中濃度をモニタリングしながらタクロリムスを投与する，というようなことも行われたが，いまは JAK 阻害薬におおむね取って代わられている．JAK 阻害薬は経口薬で利便性が高いが，一方で注意すべき副作用もある．

1 JAK 阻害薬の特徴
　即効性があることがもっとも特徴的で，通常は 1 週間以内に効果がみられる．インフリキシマブ以外のバイオ製剤でこれくらいの即効性が期待できるものはないので，病勢が強く早めに改善しなければならない例，重症に近い例などでは第 1 選択として投与を考慮する．

　また，低分子の経口薬であることも大きな特徴である．他のバイオ製剤がすべて注射薬であることとは対照的である．患者の中にはやはり経口薬を希望するものも多く，以下の副作用の面を考慮したうえでも経口投与のメリットが上回ると考えられる場合は，さほど重症度が高くなくても第 1 選択薬の候補となりうる．

2 JAK 阻害薬の注意すべき副作用
1）帯状疱疹
　JAK 阻害薬の副作用としてもっとも有名である．JAK 阻害薬を投与開始する際には帯状疱疹が出る可能性について必ず説明し，もし帯状疱疹が疑われるような皮疹がみられたら速やかに皮膚科で抗ウイルス薬の処方をうけるよう話しておく必要がある．また，高齢者で帯状疱疹が出現した場合には帯状疱疹後疼痛を合併して大きく QOL を阻害する可能性が出てくるので，**あらかじめワクチン投与について**説明**しておくことも重要である**．免疫抑制下で使用可能なワクチンは不活化ワクチンのシングリックスのみであるが，その際，高価な投与費用（通常 1 回 2 万円以上で 2 回投与が必要）がネックとなる．これについては，最近は自治体によっては投与に

際し助成が出る場合もある．JAK阻害薬使用下で帯状疱疹不活化ワクチンを投与した場合でも，ワクチンの効果はある程度期待できるようなので，高齢者でJAK阻害薬を投与するのであれば，やはりワクチン投与が望ましいであろう．

2）血栓症

JAK阻害薬では血栓症のリスクがあるとされる．トファシチニブでは高齢者で高用量を投与すると血栓症のリスクが上昇することが示されている．他のJAK阻害薬でどの程度のリスクがあるのかについてのデータはまだ乏しいが，**活動性の高いIBD自体に血栓症のリスクがある**ことを考えると，JAK阻害薬一般で血栓症のリスクについては考慮したほうがよい．

なお，副作用ではないが，妊娠希望時にはJAK阻害薬は中止する必要がある．妊娠時の安全性が確立していないためである．また，ウパダシチニブではざ瘡の発症頻度が高い．

3 JAK阻害薬の使い分け

3剤あるJAK阻害薬では，**作用の強力度および効果出現の速さは，ウパダシチニブ＞トファシチニブ＞フィルゴチニブ，の順**である．一方，帯状疱疹を含めた感染症のリスクの高さについても同様の順と考えてよい．したがって，重症例や重症にきわめて近い症例で一刻も早くよくしたい，という場合に使うのはウパダシチニブ，JAK阻害薬を使いたいけど，感染症などのリスクは極力回避したい，という場合にはフィルゴチニブ，ということになる．

重症例にはインフリキシマブもしくはタクロリムスなどのカルシニューリン阻害薬が第1選択であるが，ウパダシチニブも投与候補となりうる．一方で，フィルゴチニブは開業医がJAK阻害薬を使いたいときには第1選択となるかもしれない．トファシチニブは両者の中間の位置づけというふうになるが，他の2剤がまだまだエビデンス，とくに安全性についてのデータが少ないのに対し，IBD領域でもっとも古くから使われているので，比較的エビデンスが蓄積されている．そういった意味では，もっとも信頼して使用できるといえるかもしれない．

12 バイオ/JAK導入例: 3. 高齢者

Case 23

　79歳，男性，自営業，息子家族と同居．3年前に全大腸炎型で発症．初発時のステロイド治療は有効であったが，血糖上昇やうつ状態がみられた．その後は5-ASA製剤（full dose）で維持していたが，半年前から徐々に症状が悪化し，排便回数が15回/日，Alb 3.0g/dL，CRP 3.5mg/dLで内視鏡では観察範囲（S状結腸から直腸）がMES 2，それより口側大腸はエコーで評価したが軽症以下の判断であった．まず，CAP療法を5回行ったが効果がない．糖尿病は内服治療でHbA1c 6.8%．NUDT15 Cys/Cys，腎機能，肝機能は正常，心疾患，悪性疾患などの既往はない．**この患者に対してバイオ/JAKを選択するとしたら，何を勧めるか？**

Answer

井口 < **インフリキシマブ**: 高齢（心不全なし）で排便回数多く，炎症反応も高い．今後手術リスクが高く，後手に回る前にできることはしておきたい．アザチオプリン使用できずタクロリムスは次点．

高尾 < **ウステキヌマブ**: 感染症リスクが少なく投与回数が少ないため．通院頻度や病院滞在時間を減らし家族負担を減らせる可能性がある．

安富 < **ベドリズマブ**: 炎症反応は高めではあるが，高齢であり，半年かけての悪化でもあり安全と思われる製剤から使用したい．効果乏しければウステキヌマブorミリキズマブ，もしくはゴリムマブ．

横山 < **ミリキズマブ**: 注射のための通院頻度はやや多いものの，早期の寛解導入を図るため上記を使用することを相談したい．

古谷 < **ベドリズマブ**: 安全性が非常に高く，点滴投与が可能で高齢者でも継続しやすい．

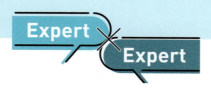

平岡 高齢発症の患者．5-ASA 製剤で維持中の再燃，チオプリンは使えない方です．ステロイドは過去に効いたけど，副作用が強く出た．CAP 療法はしてみたけど，今一つ．バイオ/JAK 導入するけどどう選ぶ？

加藤 この症例は治療を急ぐ必要があると考えるか，そうでもないと考えるかで，判断が分かれるんだと思うけどな．要するに安全性を重視するか，ちょっと急ぐ，ということを重視するか．

平岡 半年かけてじわじわ再燃なので，急激な悪化ではないが，それなりに悪い．そんなイメージなんだけどね．

加藤 回答者も，安全性を重視しているのが安富先生で，半年の経過だからまあ慌てなくてもいいので，ベドリズマブでいいんじゃない？って答えている．古谷先生も同じかな．ウステキヌマブと答えている高尾先生もそうだろう．逆に井口先生は，病勢が高く急ぐ必要があると考えてインフリキシマブって答えている．早期寛解を狙ってミリキズマブ，と答えている横山先生はちょっとどうかな．ミリキズマブはそんなに早く効くわけではない気がする．

平岡 先生はどうしますか？

加藤 僕はこの症例は比較的急ぐと捉えたので，JAK 阻害薬のフィルゴチニブをいくかインフリキシマブを投与して効いたらどっかでゴリムマブに変えるか，という感じで考えた．

平岡 なるほど．私がこの設問をつくるのに参考にした患者は，手術を考えるほどではないけどそれなりに悪い人でしたね．まずインフリキシマブを投与しましたが効果不十分で，その後，ベドリズマブやウステキヌマブも使用しましたがあまり効果なく，結局フィルゴチニブにしました．

加藤 治療を急ぐかどうかは，その場で患者を診てみないとなんとも言えない部分はある．患者をずっと診察してきた医者でないと判断が難しい場合もある．

平岡 ただ，高齢者は見かけよりも状態が悪いことがあるのでその辺は要注意かと．

加藤 高齢者に JAK 阻害薬は躊躇するところだけれど，フィルゴチニブならまあなんとか許容できる範囲かね．帯状疱疹ワクチンも考慮すべきだろうね．

Case 24

　82歳，女性，施設入所. 2年前に左側大腸炎で発症，ステロイド抵抗性であったが，CAP療法を追加し寛解，5-ASA製剤（full dose）とアザチオプリン25mg/日（これ以上は増やせない）で維持されていた. 2カ月前から，再燃症状あり，内視鏡ではS状結腸から直腸に炎症があり，最強部は直腸のMES 2，Hb 11.2g/dL，Alb 3.5g/dL，CRP 0.98mg/dL. 膝が悪く自立歩行は困難であるが，認知機能，肝腎機能に問題はない. **この患者に対してバイオ/JAKを選択するとしたら，何を勧めるか？**

Answer

高橋〈 **ゴリムマブ**: 免疫原性が低く，重篤な有害事象の報告の少ないゴリムマブは，高齢者でも比較的導入しやすいため.

對田〈 **ベドリズマブ**: 認知機能に問題なく，自室での内服や自己注射も可能と考えるが，感染症などの他疾患の併存にも配慮が必要な年齢であることから通院での投与も可能なベドリズマブを選択した.

井川〈 **ベドリズマブ**: 腸管選択性のため，副作用が他のバイオ/JAKより少ないと思われるから.

有吉〈 **ベドリズマブ**: 高齢で活動性もそれほど高くない. 安全性が一番高く，ADLも悪いため点滴も可能な方がよいと考えられる.

堀尾〈 **アダリムマブ or ゴリムマブ**: 通院が困難となっても継続治療可能な選択肢の中で，安全性の観点からJAK阻害薬は除外し左記を選択した. 自己注射可能という点ではベドリズマブやミリキズマブも選択肢に入る.

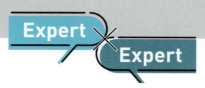

平岡 施設入所中でステロイドに抵抗性だった既往のある高齢者．5-ASA製剤とアザチオプリンをしっかり使っての再燃．前の人ほどは悪くはない設定です．

加藤 施設に入っているけど，病院には通えるっていう状況？

平岡 そうですね，車椅子で誰かに連れてきてもらえば．認知機能は正常なので．

加藤 まあ，急がないケースでもありそうだし，高齢でもあり安全性を考えてベドリズマブっていう回答者が多いね．

平岡 安全性を考えるとベドリズマブか，皮下注の抗TNF製剤，もしくはIL(12)/23系統というのが普通の選択ですよね．

加藤 それらは大体すべて安全性は比較的高いと思うのだけどね．ただベドリズマブは，リンパ球の病変部への遊走を抑えるという作用機序からいって感染のリスクがほとんどない，という理屈がついているのが大きいよね．ところでこういう患者は将来，病院にも来られなくなる可能性があるよね．

平岡 そうですね．あと，どの程度のUC治療が続けられるか，今後出てくる併存疾患にもよるでしょうけどね．

加藤 こういう高齢者って，堀尾先生が言っているように，将来病院に来られなくなる，ということを想定して選択するほうがいいと思う．つまり，施設でも打ってもらえるものということ．そうすると，皮下注の抗TNF製剤，そして，自己注射のできるようになったベドリズマブ．IL系では現状ではミリキズマブが在宅自己注射ができる．もちろん，施設の看護師などに投与してもらうことになる．

平岡 そうですね．私も多分ベドリズマブか，抗TNFα抗体を選ぶのだったら投与間隔が長いほうが多分楽だからゴリムマブってするかな．

加藤 実際に認知症になって病院に来られなくて，家族が取りに来て施設でゴリムマブを打ってもらっている88歳の患者がいる．今後，施設でバイオを打ってもらわないといけない高齢者の患者って増えそうな気がするな．そのあたりを見据えて自己注射可能な薬剤が増えているのかも．高齢で飲み薬が飲めなくなったって，自己注射製剤は投与可能だからね．

高齢者に対する薬剤選択

　近年は高齢のIBD患者が増えている．若いときに発症したが，すでに高齢に差しかかっている人が増えたことに加え，とくにUCでは高齢になってから発症する患者も増えている．高齢者では，一般に生理機能が低下しているほか，感染症に罹患しやすいこともあり，免疫抑制を主体とするIBD診療において注意が必要である．ここでは，高齢者に対する薬物療法における注意点を中心に述べる．

1 高齢者に対する5-ASA製剤

　5-ASA製剤は高齢者でも安全に投与可能であるが，腎機能には十分注意する．腎障害時の投与法については第1部2．5-ASA製剤の選択の解説（p.18）を参照．また，剤型が大きいペンタサ500mg錠やリアルダは嚥下の問題で高齢者では避けたほうが無難かもしれない．

2 高齢者に対する局所製剤

　局所製剤は高齢者でも安全に使えるものが多い．ステロイド製剤でもレクタブル注腸はほぼ副作用なく使用可能である．しかしながら，**高齢者では坐剤や注腸の手技を行うことが困難である場合も出てくる**（腰が痛いとかで）．そういう身体的な問題で局所製剤が継続可能かどうかについて判断することも重要なポイントである．

3 高齢者に対するステロイドおよび寛解導入療法

　高齢者に対するステロイド投与時には，感染症だけでなく，血糖上昇，眼圧上昇，骨粗鬆症などさまざまな注意点がある．したがって，高齢者に投与する際にはあらかじめ，耐糖能異常がないか（事前にわからないことも多いことに注意），眼圧はどうか，骨粗鬆症の有無などについて十分注意する．また，ニューモシスチス肺炎予防のST合剤の投与も行ったほうがよいであろう．

　一方，合併症のためステロイド投与を断念することもあり，その際には，alternativeな治療として，**安全性の高いCAP療法やカロテグラストメチルなどの選択を考える**．効果は弱いが，ブデソニド経口薬（コレチメント）はステロイドの副作

用はほとんどないので，高齢者にも比較的安全に使用可能である．

4　高齢者に対するチオプリン

　チオプリン製剤は有効性が発揮できる量まで投与すると，高齢者でなくとも比較的感染症が起こりやすくなる．高齢者では，非高齢者と同じくらいの感覚で投与量を調節していると，**NUDT15 が Arg/Arg の人であっても過量になりすぎて感染症をより併発しやすくなる**．したがって，高齢者でのチオプリン投与は，非高齢者よりも若干減量するくらいで投与することが望ましく，NUDT15 が Arg/Cys の人ではよほど注意して減量投与するか，そもそも投与を断念するくらいの感覚のほうがよい．

5　高齢者に対するバイオ /JAK

　高齢者に対するバイオ /JAK の使い方については，本章の 2 つの設問（Case 23, 24）とその対談においてほぼ網羅されていると言ってよい．

　ポイントは，高齢者では感染症のリスクの低いバイオ製剤，すなわちインフリキシマブを除く抗体薬を選択するのが基本である．**抗インテグリン抗体ベドリズマブ，IL（12）/23 抗体，そして抗 TNFα抗体ではゴリムマブの安全性が比較的高い**と考えられ，高齢者に対するよい適応である．とくに，ベドリズマブはその作用機序から感染症のリスクはほとんどないと考えられるため，高齢者では優先的に使われる傾向にある．

　一方で，即効性が必要な際には，高齢者であってもインフリキシマブもしくはJAK 阻害薬を使用せざるを得ない場面もある．インフリキシマブを使用して有効であった場合は寛解維持療法としては安全性の高いゴリムマブに変更することも考慮する．また，JAK 阻害薬では，フィルゴチニブがもっとも安全性が高い（帯状疱疹などの感染症リスクが少ない）と考えられるため，選択するならフィルゴチニブである．他の**JAK 阻害薬を使用した際には，やはり維持療法は安全性の高いバイオ製剤に変更することも考慮**する．高齢者に対して JAK 阻害薬を使用する際には帯状疱疹ワクチンの投与を積極的に勧める（不活化ワクチンは高価であるが，高齢者には費用助成を行っている自治体も多い）．

　もう一つ大事なことは，投与継続性である．施設に入所するような見込みがあるのであれば，施設でも投与可能で，嚥下が難しくなっても投与可能な自己注射のできる薬剤を選択することを考慮する．

13 バイオスイッチ例（一次無効後）

Case 25

80歳，女性．独居である．とくに併存症はない．全大腸炎型，ステロイド依存性，チオプリン不耐であったため，ベドリズマブ点滴を開始した．導入治療として3回投与し，その後8週間経過したが，症状の改善がみられない．家族の話だと，将来は施設に入居する可能性が高いとのこと．**この患者に対して次にどのバイオ/JAKを選択するか？**

Answer

大井 ベドリズマブ皮下注：最終的には通院も困難になることが予想され，施設で投与可能な皮下注製剤に移行する．

太田 フィルゴチニブ：施設入所を考慮し内服薬を優先し，2ndバイオとしても有用とされるJAK阻害薬の中でも，帯状疱疹など副作用リスクを考慮した選択．帯状疱疹ワクチンもお勧めする．

青山 ウステキヌマブ：感染含めた副作用，投与経路や通院頻度からまずウステキヌマブを選択し，無効ならばゴリムマブ，施設協力あればアダリムマブを考慮する．

北畑 ウステキヌマブ：高齢であり将来的なアドヒアランスの観点から自己注射・内服製剤は除外．施設入居予定であり通院間隔を長くすることができるウステキヌマブを選択．

井原 皮下注のアダリムマブ，ゴリムマブを提案する：JAK阻害薬は高齢のため避けると思う．

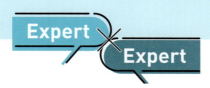

加藤 お年寄り症例が続きます．80歳でまだ施設には入ってないけど入る予定の人，安全性重視でベドリズマブを使ったけどいまいちなとき次をどうするか？これについては回答者の意見が割れてます．ウステキヌマブという意見があるのだけれど，施設に入ったときにウステキヌマブを継続できるかというところが微妙ですよね．病院に来ないと投与できないので．

平岡 施設に入っても8週から12週ごとくらいなら病院に来院できる，と考えているのではないかしら．

加藤 そういう考えもあるか．自己注射なら施設でも看護スタッフがいれば投与可能なので，自己注射薬を選ぶ，という判断もあると思うが．そう考えて同じIL系なら自己注射のできるミリキズマブはアリかも．

平岡 そうですね．ただ，私はベドリズマブ無効例にウステキヌマブやミリキズマブを使用したときの成績が個人的にイマイチなので，ちょっと躊躇します．

加藤 そのようなエビデンスはあまりない気がするが．

平岡 たまたまなのだと思いますが．

加藤 フィルゴチニブという人がいるけれども，高齢者に対してフィルゴチニブというのはどう思う？

平岡 病勢が強い場合はありなんでしょうけどね．ただ，施設に入るとするとまめに血液検査などができなくなる可能性が高いので，そういう状況でJAK阻害薬を投与するのは少し不安ですね．

加藤 確かに．ベドリズマブ皮下注という人もいる．ベドリズマブの点滴が無効なときに皮下注は効くのかしら？

平岡 皮下注のほうが血中濃度が少し高くなると言われているけど，点滴で無効な症例は，皮下注でもおそらくだめだと思う．

加藤 普通はそうだよな．

平岡 ただ，ゆっくり効く系のバイオ製剤では，本当にかなり時間が経ってから効いてくるような人もときにいるので，一時的にステロイドなどで粘って，もう少し経ってからバイオ製剤の効果を判断する，というのもありかな．

Case 26

20歳，女性．全大腸炎型．独身，大学生．ステロイド抵抗性で，CAP療法も行ったが改善せず．中等症重めで，インフリキシマブを導入した．2回目投与の2週後（初回から4週後）に再診したが，症状の改善みられず，インフリキシマブは無効と考えられ，薬剤の変更が必要と判断した．便回数10行/日以上．Hb 8.9g/dL，Alb 3.1g/dL，CRP 5.4mg/dL．**この患者に次にどのバイオ/JAKを選択するか？**

Answer

高原 < **ウパダシチニブ**：インフリキシマブと作用機序が異なり，早く効果を認め，炎症抑制が比較的強い薬剤であるため．ただ，投与中は妊娠を避けるように伝える必要がある．

高尾 < **ミリキズマブ**：抗TNFα抗体製剤無効で症状も強い．若年女性のためJAK阻害薬ではなく抗IL23抗体で，症状が強いためp19抗体を選択した．

大道 < **ウパダシチニブ**：症状も重く，ステロイド・インフリキシマブ以外で治療効果発現の早い，強力な治療効果を有する薬剤であるから（ただし若年女性のため避妊の徹底を注意喚起する）．

横山 < **ミリキズマブ**：抗TNFα抗体不応で早期寛解導入を目指して選択．待てるようであればウステキヌマブも候補．ベドリズマブは抗TNFα抗体無効例なので使用しづらい．

黒川 < **ウパダシチニブ**：インフリキシマブ無効かつ重症度も高く，強力で迅速な寛解導入が必要なため．将来挙児希望が生じた場合は再考する．

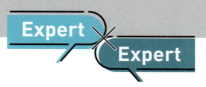

平岡 若い女性でインフリキシマブが無効．結構病勢は強め，という人．データもあまりよくない．

加藤 回答ではウパダシチニブが3人，ミリキズマブが2人．ミリキズマブってこれくらいの病勢が強い症例に対して，素早い効果が得られるかしら？

平岡 CDでのリサンキズマブのイメージで捉えてるのかしら？

加藤 CDに対するリサンキズマブもそんなに即効性はないと思うけど．抗TNF製剤に比べたら．

平岡 そうですね．ウステキヌマブよりは早いけど，そんなには早くない印象．

加藤 JAK阻害薬でないいわゆるバイオ製剤の中でインフリキシマブ以外はすべて即効性が期待できない，というところが問題なんだよね．なんでかね．

平岡 わかんないけど．ただ，ゆっくり効く系のバイオ製剤でもたまに早く効く例があるのよね．でも，そういった症例は各バイオ製剤とも決して多くない．早く効くストライクゾーンが狭いような感じ．

加藤 そのへんが実は各患者のサイトカインプロファイルとかを反映している可能性があるのかもね．そういうのがわかればバイオ製剤選択やスイッチのしかたのストラテジーが変わってくるのだけれど．

平岡 今のところはまだ難しいですね．

加藤 やっぱりインフリキシマブ無効で急ぐ例というのはウパダシチニブになる？

平岡 おそらくそうなるかな．そもそもこの症例は，若い女性でなければインフリキシマブでなく，ウパダシチニブを第1選択とした可能性がある．UCに関してはヒット率でいけば，広汎なサイトカインシグナルを抑えるJAK阻害薬のほうがやや勝っている印象があるし．点滴は面倒くさいし．

加藤 そうね．まあ，とりあえずよくして，また妊娠とかの時期がくればそのとき考えるという．ところでトファシチニブでは？

平岡 もちろんトファシチニブでもいいと思いますよ．安全性のデータなどはやっぱりトファシチニブのほうが多いですしね．あと，ウパダシチニブはざ瘡の副作用頻度が高いので，若い女性の場合はちょっと投与を考えますね．

バイオスイッチの考え方（一次無効後）

　すべてのバイオ/JAKは効く人もいれば効かない人もいる．というか，ステロイドも含めIBD治療薬全般にそういうことが言える．バイオ/JAKの無効例は，最初からまったく効かない一次無効と，いったんは効いたのだけれどその後効果が減弱したりなくなったりする二次無効に分けられる．無効でも一次無効と二次無効では対処法がやや異なる．ここでは一次無効について解説する．

1　いつ一次無効と判断するか

　これは，各バイオ/JAKがいつごろ効いてくるのか，ということと関連する．インフリキシマブやJAK阻害薬などの即効性のある薬剤に関しては，当然，効くか効かないかは早く判断することになる．したがって無効の判断も早い．一般的にこれらの製剤は2週間以内に効果がみられることから，**2週間経ってもまったく効果がみられない場合は一次無効**と判断してよいだろう．

　一方，それ以外のバイオ製剤は基本的にはゆっくり効いてくるタイプである（たまにそれらの製剤も早く効く例があるが，設問部分でも述べたようにそういった症例はあまり多くない）．**ゆっくり効いてくるタイプの場合，有効，無効の判断は数カ月単位でみる**ことになる．臨床試験などでは，6〜12週くらいで判断されることが多いけれども，実臨床ではもっとゆっくり効く場合もある．場合によっては半年，1年投与して判断する，というようなこともありうる．

2　どのように一次無効と判断するか

　一次無効の判断も即効性のある製剤とそうでない製剤では異なってくる．即効性のある製剤を使用する場面というのは，やはり比較的病勢が強い場合である．その際は症状もかなり強いため，**2週間で症状が改善したか？**　というのがもっともわかりやすい判断基準となる．バイオマーカーで言えば，CRPが比較的あてになるであろう．

　一方，ゆっくり効く製剤の場合，そもそも症状があまり強くないシーンで使用することもあるため，症状だけでは効いたか効いていないかについての判断が難しい

場合も多い．UCの薬効は最終的には内視鏡的に改善したかどうかで判断することになるので，症状だけでは判断しづらいゆっくり効く系のバイオに関しては，やはり内視鏡を行って有効性の判断を行う，ということになる．**内視鏡を行うタイミングとしては投与開始後半年，1年というスパンで考えたほうがよい**（そんなに待ってられない症例ならば，内視鏡をせずとも症状などで有効無効の判断が可能なはずである）．バイオマーカーで言えば内視鏡所見をよく反映する便中カルプロテクチンが比較的あてになると考えられる．

3 一次無効後のスイッチ

一次無効時のスイッチに関しては，**作用機序の異なる製剤に変更するのが基本で**ある．ただし，同じ作用機序の薬剤で効果の強さに明らかに差がある場合（インフリキシマブと他の抗TNF製剤など），弱い製剤を投与して効かなかったのは力不足だったから，ということもありうるので，より強力な製剤に変更すると効果がみられる場合もある．また，抗IL12/23抗体のウステキヌマブと抗IL23抗体（ミリキズマブなど）を同じ作用機序と考えるか違うと考えるかは微妙である．ただ，筆者には片方が効かなかった場合にもう片方が効いたという症例の経験はある．

以上をふまえて設問をみてみると，一次無効例ではやはり作用機序を変える選択を行おうという意見が多いのがわかる．そして，安全性を重視するシチュエーションでは作用機序は異なるものの安全性の高い製剤へのスイッチ，急ぐ症例ではやはり即効性を重視した選択肢，というふうな選択となる．**バイオ/JAKの選択においてどの作用機序が有効かは結局投与してみなければわからない**．しかし，それぞれの薬剤の有効性や安全性の特徴については知っておかなければ適切な薬剤選択はできないことを肝に銘じるべきである．

14 バイオスイッチ例（二次無効後）

Case 27

　37歳，女性．新婚，強い挙児希望あり．5年前に発症の全大腸炎型．ステロイド依存であったが，チオプリンは拒否で，5-ASA製剤 full dose で維持していた．2年前に再燃あり，PSL 30mg/ 日で開始するが，初回ほど効果がなく，アダリムマブを導入した．その後ステロイドはオフでき便潜血検査も陰性化していたが，1カ月前から徐々に排便回数が増加，1日5回となり，血便，腹痛も出現．急激に悪化はしていないが，改善する様子もなく，内視鏡検査を施行すると直腸と下行結腸に軽めの MES 2 を認めた．NUDT15 は Arg/Arg．**他のバイオ/JAK に変更するとしたら，何を勧めるか？**

Answer

井口 ウステキヌマブもしくはミリキズマブ: MOA（作用機序），挙児希望を考慮すると抗 TNFα抗体と JAK 阻害薬以外，すなわち IL23 系かインテグリン抗体になるが，TNF-failure への有効性を期待するなら IL23 系を優先する．

橋本 ウステキヌマブ: 抗 TNFα抗体製剤二次無効であり，ベドリズマブよりはウステキヌマブを選択したい．

宮川 ゴリムマブ: 強い挙児希望があり，アダリムマブ二次無効の場合は，他の抗 TNFα抗体製剤に変更することで有効な場合があるため．

有吉 ベドリズマブ: 活動性もそれほど高くないことから，安全性の高いものを選択した．

古谷 ゴリムマブ: アダリムマブへの反応性から奏効が期待でき，同じ自己注射製剤で妊娠しても使用できるため．

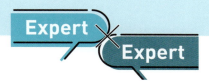

平岡 アダリムマブの二次無効例です．妊娠を希望する 30 代後半の女性．設問には書いてないけど，倍量投与までして二次無効になったということで．

加藤 回答者の意見は結構割れてるね．僕は抗 TNF 製剤の二次無効は抗 TNF 製剤が効くと思うので，ゴリムマブでいいと思うが．

平岡 私は同じ抗 TNF 製剤ならインフリキシマブのほうがいいと思う．

加藤 どうして？　この程度ならゴリムマブでも十分対処できると思うけど．

平岡 この患者は妊娠を希望していて，もう 30 代後半だからあまりもたもたしたくない．そうすると一番確率の高そうな選択肢を選びたいから．

加藤 なるほどね．それは一理あるか．

平岡 それに，妊娠中は意外とインフリキシマブだと管理しやすいんですよ．2 カ月に 1 回の点滴でいいし．ゴリムマブは個人的にはアダリムマブほどは使ってない．アダリムマブのほうが増量・短縮投与ができるので．

加藤 その辺は微妙だよね．ゴリムマブはやっぱり副作用が少ないと思うよ．あと，抗薬物抗体ができにくくて，いったん効いたら長持ちする．だから，逆に増量，というオプションはゴリムマブには不要ともいえる．

平岡 設問に戻ると，抗 TNF 製剤以外の選択をしている回答者もいますね．

加藤 うーん．抗 TNF 製剤の二次無効だからといって，必ずしも抗 TNF 製剤を選択しなければならないというわけでは確かにない．他の作用機序の薬剤だって有効である可能性も十分にある．ただ，抗 TNF 製剤に限ってみると，他の抗 TNF 製剤が二次無効だったら次の抗 TNF 製剤も当たる確率が高くなる，というのは確かなので，抗 TNF 製剤を使い倒してから次に行きたい．

平岡 まあ，その辺は先生は経験があるのかもしれないけど，確たるエビデンスもないし．いったん別の作用機序のものを使ってみて，ダメならもう一度抗 TNF 製剤に帰ってくる，というのも別に悪いわけじゃない．

加藤 そう言われればそのとおりです．

平岡 ただ，じゃあ，抗 TNF 製剤以外ならコレ，という決め手のある薬剤があるわけでもないですけどね．

Case 28

20 歳, 男性. 2 年前に全大腸炎型で発症. 5-ASA 不耐, ステロイド依存で, ステロイド緑内障の既往あり. チオプリン製剤, ベドリズマブが無効で, トファシチニブに変更. 効果はゆっくりではあったが, 1 年後には MES 0 になっていた. トファシチニブを 10mg/ 日に減量したところ, 3 カ月後に排便回数が 10 回 / 日に増加, 20mg/ 日に戻し 2 カ月経つが改善がみられない. その時点の内視鏡では左側結腸全体に MES 2, S 状結腸の一部は MES 3 (浅い潰瘍) がある. CMV は未感染, 各種感染症検査は陰性. 2 カ月後に大切な研修が控えている. **他のバイオ / JAK に変更するとしたら, 何を勧めるか?**

Answer

高橋 < **ウパダシチニブ**: トファシチニブで一度は粘膜治癒を達成できていることから, JAK 阻害薬自体の効果は期待できるため. ウパダシチニブが奏効しないようならインフリキシマブか.

對田 < **ウパダシチニブ**: インフリキシマブやタクロリムスも考慮されるが, JAK 阻害薬の効果はあったと考えられる. 社会背景を考慮し早期に治療効果が判断可能な JAK 阻害薬間のスイッチを選択した.

井川 < **ウパダシチニブ**: 効果判定が早期に可能であり, 1 日 1 回の内服で服用しやすいから.

大道 < **ウパダシチニブ**: もともと JAK 阻害薬の有効だった症例で, 有効性の判断も早めにでき, 不応時に他剤への切り替えを検討しやすいから.

堀尾 < **ウパダシチニブ**: JAK 阻害薬が効いていたこと, 早めに寛解導入を得る必要があること, 若年男性で投与に際し大きな懸念がないことから左記を選択する.

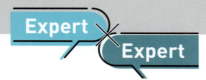

平岡　Case 28 はトファシチニブの二次無効というか，効果減弱例です．

加藤　トファシチニブは JAK 阻害薬だけど，なぜか効果減弱が起こるよね．

平岡　低分子の JAK 阻害薬でなぜ効果減弱が起こるのかイマイチ理屈がよくわからないけど，起こる人は起こるよね．とくにこの症例のようにトファシチニブ低用量（10mg/日）に減量したら悪化して，高用量（20mg/日）に戻してもうまくいかないパターンが結構ある．

加藤　高用量にしたら効果が戻る人もいるんだけどね．ダメな人も確かにいる．

平岡　しかし，回答者は全員ウパダシチニブですね．

加藤　まあ，確かにウパダシチニブが発売されてから，トファシチニブ効果減弱の人をスイッチすると，たいがいよく効く．

平岡　そうですね．たいがい効きます．やっぱりそれくらいウパダシチニブが強力ということかしら？

加藤　そうね．やっぱり用量設定の問題だろうね．45mg/日という導入量は関節リウマチで使う量の3倍だからね．そのあたりが大きいと思う．

平岡　そのぶん，安全性に注意することが必要ということですかね．

加藤　たいがいウパダシチニブでいけるとして，この症例，もしウパダシチニブでうまくいかなかったら？

平岡　インフリキシマブになるでしょうね．やっぱり．

加藤　まあ，活動性の強い状況だとそうなるわな．

平岡　しかし，JAK 阻害薬で抑えられない炎症，というのはどのサイトカインを抑えるとよいのかしらね？

加藤　TNFαは JAK の経路とは無関係なサイトカインだけど，両方効く人も両方効かない人もいて，一概にサイトカインの種類では割り切れないんだよね．

平岡　そうですよね．そのへんの使い分けがわかればバイオ/JAK の使い分けももっとすっきりするんでしょうけど．この症例に IL12/23 系はどうですか？

加藤　わかんないけどね．即効性はないから一時的に活動性を抑えることができたら，その後の維持は可能かもしれないね．

UCのバイオ製剤使い分けにおける諸問題

　バイオ製剤の二次無効の考え方はUCでもCD（クローン病）でもほぼ同じなので，CDのところ〔第2部9．バイオ製剤二次無効（p.214）〕を参照のこと．ここでは，UC患者に対するバイオ/JAKの使い分けについて論じるが，残念ながら，いまのところ**使用前に各製剤の有効性を予測するマーカーはほとんどない**．したがって，実臨床では患者の臨床像と各製剤の特徴をふまえたうえでとりあえずマッチしそうなものを選択するしかない．その選択において考慮すべき点について述べてみる．

1 即効性と安全性

　UC患者の状態をごく大雑把に分けると，急ぐ症例と急がない症例に分けられる．急ぐ症例とは，やや活動性が高く，悪化スピードが速い例で，再燃寛解型やステロイド抵抗例に多い．急がない症例とは，活動性はさほど高くなく悪化スピードも速くないが，どうもすっきりしない，という例で，慢性持続型やステロイド依存例に多い．バイオ/JAKを使用する際，前者ではおおむね2週間以内に効果発現することが必要であるのに対し，後者では，数カ月単位での効果発現でもなんとかなる．**バイオ製剤で唯一2週間以内に有効性が期待できるのはインフリキシマブ**である．一方，JAK阻害薬は一般的に効果発現が早く，いずれも2週間以内の有効性が期待できる．一方で，インフリキシマブ以外のバイオ製剤（抗体薬）は一般的に数カ月のスパンで有効性を考えたほうがよい．

　一方，安全性面で考えると，**ゆっくり効く系の薬剤のほうが安全性の面で優れる**ことが多い．とくに抗インテグリン抗体ベドリズマブや抗IL（12）/23抗体などは，感染性の副作用頻度が少なく，高齢者などに使用しやすい．早く効く薬剤（すなわちインフリキシマブやJAK阻害薬）が，危険というわけではもちろんないのだが，インフリキシマブにおけるinfusion reactionやJAK阻害薬における帯状疱疹や血栓症など注意すべき有害事象が存在することは確かである．

2 投与経路の問題

　いわゆるバイオ製剤（抗体薬）はすべて注射薬であるのに対し，JAK阻害薬は飲

み薬である．**UC の難治患者では，実はさほど飲み薬にこだわらない人も多い**（そ
れよりも早く効くこと，もしくは安全性を重視する傾向が強い）．飲み薬が便利なの
は，実は処方箋を出すだけでいい医療者側である．

　注射薬には点滴と皮下注製剤，皮下注製剤にも医療機関で投与するものと自己注
射可能なものとがある．点滴は医療機関にとってその準備だとか場所の確保などが
面倒ではあるが，患者側はさほど忌避しない．自己注射は多くの患者ではじめは（心
理的な）抵抗があるが，やってみるとみなおおむね簡単とおっしゃる．クリニック
などでは，自施設で購入しなければならない製剤（点滴や自己注射のできない皮下
注製剤）はキャッシュフローの問題で避けたいなどの事情もあるかと考える．

　以上のように，投与経路というのは実臨床では意外とさまざまな視点があり，患
者の事情，医療機関の事情をすり合わせて選択する．

3　ゆっくり系薬剤の使い分け

　早く効かせる系の JAK 阻害薬の使い分けは，第 1 部 11．バイオ /JAK 導入例: 2.
急ぐ例の解説（p.79）で論じたので，ここでは，ゆっくり系の使い分けについて考える．

1）抗 TNFα抗体（アダリムマブとゴリムマブ）

　抗 TNFα抗体のうち，アダリムマブとゴリムマブは急がない例向きの抗 TNFα
抗体である．両者ともヒト抗体であるが，アダリムマブは古い製法で作られた薬剤
であり，変異が挿入してある関係で抗原性を持つ．したがって，基本的にはチオプ
リン製剤の併用が推奨されるし，中和抗体産生による二次無効が起こりやすい．一
方，ゴリムマブは抗原性の少ない抗体で，二次無効が起こりにくい．設問にもある
ように，二次無効が起こりうるかわりに増量投与が可能なことを有利ととるか，二
次無効が起こりにくいことを有利ととるか，考え方次第かもしれない．

2）抗 IL12/23 抗体か抗 IL23 抗体か

　IL12 と IL23 の両方をブロックするのがウステキヌマブ，IL23 だけを抑えるのが
ミリキズマブ，リサンキズマブであるが，CD においては，最近発表された head to
head 試験（N Engl J Med. 2024; 391: 213）でも明らかなように少なくとも抗 TNF
製剤使用歴のある患者では IL23 のみを抑えるほうが短期の有効性は高い．一方，UC
では，そもそも head to head 試験が企画されるようなことがなく，少なくとも現時
点では IL23 抗体の優位性は明らかでない．というのは，**ウステキヌマブの UC に対
する有効性がそもそも高い**からであり，各 IL23 抗体は有効率以外の部分でウステキ
ヌマブと競う必要があるが，あまりそのポイントを明確にはできていない印象である．

15 バイオスイッチ例（複数回スイッチ）

Case 29

　30 歳，女性．全大腸炎型，ステロイド依存性，チオプリンは未投与．ベドリズマブ，ウステキヌマブ，ミリキズマブ，インフリキシマブを次々に投与したが，すべて無効であった．症状は 5 〜 6 行 / 日くらい．全大腸に MES 2 程度の炎症所見．既婚で挙児希望あり．NUDT15 は Arg/Cys であった．**この患者に対してどう対処するか？**

Answer

大井 ＜ **ウパダシチニブ**：JAK 阻害薬投与歴がなく，効果はまだ期待できる．妊娠希望でいずれ維持治療について考慮すべきであるが，複数バイオ failure のためフィルゴチニブよりウパダシチニブを優先した．

太田 ＜ **いったんステロイドで寛解導入**：自費だが夫の NUDT15 を測定して，Arg/Arg であればアザチオプリンを導入する．挙児希望あり，JAK 阻害薬は二番手とした．

安富 ＜ **通院可能であれば CAP 療法検討．青黛（妊娠中の投薬の安全性を確認），手術も提案**：挙児希望があり，残る JAK 阻害薬は使いづらい．5-ASA/SASPスイッチの余地があれば検討．

北畑 ＜ **ウパダシチニブ**：ステロイド依存例で Th2 優位のサイトカインプロファイルが想定されるため．ただし妊娠時期を遅らせられないなら，未使用のアダリムマブ＋CAP 療法を選択．

井原 ＜ **ステロイドで寛解導入**：維持治療は 5-ASA＋SASP/CAP 療法 / アダリムマブ / アザチオプリン / 手術を提案する．

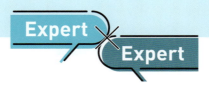

加藤 多剤 failure 例です．JAK 阻害薬以外の作用機序のものはほぼすべて failure で，妊娠希望があるから JAK 阻害薬も使いにくい．また，NUDT15 が Arg/Cys だから妊娠を考えるとチオプリン製剤もやはり使いにくい．

平岡 難しいねえ．なぜこんな意地悪な設問にするかな．ステロイド依存なのでステロイドは効く．私ならステロイドで寛解導入して，皮下注の抗 TNF 製剤のアダリムマブをいくかな．

加藤 インフリキシマブが効かなかったのに？

平岡 インフリキシマブが効かなかったけど，アダリムマブが有効だった人の経験があるのよね．たまたまかもしれないけど．そういう意味では，インフリキシマブの投与歴が一番最後なのがネックかなあ．もっと最初のほうで投与していたのなら，その後にサイトカインプロファイルが変わって効く，ということもあるのかもしれない．そして，それ以前に，これまでのバイオ製剤の有効性をもう一度再確認しますね．どのような状況で無効と判断したのか，なにか薬剤とは別のファクターで効果がみられなかったという可能性がないかをもう一度カルテを見直してチェックする．

加藤 そのチェックは大事だね．ここまで多剤を使っていると，最初のほうの病歴はもうあやふやであることはしばしばだからね．僕は，太田先生が書いているように，パートナーの NUDT15 を測定して，Arg/Arg ならチオプリンをトライというふうにするかな．

平岡 これだけ手ごわい人がチオプリンで維持できるかしら？

加藤 アダリムマブよりは見込みがある気がするけど．まあ，手術も選択肢よね．

平岡 30 歳なら今のうちに手術して，その後妊活を考える，というのもありよね．

加藤 まあ，そういう意味では，JAK 阻害薬を一時的に使用して，とりあえずよくして，その後妊活のために JAK 阻害薬をやめるときに再度考える，というのもありと言えばありか．

平岡 チオプリンが使えるなら，そのときにチオプリン導入かしら．

加藤 なら，ステロイドで導入でもいいわな．

15 バイオスイッチ例（複数回スイッチ）

Case 30

80歳，女性．全大腸炎型，ステロイド依存性，チオプリンは無効であった．バイオ/JAK が必要と考え，安全面から，ベドリズマブ，ウステキヌマブ，ミリキズマブ，ゴリムマブを次々に投与したが，すべて無効であった．症状は5〜6行/日くらい．全大腸に MES 2 程度の炎症所見．排便のことで QOL が落ちており，サルコペニアや認知症の悪化も危惧される．**この患者に対してどう対処するか？**

Answer

高原 < **フィルゴチニブ**：JAK 阻害薬は使用されておらず，その中でも安全性が比較的高い薬剤のため．ただ，早めに効果を見極め，効果なければ，手術を勧める．

高尾 < **ウパダシチニブ**：感染症などリスクはあるが炎症持続による状態悪化を回避する必要があり，前治療と異なる機序の薬剤が望ましいと考える．

宮川 < **手術**：内科的治療難治例であり，年齢や QOL も考慮し，手術時期を逸しないように速やかに判断する必要がある．

横山 < **ウパダシチニブ**：高齢 UC 患者ではあるが，難治な経過であり左記を検討したい．感染，血栓などに留意して経過をみていく．無効なら大腸切除も視野に入れる．

黒川 < **手術施行**：高齢の多剤無効例で ADL や認知機能も低下傾向のため，時期を逸しないうちに手術することを検討する．

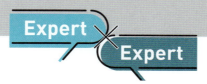

加藤 高齢者のバイオ製剤多剤 failure 例です．高齢なので安全性の高いバイオ製剤を次々投与するけど効かない．すごく悪いわけではないのだけど，という感じ．ウパダシチニブという回答が2人いるのだけれど，80歳の人にウパダシチニブ投与する？

平岡 私は怖くて投与は躊躇すると思う．

加藤 僕もそうかな．ウパダシチニブはやはり強力なぶん，高齢者には感染症なども心配だしね．JAK 阻害薬を考えるならせいぜいフィルゴチニブかな．

平岡 これだけバイオ製剤多剤 failure な人にフィルゴチニブで太刀打ちできるかしら？

加藤 重症度がさほどでもない感じだから効く可能性はあると思うけどね．

平岡 私は，インフリキシマブか，もう手術してしまうかのどちらかかな．

加藤 そうか，ゴリムマブがダメでもより強力な抗 TNF 製剤のインフリキシマブなら可能性はあるわな．でも，インフリキシマブも高齢者にはやっぱりちょっと心配かな．

平岡 手術を勧めつつ，投与するならインフリキシマブもしくはフィルゴチニブ，といったところかしら．手術がいやなら投与を考える，というスタンス．

加藤 そうね．高齢者はあまり粘りすぎて状況が悪くなったりしたら，手術での合併症リスクも増加するしね．僕も第一は手術を勧めるね．何かを投与するとしても，回答者の皆さんが答えているように，早期に効果を見極めて手術の時期を逸さないことが重要だね．

平岡 高齢だと永久人工肛門になるけれども，そのほうがその後の管理が意外とやりやすかったりしますもんね．

加藤 そうそう．だから，手術というのが決して最悪の選択肢ではない，ということを理解してもらうことが重要だね．過去に手術した患者がどのような生活をしているのかなどについて話してあげるといいかもしれないね．

平岡 本人だけでなく，介護とかに関わるキーパーソンに対してもね．

加藤 そこも重要だね．

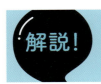 **難治例への対処と手術療法**

　いわゆるUCの難治例に対しては，バイオ製剤やJAK阻害薬などを使用することになるが，これまでみてきたように，どの薬剤も効く人と効かない人がおり，現在投与可能なあらゆる薬剤に抵抗性を示す人もいる．そういった患者には手術（大腸全摘術）をお勧めすることになるが，悪性疾患でない病態に対し，大腸を全摘する，ということに抵抗感を示す患者も多い．ここでは難治のUCに対する内科治療，そして手術療法の適応と実際，さらに手術後の患者はどうなるか，について解説する．とくに，大腸全摘というのは，患者からしてみれば非常にショッキングなことであり，**大腸全摘したらその後の生活はどうなるのか？　といったことについて医療者はきちんと説明できなければならない**．重症だと患者も手術を受け入れざるを得ないことが多いが，難治の場合，そこまで重症ではないので，きちんとした説明ができないと受け入れてくれない場合もある．

1 UC難治例に対する内科治療と手術

　難治とは，病気の重症度はさほどではない（簡単にいうと入院するほどではない）が，いろんな薬剤を投与しても病勢がコントロールできない状態をいう．一般的にステロイド依存例とステロイド抵抗例などに分類されるが，いまどきは，どのようなバイオ/JAKを投与しても病勢がコントロールできないものをいう．手術の前に，まず，**本当にこれ以上内科的治療手段がないかどうかを再度確認する必要**がある〔Case 29の平岡先生のコメント（p.99）参照〕．各製剤が一次無効だったのか二次無効だったのか，効かなかった要因がUC以外の部分になかったか（患者のアドヒアランスや感染の合併など）などについて慎重に検討し直すべきである．

　なお，Case 29において，安富先生が回答している青黛についてであるが，これは，一部のクリニックなどで処方されることのある漢方薬である．有効性は臨床試験でも確認されており，重症例には適さないが，バイオ製剤の効かないような難治例に対しても有効性がみられることがある．したがってここで提示したような症例に対しては試してみる価値はあるかもしれない．ただし，肺高血圧症などの副作用も報告されており，なにかあった場合には自己責任であることを患者に承知しても

らう必要はある.

　手術に踏み切るポイントは，あらゆる内科的治療法に抵抗性である，もしくはこれ以上粘った場合かえって状態が悪くなる（栄養状態が悪くなったり，体力や免疫機能が非常に落ちたりする）ことが予想される場合である．とくに**高齢者では，粘りすぎて状態を悪くすると手術の合併症リスクがきわめて上昇する**ため，早めの決断が重要である.

2　手術の実際

　多くの施設では，二期的手術が選択される．まずは，大腸全摘＋回腸嚢肛門（管）吻合＋一時的回腸人工肛門造設．そして数カ月後に人工肛門を閉鎖する手術を行う．これは，いきなり小腸と肛門をつなぐと下痢が頻回になりすぎるので，しばらく腸と体を慣れさせることが目的である.

　一方，高齢者では（一概に年齢では区切れないが，おおむね75歳以上くらい），肛門括約筋機能が落ちているので，ストマを閉鎖すると便の回数が多くなりすぎ，かえって QOL を阻害することが多い．そのような患者では永久人工肛門とする.

3　大腸全摘後のその後の生活

　大腸全摘し，人工肛門を閉鎖したあとは，回腸嚢を作成するとはいえ，便の貯留機能が大幅に失われる．一方，水分吸収に関しては，小腸でも十分に吸収されるため，あまり問題とならないことが多く，夏場などにこまめな水分摂取を促す程度でよい．便の貯留機能が低下することで，1日の排便回数は増加する．5〜10回／日という人が多い．**回数は多くてもいわゆる便意切迫感が少ない**ので，手術前の UC 悪化の際の便回数が多いときほど日常生活に困るわけではない．また，患者によっては漏便（夜間就眠時に多い）などの症状が出る場合もある．ただ，手術する前よりは多くの患者で日常生活の QOL は改善する.

16 重症例（入院例）

Case 31

　45歳，男性，会社員．排便が1日20回以上，夜間も眠れなくなり，腹痛，高熱も出現したため，病院受診．内視鏡検査では直腸はMES 1，S状結腸に広範潰瘍を認めた．CT上，上行から下行結腸にも中等度以上の炎症あり．入院・絶食とし，PSL 60mg/日を開始，1週間経過するが，熱は微熱となり，排便回数は10回/日に減ったが，夜間便，排便前後の強い腹痛は改善がない．Hb 10.8g/dL，Alb 2.8g/dL，CRP 3.5mg/dL．CMV血中抗原，*C. difficile*トキシン陰性．NUDT15 Arg/Arg．体重70kg．基礎疾患なし．**この患者に対してどう対応するか？**

Answer

井口 ＜ 入院，絶食，タクロリムス：貧血，潰瘍，炎症高値と重症度が高く，タクロリムスもしくはインフリキシマブの2択だが，Alb低下目立ちタクロリムスを選択．予め外科へのコンサルトも行っておく．

對田 ＜ 治療変更を行う：PSL投与後1週間経過しているが改善乏しいため．タクロリムス/シクロスポリン，インフリキシマブ，ウパダシチニブのいずれかの治療に変更する．

安富 ＜ ウパダシチニブ：ステロイド効果不十分であり，ウパダシチニブ，インフリキシマブ，タクロリムスから検討．会社員であり，今後続けやすいと思われる内服製剤かつトラフ測定による調整が不要であるウパダシチニブを選択した．

青山 ＜ タクロリムスあるいはシクロスポリン：PSL効果不十分であるため，CAP療法併用も選択肢だが，タクロリムス経口投与やシクロスポリン静注療法への変更をまず考慮する．

堀尾 ＜ タクロリムス/シクロスポリン：ステロイド抵抗と判断．NUDT15の結果からチオプリン製剤での維持療法が可能であり，まずは左記を選択した．

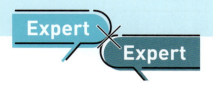

平岡 初発のステロイド抵抗性の重症例です．

加藤 シク・タク（シクロスポリン / タクロリムス）を選ぶかインフリキシマブを選ぶか．最近は JAK 阻害薬のウパダシチニブっていうオプションもあるね．その 3 択．回答者のみんなの選択もそうなってるね．

平岡 そのなかからどれを選ぶかが，こだわりというか好みというか．この患者は NUDT15 が Arg/Arg なので維持療法にチオプリン製剤が使えることを考えると，私はタクロリムスで確実に寛解導入かな．Alb がめっちゃ低いわけではないので，インフリキシマブもありだとは思うけど．

加藤 インフリキシマブは投与は簡単でいいんだけど，まったく効かない人がいるよね．だから効果判定を早くする必要がある．せいぜい 1 週間くらいかね．でも，ある意味勝負が速い．シク・タクかインフリキシマブかは専門医でも好みが分かれるね．

平岡 重症〜劇症例でもシク・タクを使わない専門の先生もいるのかしら？

加藤 インフリキシマブ使って効果がなければ手術，という考えの人もいるみたい．まあ，その考えもありだとは思う．

平岡 欧米では重症例に対してはインフリキシマブは倍量投与したり，最初の 1 週間に 2〜3 回投与したりしますよね．日本ではそれはなかなか難しいんじゃないでしょうか．

加藤 そうね．だから個人的にはまだシク・タクは捨てがたいと思っている．

平岡 重症例は自分の中で自信がある薬，すなわち私ならタクロリムスを選択することが多くなります．ウパダシチニブは，まださほど経験がないので個人的にはタクロリムスより優先して使うことはないのですが，超重症でなければ，血中濃度とか測らなくていいぶん今後はウパダシチニブも選択していくかもしれませんね．

加藤 ウパダシチニブは安富先生が選択しているけど，確かに彼女の言うように，それが効いた場合には，1 日 1 回飲むだけでいいので，会社員なんかで仕事をしている人には続けやすいよね．

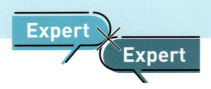

平岡 そうですね．タクロリムスは有効性は高いけど，後の維持の調整が面倒っていうのはあります．寛解導入に成功したあとにはしっかりチオプリン製剤を使わないといけない．

加藤 千葉大学はシクロスポリンをよく使っているのでこういう患者にはシクロスポリンっていう感じだね．でも，この前，NUDT15がArg/Cysだったので，維持療法でチオプリン製剤が使いにくい可能性があるからという理由でウパダシチニブを選択していた患者がいたね．その人はよく効いていた．

平岡 確かに．NUDT15がArg/CysとかCys/Cysならウパダシチニブを選択しちゃうケースは増えるかもしれませんね．

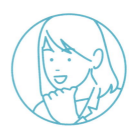

Case 32

　56歳，女性，会社員．病歴3年．発症時は左側大腸炎型，5-ASA製剤 full dose で症状改善していたが，仕事が忙しく約1年受診が途絶えていた．血性下痢が20回/日以上，排便前後の腹痛も強く，高熱出現し我慢できなくなったとして来院，検査（S状結腸鏡＋CT）では全結腸に炎症が進展しており，右側のほうが強そうである．入院で PSL 60mg/日で開始3日経過，CRP は 21 → 10mg/dL に低下したが，症状はまったく改善なく，Hb 6.9g/dL，Alb 1.8g/dL に悪化．CT で横行結腸の腸管径が4cmとやや拡張してきている．CMV 血中抗原，*C. difficile* トキシン陰性．腸蠕動は聴取可能であるが，弱い．体重52kg，基礎疾患なし．**この患者に対してどう対応するか？**

Answer

高橋 ＜ **外科手術（大腸全摘術）**：中毒性巨大結腸症の併発が懸念される．外科にコンサルトし，本人に手術を提案する．

太田 ＜ **シクロスポリン持続静注**：即効性が必要と判断し，無効だった場合の手術も視野に半減期が短いため選択した．インフリキシマブも選択肢だが Alb 値がかなり低く効果が下がると予想した．

井川 ＜ **タクロリムス**：低 Alb であるのでインフリキシマブでは効果が乏しく，また重症のため手術になる可能性もあるから．

大道 ＜ **タクロリムス**：改善なしもしくは悪化すれば手術加療へ．

有吉 ＜ **外科にコンサルトし，手術を念頭に置く**：緊急手術せずに経過観察可能の判断となれば，タクロリムスを導入する．

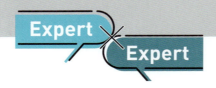

平岡 Case 32 はもっとひどい人です．ドロップアウトしていて，重症化というか劇症になって戻ってきた．全結腸に進展して右側結腸の炎症が一番強い．PSL 60mg/日で3日経ってCRPは半分ぐらいになったけど，症状もデータもよくないです．腸管も蠕動が少し落ちて拡張しかけています……の状態．

加藤 すぐオペと考えるか．最後にシク・タクをいくかっていう．どっちかしら？

平岡 まだシク・タクでいけると思うんですけどね．結腸径は4cmで，中毒性巨大結腸症まではいってないし．回答者の第1選択も，手術2名，シク・タク3名．シク・タク選択の先生も手術を視野に入れてですけどね．

加藤 まあ，そりゃそうだわな．でもこういう，ドロップアウトして薬飲まなくなって重症で帰ってくる人いるよね．いったん来なくなると病院の敷居が高くなっちゃうだろうね，とことん悪くなるまでがまんしちゃう．

平岡 ときどき悪くなっても，少し我慢したらなんとなく自然によくなったっていうのを繰り返していたりして，今回も大丈夫だろうと思ったら全然ダメだ，みたいなことなのかもしれませんけどね．

加藤 ところでこの設問の症例にインフリキシマブはありかね？

平岡 Albもすごく低いし厳しいんじゃないですか．Albの低い人は抗体薬は効きにくいので．

加藤 まあ，内科的には粘らずにさっさと手術する，という考えもあるけどね．

平岡 そうですね．これだけ病院に来たくない人なら，もう手術でいいやっていう人もいますね．でもちょっともったいないというか．手術したらしたで面倒くさいこともありますから．腸はあるに越したことはないと思うので，1つの内科治療は勧めるかなあ．

加藤 シク・タクを始めるとして，ステロイドはどう減らす？ 千葉大学はシクロスポリンを使ってできるだけ速やかに血中濃度を上げるかわりにステロイドはさっさと減らす．すぐ40mg/日にしてその後も1週間ごとに10mg/日くらいで減らしちゃう．

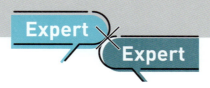

平岡 シクロスポリンは持続静注なので血中濃度は安定しやすいのでしょうね．岡山大学はタクロリムスを使うので，血中濃度を安定させるのに少し時間がかかる．だから，もう少しステロイドの減量はゆっくりめですね．

加藤 千葉大学はシクロスポリンで寛解に持っていったあとにタクロリムスに変える．まあ，その辺もそれぞれの施設でのやりかたがある．

平岡 まあ，まず内科治療をするにしても，手術を視野に入れての治療ですよね．入院の時点で，外科医とは連携．高齢者や併存疾患によっては，即手術ですよね．

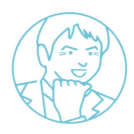

重症 UC に対するアプローチ

1 重症 UC に対するアプローチ総論

重症に対する治療アプローチは治療指針などにもあるように，高用量ステロイドを使用し，それがダメならタクロリムス/シクロスポリンまたはインフリキシマブを選択する，ということになる．手術になる可能性を常に考え外科と連携して治療にあたる．また，いずれの内科治療においても免疫を強く抑えるため，**感染症の併発には十分注意する**．

食事に関しては第 2 部 4．初期治療：狭窄・瘻孔などのある患者の解説（p.187）で述べるが，**重症だからといって必ずしも絶食にしなければならないわけではない**．

2 重症例における合併症

中毒性巨大結腸症：UC が重症化すると，腸管の炎症が筋層に及び腸管壁の菲薄化とともに蠕動が停止し，ガスが貯留して腸管が拡張する．横行結腸径が 6cm 以上となり，発熱などの全身症状を伴う場合を中毒性巨大結腸症とよばれる．穿孔のリスクが高く，以前は手術の絶対適応と言われたが，現在は手術に備えつつも，シク・タクなどの治療が行われることがある．

血栓症：重症 UC では深部静脈血栓症やそれに伴う肺塞栓などのリスクがある．Dダイマーなどでモニターし，必要であれば CT やエコーにて診断する．中心静脈カテーテル挿入例では挿入部の血栓も多くみられるため注意が必要である．血栓ができた症例に対してはヘパリンや DOAC（直接経口抗凝固薬）などで治療するが，それらの予防的投与に関するエビデンスはいまのところまだあまりない．

3 重症 UC に対するステロイド治療

重症 UC に対するステロイドは治療指針などには 1〜1.5mg/kg/日の PSL を投与するとの記載であるが，実際は体が小さめな人は 60mg/日，大きめの人は 80mg/日から始めることが多い．**高用量 PSL は 1 週間で効果を判定し，イマイチであればシク・タクかインフリキシマブに変更**する．なお，外来ですでに PSL が使用されていた症例などは，高用量ステロイドはスキップしてインフリキシマブやシ

ク・タクを開始することも多い.

4 インフリキシマブ

対談にもあるように，海外では重症例に対しては，倍量投与したり短縮で投与したりするが，日本ではなかなか難しい．せいぜい初回投与から 1 週間くらいで再投与を考えるかどうかである．また，血清 Alb 値の低い症例では血中濃度が上がりにくく，有効性が低いと報告されている.

5 タクロリムス / シクロスポリン

血中濃度のモニタリングが必要なため専門施設で行うべきものである（ただ，そもそも重症例は手術対応も可能な専門施設で治療すべきではあるが）．シクロスポリンを使用するかタクロリムスを使用するかは施設ごとにそれぞれ好みがある．ただ，インフリキシマブが寛解後もインフリキシマブを継続するのと異なり，シク・タクは寛解後は中止する必要がある．その際，基本的にはチオプリン製剤を用いることになるので，チオプリン製剤での維持が困難と思われる症例（チオプリン使用中の重症化，チオプリン不耐の既往，NUDT15 が Arg/Arg でないなど）では，インフリキシマブを優先して使用する，という考え方もある．しかしながら，近年はさまざまなバイオ製剤が登場しており，**シク・タクで寛解導入したあとに，なんらかのバイオ製剤で維持療法を行うというストラテジー**も可能となってきた.

6 JAK 阻害薬

JAK 阻害薬の中でも**ウパダシチニブは作用も強力で即効性も期待できるため，近年，重症例やそれに近い例にも使用される**場合がある．やはり効果は 1 週間くらいで判定すべきであろう．一方で，ウパダシチニブを重症例に使用すると発熱の副作用を伴うことがあり，この発熱が薬剤によるものか UC の悪化によるものかがわかりにくいことも多く，このあたりの対処が今後の課題かと考えている.

7 重症例をつくらないために

Case 32 の対談のところでもあるように，通院をドロップアウトして無治療になってしまった患者に限って，重症再燃をきたすことが多い．そういう意味では，寛解になっても維持療法の重要性をきちんと患者に伝え，通院や治療が途切れないようにすることが重要である.

17 臨床的寛解だけど粘膜治癒じゃない例

Case 33

30 歳，女性．左側大腸炎型，25 歳時に発症．現在リアルダ 4800mg/ 日＋ SASP 4500mg/ 日の内服に加えペンタサ注腸 1 日 1 回を行っている．臨床的には寛解で何も困っていない．内視鏡で S 状結腸に軽い MES 2 程度の炎症が残存している．会社員で未婚だが，いずれ子どもは欲しいと思っている．NUDT15 は Arg/Arg．**この患者に対してどう対処するか？**

Answer

大井 ＜ ベドリズマブ：いまだ若く，将来的な癌化のリスクもあり，妊娠希望の際に活動性が可能な限り低い状況を作りたい．

橋本 ＜ ベドリズマブ導入後 5-ASA 製剤減量：ベドリズマブを導入し内視鏡的治癒確認後に 5-ASA 製剤を減量する．

宮川 ＜ レクタブル注腸：臨床的寛解であっても内視鏡にて S 状結腸に炎症残存を認めるため，治療強化を検討する．

井原 ＜ アザチオプリンの追加を提案するが，結局は経過観察してしまうと思う．

古谷 ＜ SASP を増量する：なるべく内視鏡的寛解を目指したいため，ただし新規の薬剤の追加までは行わない．

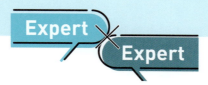

加藤 僕がTreat to Targetのアンチテーゼとしてよく出す例です．5-ASA製剤がこれ以上ない，っていうくらいめいっぱい投与されていて患者は困っていない．でも粘膜に炎症がある．そういう状況で，5-ASA製剤を超える薬剤を使用して粘膜治癒を目指して治療強化するのですか？ 5-ASA製剤以上の薬はおおむね免疫を抑制するので副作用も起こりうる，バイオ製剤などにすると本来高価な薬剤になりますよ？ という……でも意外とみんななんかする，という意見が多いのね．僕は井原先生と同じ．チオプリン製剤やってみる？ と聞いてみるけど，結局経過観察，という……．

平岡 そうね，私もそのままか，またはレクタブル注腸で1回よくするくらい．アザチオプリンも提示はしてもいいとは思うけど，患者から「是非お願いします」と言われない限り様子をみると思う．様子みて次に悪化したときにはまた考えるという……．

加藤 経過をみて悪化傾向なら治療介入というのはそのとおりだと思う．

平岡 症状がないので，悪化傾向かどうかは便検査などでみるといいですね．

加藤 でも，みんなの回答をみるとやっぱりTreat to Target，なんでもかんでも粘膜治癒を目指せというドグマはかなり行きわたってるね．バイオ製剤ではベドリズマブを選んでるのが，余計な免疫抑制をかけたくない，という気持ちの表れかもしれないけど．

平岡 こういうので気にするのは発癌のリスクだけだけど……．まあ，通常そんなにリスクが上がるわけではないですね．

加藤 発癌の説明は僕もするけど，でもよっぽど心配性の人以外は免疫抑制による治療は選ばないと思う．治療強化に伴うリスクもあるわけだし．

平岡 発癌の説明をしたって，次にみたときには改善してるような人もいますね．しかし，4500mg/日飲んでいるSASPをさらに増量する，という人もいますね．頭痛とかしそうですね．

加藤 副作用が出なければそれもいいかもしれないけどね．ただ，都道府県によっては査定されるかもね．とても安価な薬だけど．

Case 34

　35 歳，男性．全大腸炎型．独身，会社員．病歴は 15 年．5-ASA 製剤およびチオプリン製剤両方に不耐，ステロイド依存の経過だったので，ウステキヌマブを開始．開始後 1 年経ち，現在 8 週毎の維持投与．臨床的には寛解．内視鏡では，下行結腸に MES 2 の炎症が残存している．NUDT15 は Arg/Arg．**この患者に対してどう対処するか？**

Answer

高原 〈 **発癌リスクも高く，変更が望ましいと考える**：治療歴，病勢や患者背景も考慮すると，抗 TNFα 製剤であるアダリムマブかゴリムマブに変更する．

對田 〈 **SASP またはペンタサ顆粒少量からの開始**：臨床的寛解が得られており，また治療を急いでいないことからバイオスイッチの前に SASP または 5-ASA 製剤少量を試みる．

安富 〈 **経過観察**：他のバイオ/JAK への変更も検討されるが，必ずしも有効かはわからず悪化のリスクもあるため．長期の炎症残存は発癌のリスクもあり，説明し患者が希望する場合は他のバイオ/JAK への変更を検討．

北畑 〈 **バイオスイッチ**：MES 2 であり年齢も若いため，発癌リスクや再燃による就労への影響を最小限にするため積極的治療介入を行う．通院が調整しやすい自己注射製剤を提案．

黒川 〈 **ミリキズマブへ変更**：臨床的寛解でも MES 2 が残存する場合は，再燃や長期的な発癌リスクを考慮し，バイオスイッチを検討する．

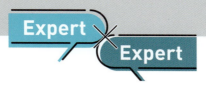

加藤 Case 34 はバイオ製剤を投与してて困ってないけど，内視鏡すると炎症が残っているという例です．ウステキヌマブ投与例で比較的よくみられる気がする．

平岡 効いていないわけではないし，他の製剤に変えてもこれ以上よくなるとは限らない，という点がポイントですね．

加藤 この状態でバイオスイッチするかという……．でも半分以上の人はスイッチすると言ってるね．まあ，これも発癌のリスクをどう考えるかだけど．

平岡 発癌が怖いと答えている人は多いね．最近，CS で dysplasia を見つけることが増えているし，やっぱり私も気になるな．

加藤 そこは十分に注意はするんだけれども，それとバイオ製剤をポンポン変える，というのはまた別問題だと思う．

平岡 せっかくある程度効いているバイオ製剤を次の薬に変えるというのは，変えた薬が必ず効くという保証がない以上，スイッチするのにも勇気がいると思う．私は安富先生と同じような意見．だから，変えるとしたら作用機序から考えて，抗 IL12/23 抗体のウステキヌマブから抗 IL23 抗体へのミリキズマブやリサンキズマブというのは考え方としてはありと思う．

加藤 そうね．その考えはありかも．でも，こういう，粘膜治癒を目指してバイオ製剤をさっさとスイッチ！　というのもバイオ製剤メーカーの戦略だと思う．この 2 つの設問を通して，やっぱりみんな粘膜治癒ドグマに侵されてるなあ，と思うね．

平岡 だから私は，スイッチを考える前に，例えばアザチオプリンがだめなのであれば，メルカプトプリンを試すとか，5-ASA 不耐でも SASP はどうか，とか細かいことでなんとかならないか考えると思う．この辺は對田先生と共通するところかな．

加藤 SASP 少量，というのはあってもいいかもしれないね．まあ，とにかく，バイオスイッチするにもよく考えないといけない，ということ．バイオ製剤メーカーの戦略に乗せられないよう，自分の頭で考えることが大切．

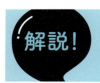 **UCにおけるTreat to Targetの考え方**

　昨今，臨床的寛解だけでなく粘膜治癒を目指せ，だとか，Treat to Targetでより高い目標を目指せ，とかがしばしば唱えられているので耳にタコができるくらいお聞きになっていることと思う．この2つの設問はそのアンチテーゼである．臨床的寛解だけれども粘膜に炎症が残っている場合，なにも考えずに粘膜治癒を目指せばよい，というほど実臨床は単純ではない．日常生活に困ってない状況では治療強化には消極的な患者も多くいる．

1　粘膜治癒を目指すメリット・デメリット

　そもそも，臨床的寛解で粘膜治癒でないことのデメリットは，1) 粘膜治癒でない場合，粘膜治癒の場合と比べると再燃しやすいこと，2) 粘膜治癒が得られないと将来の発癌のリスクが上昇すること，の2点である．一方で，粘膜治癒を目指すことにもデメリットはある．それは，1) 治療強化により副作用が起こりうること，2) 治療強化により治療コストが上昇すること，である．**治療を強化するかどうかは，強化することのメリット・デメリットを慎重に評価したうえで決定しなければならない**．余談だが，難病助成を受けている患者において，治療強化によるコスト上昇，というコスト意識が欠如している（医者側もだが）のは，難病助成制度の副作用として若干の問題だと思う．

　さらに，意外と見逃されがちなのが，患者の気持ちの問題である．治療強化で副作用が実際に起こる人はさほど多くはないが，「（免疫抑制による）副作用が心配」という患者の気持ちは「癌になるのが心配」という気持ちにしばしば匹敵するものではないかと個人的には感じている．**IBD患者は実際の身体症状だけでなく，精神的にも多くの不安を抱えている**．寛解状態にある人でも「再燃するのではないか」「薬の副作用が出るのではないか」「将来，癌になるのではないか」などなどである．そういう状況で，個人的な意見として癌化のリスクというのはさほど強調すべきではないと考える．なぜなら，UCにおける癌化は確かに起こりうるものの，さほど高率ではないし，発癌がみられたとしても適切にサーベイランスを行っていれば命にかかわることはめったにないからである．「癌」というキラーワードをやたら使って

患者を不安がらせるのもよくないと思っている（ただし，CDからの発癌はまた別である．致命率が格段に高いので）．

2 治療強化・スイッチの際は本当に患者のためになるかをよく考える

以上をふまえて，Case 33を考えてみる．5-ASA製剤だけで困ってない人に粘膜治癒を目指してそれ以上の治療を行いますか？　というものである．5-ASA製剤がめいっぱい投与されているので，これ以上の治療はもれなく免疫抑制作用をもつ薬剤となる．さらにチオプリン製剤を除くとほぼもれなく高価な薬剤となる．このような状況では，患者側から治療を強化してほしい，と言ってくることはまずないと考えていい．医者が「粘膜治癒をめざすべき」といってもあまり患者には響かないことが多いと思う．治療強化には副作用も起こりうることも考え，慎重に判断し，**より悪化傾向がみられた場合には治療強化する**，という考え方でよいのではないかと思う．

Case 34は今度はバイオ製剤使用中で同じような状況である．バイオスイッチの大きな問題点は「**バイオ製剤を変えたからといって，必ずよくなるとは限らない**」ということである．粘膜治癒でなくてもある程度効いていた薬剤を変更することで，かえって状態が悪くなる，ということは十分ありうることである．そういったことまでちゃんと考え，患者に説明したうえで本当にスイッチするかどうかを考えなければならない．

「なんでもかんでも粘膜治癒をめざして治療介入を！」というドグマは，医者に思考停止をもたらし，「患者のためにもっともよい選択肢は何か？」というIBD診療上もっとも大事なことを考えることを阻害するということを肝に銘じるべきである．

18 感染症か再燃か迷う症例

第1部　潰瘍性大腸炎

Case 35

　16歳，男性．2年前に全大腸炎型で発症． ステロイド抵抗性で重症化したが，インフリキシマブが効果あり，5-ASA 製剤，チオプリン製剤併用で維持していた．5日前から下痢気味になり，2日前から腹痛，血便，発熱も出現，どんどん悪化してきたため救急受診した．Hb 13.5g/dL，Alb 3.6md/dL，CRP 6.5mg/dL（前回受診時は Hb 14.5g/dL，Alb 4.5md/dL，CRP 0.12mg/dL）．摂食歴を確認すると2週間ほど前に焼肉に行ったというが，よく焼いて食べたし，他には思い当たる節はないとのこと．明日から3日間は追試試験なので入院はしたくないという．便培養は提出し，補液を行うことにした．**このあとこの患者にどう対応するか？**

Answer

井口 ＜ レボフロキサシン内服追加：感染症か再燃か迷い，かつ入院も拒否する場合，緊急避難的に抗菌薬を処方，その有効性を見極めざるを得ない．症状改善が乏しければ緊急入院．追試を受けられない場合の対応について学校へ確認．

太田 ＜ 急性の経過で感染症も疑い，抗菌薬を開始：試験が最優先で，UC 再燃も考慮しチオプリン製剤と併用可能なフィルゴチニブを処方し，さらに悪化時は内服開始を指示（必ず試験後に受診で）．

青山 ＜ 抗菌薬の内服および内視鏡検査：抗菌薬と整腸剤の内服を行いつつ，試験が終わり次第，内視鏡観察を行う．その間に悪化あれば入院を勧める．

大道 ＜ 抗菌薬と整腸剤を処方し試験後早めもしくは症状悪化時の受診指示：次回受診までチオプリン製剤は休薬とする．

有吉 ＜ C7-HRP も追加し CMV もチェック，CT 撮影し腸管拡張などないか評価，可能であれば浣腸のみで可視範囲を内視鏡で評価：帰宅可能な状態であれば本日は抗菌薬を処方し経過観察，追試後に再診．

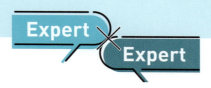

平岡 インフリキシマブ使用中の UC で比較的急速な悪化症例.

加藤 これは感染の合併と考えていいのかな？ それとも UC の悪化？

平岡 どちらともとれるように設問を作ったつもりです.

加藤 回答者もみんな迷ってる感じだけど，抗菌薬を投与するところはほぼ共通する．僕も抗菌薬は投与すると思うけど，どちらかというと UC の悪化っぽいと思った．感染症だともうちょっと経過が速い気がするんだよね．もっと突然悪くなるような感じ．病院に来るまで5日もかからないという.

平岡 岡山大学だったら鑑別のためにとりあえず超音波検査しますね.

加藤 超音波検査で感染症かどうか鑑別つくの？

平岡 バウヒン弁あたりが腫れてるかどうかなんかでわかる場合がある.

加藤 では内視鏡をする，という回答者がいるけど，内視鏡で鑑別つくかしら？

平岡 バウヒン弁に特徴的なびらんなんかがあれば別ですけど，それ以外はなかなか難しいかも．そもそも感染性腸炎の内視鏡像って，たまに UC ととても似た例があるけれども，ベースに UC がある患者の腸管感染症の併発と UC 自体の悪化というのは内視鏡的に見分けるのはさらに難しいことが多い．ところで先生はこの症例どうします？

加藤 ステロイド抵抗，って書いてあるけど，たぶん，抗菌薬とステロイドを両方投与すると思う．そういう意味では，太田先生の回答にある抗菌薬のあとにフィルゴチニブを考慮，というのは合理的かな．UC の悪化だった場合の備えとして，ステロイド抵抗だからフィルゴチニブをいくという.

平岡 おっしゃるとおりですね．ところで，先生は抗菌薬は何を投与します？

加藤 アジスロマイシンかな．細菌性腸炎とするとやっぱりカンピロバクターがもっとも頻度が高い．最近のカンピロバクターはキノロン耐性であることが多いので，アジスロマイシンを第1選択にしている.

平岡 そうなんだ．まだ，私はキノロンを投与することが多いです.

加藤 あまり関係ないけど，この設問の回答で，みな，試験という患者のイベントに配慮して選択肢を考えているのはエライと思ったね.

Case 36

42歳，女性．3年前に発症の左側大腸炎型．5-ASA不耐，ステロイド依存の経過あり，アダリムマブ40mg/日隔週とチオプリン製剤で維持されていた．3カ月前に軽い再燃あり，レクタブル注腸を1日1回，1週間程度の使用で改善し，便潜血も陰性になっていた．1週間前にインフルエンザに罹患，高熱は3日程度でよくなったが，だんだん下痢になり，1日5回，血液もみえ，腹痛が出てきているという．また，鼻閉感，咳，頭痛が残っている．アダリムマブは最終投与から10日目になる．**この患者にどう対応するか？**

Answer

高橋 **便培養・CDトキシン検査を施行する**：血液混入も認めていることから，UCの再燃の可能性は高いと考える．感染症が否定的なら，アダリムマブを増量するか，一時的にPSL内服も併用する．

橋本 **レクタブル注腸**：レクタブル注腸を1日2回投与しつつ感染症状の改善を待ち，アダリムマブを再開する．

宮川 **内視鏡にて病勢評価を行う**：再燃の有無を内視鏡にて判断するため．

井川 **アダリムマブの投与を早める**：インフルエンザ罹患を契機に再燃したと思われるから．

堀尾 **レクタブル注腸**：インフルエンザに伴う一過性の再燃であり今回もまずはレクタブル注腸で経過をみる．再度短期間で再燃あればアダリムマブ増量を検討する．

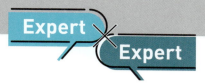

平岡　アダリムマブ使用中インフルエンザを契機に若干悪化した，という例．

加藤　インフルエンザとか最近では新型コロナに罹患するとUCが再燃する例というのは結構あるよね．これは，感染契機で悪化したUCの治療を考える，という設問でよいの？

平岡　診断も含めての設問．高橋先生のように感染症を鑑別する慎重派もいる．

加藤　でも通常はインフルエンザを契機に悪化した症例への対処，ということでいいよね．感染症を契機にした悪化で特別に何か気を付けることはある？

平岡　橋本先生のように，感染を悪化させるリスクが少ない局所製剤をまず選択するとか，バイオ製剤投与中なら感染が落ち着くまで投与を延期するとか．

加藤　例えば，新型コロナ感染でただいま絶賛発熱中，というような人にはそういう配慮をすると思うけど，この設問は感染自体はもうよくなってるわけだから，そこまで僕は考えないけどね．

平岡　じゃあ，先生はこの設問の段階ではどうするの？

加藤　経口ステロイドを投与するかな．

平岡　PSL？　それともコレチメント？

加藤　UCの活動度のその場での判断によるけど，必要と思えばPSLを投与します．

平岡　何人かの回答者が書いているような，アダリムマブの増量というのは？

加藤　それでもいいとは思うけれども，通常再燃した場合って，維持療法が不十分だった可能性が高いので，維持療法のレベルを上げる必要があるけど，感染症が契機になった悪化って，そのときを乗り切れば，もう一度もとの維持治療に戻せる可能性が高いわけじゃない？　アダリムマブを1回増量したらなかなかもとの量に戻すのが難しいかな，と思って．ここは，いったんステロイドで乗り切って，その後もとのアダリムマブ通常量に戻す，という考え．

平岡　なるほどね．でも，倍量にするほうがなんとなく楽ではあるんですよね．ステロイド投与すると漸減中止まで通院回数が増えたりするし……．

加藤　アダリムマブ増量してもよくなったら戻せばいいんだけどね．ただ，バイオ製剤に限らず，薬を減量するのって，タイミングが難しいのでね．

UC患者における感染性腸炎の併発とUCの悪化の鑑別について

　寛解期のUC患者が突然の下痢や腹痛などの症状をきたした場合，必ずしもUCの悪化とは限らず，感染性腸炎を合併したことによる症状の可能性もある．われわれが感染性腸炎をきたすことがまれでないのと同様，UC患者が感染性腸炎を合併することは決してまれではない．その鑑別は意外と難しく，少なくとも**UC患者が突然の症状の悪化をきたした場合にはUCの悪化ではなく感染の合併もありうる**，ということを念頭に置いて診察する必要がある．その際，鑑別の参考になることとあまり参考にならないことがある．

1 参考になること

1）発症が急激かどうか

　感染性腸炎の場合，普通の人でもそうだが，急激に症状が出現する．ある日突然下痢，腹痛の症状が出現し，数日で治まる，という経過をとる．一方，UCの悪化の際はある日突然の急激な悪化，ということは少なく，数日から数週間のレベルで徐々に悪化する，という経過が多い．ただし，UCの悪化でも患者によってはある日突然悪くなった，というふうに訴える方もいる．実際はもう少し前から悪化傾向にあったのであろうが，患者の捉え方として「ある日突然」と感じることもあるようである．このあたりは患者のキャラクターも関与することかもしれない．

2）上腹部症状や発熱の有無

　感染性腸炎の場合，下痢などの症状とともに嘔気，嘔吐などの上腹部症状を伴うことが多い．一方，UCの悪化では上腹部症状の出現はまれである．**UCの症状は下痢＜血便＜腹痛＜発熱の順で悪くなっていく**ため，発熱は通常よほどの重症でないと出現することは少ない．一方，感染性腸炎（とくにカンピロバクターなど）では，発症早期に38℃を超えるような発熱をきたすことがある．

3）便培養検査

　これは，細菌性腸炎では一般的に感度高く検出されるため，有用である．ただ，ウイルス性腸炎の合併などではあまり役に立たない．結果が判明するのに時間がかかることが難点であり，悪化して来院したそのときの判断材料にすることはできない．

2 あまり参考にならないこと

1）血便の有無

　感染性腸炎で血便を生じることは通常少ないが，カンピロバクター腸炎などの細菌性腸炎では普通の人でもときに血便症状が出現する．UC の人では，感染が原因の下痢であってももともとの粘膜に脆弱性があるためか比較的血便症状が出やすいので，血便の有無が鑑別にはあまり有用ではない．

2）症状がいつまで続くか

　上述のように感染性腸炎では通常数日で下痢などの症状は自然軽快する．しかし，カンピロバクターなどの細菌性腸炎では普通の人でも 2 週間くらい症状が長引くことがある．一方，UC 患者が感染性腸炎を合併すると，例えば，家族で同じ腸炎にかかったとしても，UC 患者だけが症状が長引き，ひいては，UC の悪化をきたしてしまう，ということがありうる．したがって，**症状出現後 1 週間前後で来院したUC 患者が，UC の悪化か感染性腸炎の合併かを鑑別するのはとても難しい**．

3）内視鏡所見

　UC 患者が感染性の下痢をきたしたときに内視鏡をしてみると，発赤や浮腫，出血などが結構観察され，UC の悪化との肉眼的鑑別は難しいことが多い．組織採取でもしかりである．一方で，対談にもあるように回盲部などに急性のびらんなどがみられる場合には感染性腸炎である可能性が高くなる．また，これも対談にあるように，腸管エコー検査は得意な施設では有用かもしれない．

3 感染性腸炎と UC の悪化の鑑別がつきにくいときの対処法

　まずは，しっかり患者の話を聞く．上述のとおり，発症の急激さ度合い，上腹部症状の有無の問診は重要である．そのうえで，どちらとも判断が困るようであれば，便培養を採取したのち，両面作戦で治療を考える．具体的には，抗菌薬を投与しつつ早めに再来してもらい，改善に乏しいようなら UC の治療を開始する，もしくは，抗菌薬と UC の悪化に対する治療を同時に始めてしまう，というものである．このような対処が必要になってくるのは，**感染性腸炎類似の症状をきたした UC の悪化の場合，症状はかなり強く，悪化のしかたも急である場合が多い**からである．また，上述のように，最初は感染の合併だったのに，それが契機になって UC 自体が悪化する，ということがしばしば起こるためでもある．

19 腸管外合併症併発例

第1部 潰瘍性大腸炎

Case 37

40歳，男性．全大腸炎型，病歴は15年だが，腸管病変は5-ASA製剤内服のみで粘膜寛解である．両手指，膝，腰などの関節痛が強く，日常生活に支障がある．セレコキシブを長期に定期内服している．膠原病科でIBD関連脊椎関節炎と診断された．5-ASA製剤をSASP 4500mg/日（これ以上は嘔気で服用不可）に変更したが，症状はなにも変わらない．血液検査では異常は認められない．**この患者に対してどう対処するか？**

Answer

大井 < **抗TNFα抗体**：QOLを著しく低下させるほどの腸管外合併症であり，治療強化が必要．長期的にはセレコキシブも休薬を見込める．

高尾 < **ゴリムマブ**：NSAIDs抵抗性の関節痛であり抗TNFα抗体製剤が検討される．しかし，腸管病変は治癒しているため治療による副作用についても十分説明が必要である．

青山 < **抗TNFα抗体製剤**：仙腸関節MRIにて活動性を確認したうえで，抗TNFα抗体製剤（インフリキシマブ，アダリムマブ，ゴリムマブ）を選択導入しNSAIDs離脱を図る．

横山 < **メトトレキサート**：IBD関連の関節炎だが，粘膜状態とは関連が低い様子であり，メトトレキサートをトライしてみたい．セレコキシブの代替にノイロトロピン併用も検討．

井原 < **抗TNFα抗体など**：膠原病科と相談しつつ，腸管外病変に対してバイオ製剤導入（抗TNFα抗体など）を検討する．

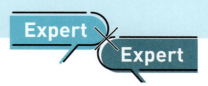

加藤 腸管病変はまったく落ち着いているけど，とにかく関節痛が困っている．実際にこういう人を診察しているんだけど先生ならどうする？

平岡 最初はメトトレキサートでいくかな．でも関節炎って難しいですよね．

加藤 とても難しい．腸管病変をコントロールするより難しいくらい．

平岡 そうなんですよ．抗TNFα抗体が効くとも限らないし．

加藤 そう．抗TNFα抗体っていう回答が多いけど，結構効かない症例も多い．

平岡 最近はJAK阻害薬とかも使ってみるんだけど，やっぱりあまり効かない．

加藤 メトトレキサートはIBD診療医はなかなか処方しないよね．膠原病の先生と併診すると，むこうは処方し慣れているから出してくれたりするけど．それでも，メトトレキサートも著効するかというとそういうわけでもない．

平岡 たまに効きますけどね．でも，リウマチだとか純粋の膠原病の関節炎のほうにはよく効くみたいだけど，IBD関連関節炎にはやっぱりあまり効かない印象．いわゆる関節の滑膜炎だけでなく，腱炎や付着部炎などもあるみたいで，とくに後者への薬剤の効果がイマイチな感じがする．

加藤 だから，結局痛み止めだけで様子をみたりする．ロキソプロフェンなんかは常用するとIBDの病態を悪化させるけど，セレコキシブはさほどでもないと言われている．

平岡 痛み止めは多少効きますよね．でも完全に抑えられないことも多くて，心因性の要素もあるかと思ってそっち系の薬を出したりすることも．

加藤 関節炎って合併症として実はとても多い．患者が訴えない場合も結構多いと思う．ただ，関節炎を起こす原因って他にもあるから，ヘバーデン結節とか，更年期とか……．抗TNF製剤の副作用で出ることもある．

平岡 そう，本当にIBD関連の関節炎か，という診断も難しいけど，結局原因がなんであれ，治療は難しいんですよね．

加藤 たまに本当に関節リウマチを合併するUCの患者がいるけど，そのほうが少なくとも痛みのコントロールは簡単そう．膠原病の先生に叱られるかもしれないけど．

Case 38

　30歳，女性．**左側大腸炎型**．既婚．挙児希望あり．病歴は10年．初発時に壊疽性膿皮症を合併していたがステロイドで治癒した．その後，チオプリン製剤不耐，ステロイド依存の経過だったので，1stバイオとしてインフリキシマブを投与されて寛解となった．今回，二次無効となり，直腸～S状結腸にMES 2程度の再燃．ベドリズマブ（8週毎維持投与）に変更した．すると腸管病変は粘膜寛解となったものの，下腿の壊疽性膿皮症が再燃．壊疽性膿皮症がステロイド依存となって困っている．**この患者に対してどう対処するか？**

Answer

橋本 < CAP療法併用：ベドリズマブを継続するために，CAP療法による壊疽性膿皮症の治癒を目指す．

高原 < バイオ製剤変更 or CAP療法併用：インフリキシマブの二次無効であるため，アダリムマブもしくはゴリムマブへ変更するか，通院可能ならCAP療法をベドリズマブと併用する．

大道 < アダリムマブを導入する：別の抗TNFα抗体への切り替えが有効な可能性あり，アダリムマブのほうが投与量などの微調整が可能なため．

黒川 < アダリムマブへ変更：インフリキシマブは二次無効のため，再度他の抗TNFα製剤へのスイッチを検討する．挙児希望があることも考慮する．

古谷 < ゴリムマブへ変更：腸管外症状にも奏効が期待でき，チオプリンなしでも二次無効が少なく，妊娠しても使用できるため．

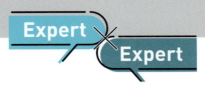

加藤 Case 38 は皮膚病変．この設問も実際に似たような症例がいるんだけど，抗 TNF 製剤が腸管に二次無効になって腸管選択性のベドリズマブに変えたら，皮膚病変が再燃した例．

平岡 皮膚病変もときどきあるけれども，関節症状よりは頻度は少ないし，一般的には関節症状よりも対処しやすいと思う．ステロイドも比較的よく効くし．

加藤 そんなこと言えば，本当は関節炎にもステロイドは効くんだよね．ただ，ステロイドを使いだすと切れなくなるだけで……．

平岡 そういえばそうよね．この例では抗 TNF 製剤が効いていたのだから別の抗 TNF 製剤を投与する，というのが常道だと思う．でも，橋本先生が書いている，CAP 療法を併用する，というのは面白いと思う．

加藤 そうね．壊疽性膿皮症ってステロイドでいったんよくなるとその後またしばらくは出てこないことも多い．CAP 療法が壊疽性膿皮症に有効，という報告もあるので，確かにやってみる価値はあるね．

平岡 私はそうはいっても抗 TNF 製剤でゴリムマブを選ぶとは思うけど．

加藤 抗 TNF 製剤の効いた腸管外合併症は抗 TNF 製剤が効くんだろうね．アダリムマブかゴリムマブというのはまあ，どちらでもいい気がする．

平岡 他のバイオ製剤とか JAK 阻害薬とかはどう？

加藤 これまであまり経験がないなあ．というか，バイオ製剤とか JAK 阻害薬とかがたくさん出てきて処方機会が増えたことで，皮膚症状とかは以前より出なくなってきたんじゃないかという気がする．

平岡 そうかもしれませんね．そこから考えると，いろいろバイオ製剤とか使っていても出てくる関節症状というのはやっかいなのかもしれませんね．

加藤 そう．やっぱり何がやっかいって関節症状．

平岡 でも，皮膚症状でもストマ周囲にできる壊疽性膿皮症みたいなときにやっかいなやつもあるので注意は必要．

加藤 あれは，診断も難しいしね．確かに．なめてはいけません．

主な腸管外合併症とその対処法

IBDの腸管外合併症の主なものについて概説する．

1 関節炎

あらゆる腸管外合併症の中でもっとも頻度が高く，さらに対処が難しいものである．そもそも診断が難しい．対談部分でも述べているように，**関節炎はいろんな原因で起こりうる**．純粋のIBD関連脊椎関節炎であることもあれば，更年期やヘバーデン結節などによるものも普通にみられる．ときに関節リウマチなどの本当の膠原病を合併することもあるし，薬剤の副作用（とくに抗TNFα抗体による薬剤誘発性ループスとか，ステロイドの減量を急ぎ過ぎたときに出る副腎不全症状の一環としての関節炎）でも起こる．IBD関連関節炎であるというのは，それ以外の要因を慎重に除外して診断する必要がある．膠原病内科の先生に診断を仰ぎ，関節エコーなどを行ってもらうのもよい．

そして，診断のついたあともIBD関連関節炎の治療はとても難しい．腸管病変のコントロールよりもしばしば難しい．一般的に抗TNFα抗体が推奨されているが，あまり有効でない例も多い．JAK阻害薬もあまり有効性を感じない．実はステロイドが最も効果的であるが使いだすと中止することができなくなるので，使用すべきではない．結局，なんらかの痛み止めを併用しながら経過をみることも多くなる．ただし，アセトアミノフェンやセレコキシブは長期使用してもIBDの病勢には影響しないとの報告があるが，その他**ロキソプロフェンなどのNSAIDsはIBDを悪化させるので長期使用は避けるべき**である．

2 皮膚病変

関節炎の次に多いのが皮膚病変である．主に壊疽性膿皮症と結節性紅斑がみられる．壊疽性膿皮症は主にUCに合併し，結節性紅斑はUCでもCDでもみられるが，CDのほうが合併頻度が高い．両者とも女性に多く，下腿前面にみられるのが典型的だが，全身のどこにでもみられる．**IBDでストマを作成された患者には，ストマ周囲に壊疽性膿皮症がみられることがあり**，ストマ周囲に難治の皮膚病変がみられ

た場合には，皮膚科医にコンサルトする必要がある．

　治療はステロイド（とくに全身投与）がよく効き，いったん消失したらすぐには再燃しないことが多い．壊疽性膿皮症に関しては対談でも述べているように CAP 療法の有効性も報告されている．皮膚病変もまれに難治化することがあり，バイオ製剤などを投与する場合がある．一般的には抗 TNF 製剤の投与が多く，他のバイオ製剤や JAK 阻害薬に関してはまだ知見が乏しい．

❸ 原発性硬化性胆管炎（PSC）

　PSC は UC の合併症として非常に有名である．UC 側からみると数％の合併症率であるが，PSC 側からみると 50％程度に UC を合併する．UC 患者で胆道系酵素の異常がみられた際に MRCP などで診断する．**PSC の合併する UC は右側結腸優位の炎症であることが多く**，粘膜の状況も通常の UC と若干異なる（粘膜脆弱性が少ないなど）ため，UC とは別概念の腸炎という考え方もある．

　PSC で胆管炎や黄疸を併発した場合は ERCP (endoscopic retrograde cholangiopancreatography) などによる治療介入を行うことがある．胆管癌合併のリスクがあり，また，PSC 合併の UC では大腸発癌のハイリスクとも報告されている（主に海外で）．現在のところ有効な内科治療はなく，肝不全に進行した場合，肝移植の適応となる．ただ，移植後再発も多いことが知られている．

❹ 高安動脈炎

　IBD（とくに UC）に，ときに高安動脈炎が合併することが知られている．最近合併率が高くなった気がしているが，ただ，診断の難しい高安動脈炎の診断率が上がったせいかもしれない．高安動脈炎の診断は一般的に難しいが，**UC の炎症は落ち着いているのに CRP が異常高値を示すような症例で疑い**，造影 CT などで診断する．抗 IL6 受容体抗体であるトシリズマブが保険適用であるが，ウステキヌマブや JAK 阻害薬の有効性を示す報告もある（これらは保険適用外）．UC については病変範囲がスキップするような炎症が多いと言われている．

20 他臓器癌合併例

Case 39

84歳，男性．5年前に全大腸炎型で発症．ステロイド抵抗性，CMV腸炎合併．抗ウイルス薬とタクロリムスで寛解した．その後5-ASA製剤とアザチオプリンで維持していたが，肺気腫があり気管支炎を繰り返すこと，UCの経過がよいことより，2年前にアザチオプリンは中止した．1年前に慢性骨髄性白血病を発症，チロシンキナーゼ阻害薬で治療開始しコントロールできている．1カ月前から粘血便が出現，内視鏡検査で下行から直腸に軽〜中等度の炎症があった．その後ベドリズマブを開始し6カ月経過するが，改善が乏しい．**この患者にどう対応するか？**

Answer

井口 ペンタサ注腸追加：全身の免疫抑制強化は可能な限り避けたい．無効ならレクタブル注腸だが，高齢で局所治療が難しい場合もあり無理強いはしない．早めに手術の選択肢も提示する．

對田 ミリキズマブまたはウステキヌマブへのスイッチを検討：悪性腫瘍があり，抗TNFα製剤やJAK阻害薬の投与は避ける．ベドリズマブに抵抗しており，抗IL23製剤への変更を考慮する．

安富 血液内科と相談しウステキヌマブかミリキズマブ：高齢，担癌患者であり，安全と思われる製剤を選択．全身状態が許せばこれ以上悪化がある前に手術（永久人工肛門）も提案．

北畑 ベドリズマブにCAP療法を併用（可能であれば局所製剤も）：癌発症からの経過も短く，ベドリズマブ以外のバイオ/JAKをなるべく回避するため．

有吉 比較的安全性の高いミリキズマブに変更する：アザチオプリンは中止のままで経過をみて，改善不十分であれば再開を検討する．

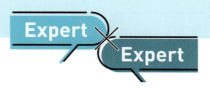

平岡 高齢男性UC, 慢性骨髄性白血病（CML）を発症し，治療中にUCが再燃. ベドリズマブを開始したが，いまひとつ. どうしましょう.

加藤 ベドリズマブ以外のバイオ製剤をどこまで良しとするかっていうところなんだろうね. 例えば抗TNF製剤だって，血液疾患の患者に進んで投与しようとは思わないけど，絶対ダメということはない. 要するに悪性疾患を必ず悪化させますっていうエビデンスのあるバイオ製剤はないということ.

平岡 そうですね. まずは，腫瘍治療の主治医，今回の場合は血液内科の先生と相談するしかない.

加藤 お互いの治療をすり合わせる必要がある.

平岡 このケースも実例のアレンジなのですが，血液内科の先生と相談しました. ステロイド全身投与は感染のリスクが上がるので，できるだけ避けてほしい, 局所的なブデゾニド（レクタブル注腸，コレチメント）はよいと思うが，なるべく短期間が望ましい. バイオ製剤に関しては，こちらでタイプを説明すると，ベドリズマブ≫ウステキヌマブ≫抗TNFαのイメージでした. あとCMLはJAK2阻害薬の適応がある疾患なので，JAK2を抑えてくれるんだったらJAK阻害薬もありと言われました. まあ他のJAKは抑えることで感染のリスクが上がるので，最後の手段かなと思いました.

加藤 僕はウステキヌマブを使うかな. この場面では.

平岡 回答者の意見も，IL23系（ウステキヌマブ，ミリキズマブなど）が多いですね.

加藤 どのバイオ製剤も癌に対する悪影響は証明されておらず，また，ウステキヌマブなどのIL23系製剤はベドリズマブと同じくらいあまり感染の副作用をきたさないという印象. インフリキシマブ，JAK阻害薬，チオプリン製剤では明らかに風邪をひきやすくなるような人がいるけど，IL23系ではそういうこともあまりない.

平岡 そうですね. ベドリズマブで難しければ，私もウステキヌマブを選択すると思います.

20 他臓器癌合併例

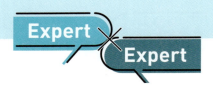

加藤 井口先生や北畑先生が考えている，ベドリズマブのままで何とかいけないか？　もありだね．悪化はないみたいだし．併用としては，ペンタサ注腸，レクタブル注腸，CAP療法があがっている．

平岡 そうなんです．私も同じ考えで，似た症例ではコレチメントを選択しました．過去にCMV合併があったので，バルガンシクロビルも併用で．その患者は，効果あって短期間でコレチメントもやめられて，そのままベドリズマブでいくことになりました．

加藤 回答者にはオペを考えるっていう人もいる．

平岡 さすがにまだ手術はもったいない状態ではないかと．ベドリズマブがだめでも他のバイオ製剤を試すべきでしょう．でも，高齢者，併存疾患ありは，あまり内科治療で引っ張りすぎない，早めに手術の見極めを，の鉄則は大切だと思います．

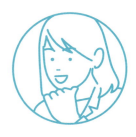

Case 40

　52歳，女性．左側大腸炎型，病歴25年．ステロイド抵抗性で難治の経過．8年前の再燃時は抗TNFα抗体が無効，5年前の再燃時はベドリズマブが無効であったが，CAP療法で粘り寛解，その後はアサコール3600mg/日，チオプリン製剤で維持していた．2年前に希望でチオプリン製剤を中止したが，3カ月後に再燃，チオプリン製剤を再開し，やっと臨床的寛解となった．この度，早期の甲状腺癌が発見された．手術で根治切除できる予定という．内視鏡検査を行ったところ，下行結腸からS状結腸にMES 1の炎症は残存している．**この患者にどう対応するか？**

Answer

高橋 **チオプリン製剤継続**：早期癌で根治切除できるのであれば，チオプリン製剤は継続可能と考える．

高尾 **チオプリン製剤継続**：担癌状態であり中止が検討されるが，UCの再燃リスクが高く甲状腺癌が手術によりコントロールできるため．

宮川 **チオプリン製剤を継続するか患者と相談する**：甲状腺癌は根治切除予定だが，今後のリスクを含めて内服継続するか相談する必要があるため．

横山 **SASP**：少量追加してから徐々に増量．チオプリン製剤は継続．化学療法が必要になった際のチオプリン製剤は要相談．

堀尾 **チオプリン製剤継続**：安全性の高い生物学的製剤が効く保証がない点と，甲状腺癌が根治切除を見込める点から，左記を選択する．

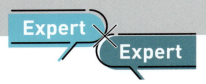

平岡 チオプリン製剤中止で再燃，その後再開でだいぶ持ち直してきている UC 患者に根治の見込める甲状腺癌を合併した例です．

加藤 チオプリン製剤を続けるっていう人が多い．SASP を追加っていう人もいるけど．皆さんチオプリン製剤でなんとかなると思っている？

平岡 その点はポイントの１つですね．チオプリン製剤を中止後に再燃した人ってチオプリン製剤をもとに戻しても完全によくなりきらない患者，わりといる気がしています．だから，最近は他の治療が増えたとはいえ，チオプリン製剤中止の選択も慎重にしないといけないな，と思っています．

加藤 そうだね．だから，僕なんかはこの患者にはバイオ製剤入れちゃうかもしれないなと思った．ウステキヌマブあたりを投与するような気がする．

平岡 チオプリン製剤では今後の維持が難しくなってきていると考えたのですね．

加藤 そうそう．だから慌てる必要ないけど比較的安全系のバイオ製剤として，ウステキヌマブあたりを導入することを考える．

平岡 私も，そのままチオプリン製剤で様子をみるか，ウステキヌマブの追加を考えました．チオプリン製剤はウステキヌマブが効いた時点でオフにする．

加藤 そういう考えでいいと思うけどね．

平岡 チオプリン製剤の継続に関しては，癌治療の担当の先生からは，癌がキュラティブな場合は，やめなくていいよって言われることが多いですね．

加藤 まあ僕なんかは，それこそ癌ができたから，これを機にチオプリン製剤をやめてウステキヌマブにする，ということも考えるね．

平岡 そうきましたか．チオプリン製剤もリンパ腫や血液系の悪性腫瘍を除けば，癌に悪影響があるという報告は海外も含めてほとんどない．さらに，欧米（白人）よりは日本人のデータのほうが，チオプリン製剤のリンパ腫発症への影響も少ないとも言われていますが，まったく気にしないかは別ですよね．

加藤 一方で，堀尾先生のように，バイオ製剤よりチオプリン製剤のほうが病状が安定する可能性がある，という意見の人もいる．それはそのとおりで，今は選択肢が多くなったぶん，悩ましいところではある．

他臓器癌のある IBD 患者に対する治療

　IBD 患者も癌を合併することがあるし，担癌患者や癌の既往のある患者が IBD を発症することもある．その際に IBD の治療，そして癌の治療をどうするか，という問題である．

1 担癌患者への IBD 治療総論

　一般的に IBD で使用される薬剤は，5-ASA 製剤以外は免疫を抑制する作用を持つ．したがって，これらの薬剤を投与すると癌に対する免疫作用を減弱させると考えられ，癌の増殖を促すなどの悪影響が懸念される．しかしながら，実臨床では **IBD に使用される薬剤で癌を悪化させる，というようなエビデンスがあるものはほとんどない**．したがって，担癌患者に対しても IBD 治療薬は必要であれば，概ねふつうに使用してよいと考えられている．

　一方で，抗癌剤治療は一般に骨髄抑制をきたし，すなわち免疫を抑制することから，抗癌剤投与中の IBD 患者では IBD の活動性は抗癌剤治療により抑制されることが多いとも考えられている．そのような場合で，とくに IBD の治療を行わずとも IBD の病勢はコントロールされる場合には IBD に対する治療を行わずにフォローすることも考慮すべきとされている．

2 各 IBD 治療薬の担癌患者への投与に対するスタンス

1）チオプリン製剤

　チオプリン製剤投与中の IBD 患者では，リンパ増殖性疾患の発症リスクが上がることが知られており，そういう意味で，IBD で使用される薬剤の中では担癌患者への投与についてもっとも注意が必要な薬剤であると考えられている．**チオプリン製剤投与中に悪性リンパ腫を発症した場合では投与を中止すべき**とされており，その他の血液系の悪性腫瘍の患者に対しても中止することが推奨されている．一方で，他の癌腫の患者においてチオプリン製剤が癌を悪化させるというエビデンスはほとんどない．ただ，近年，さまざまなバイオ製剤などが登場し，チオプリン製剤を投与せずとも IBD の病態をコントロールできるようなケースがふえてきており，担癌

患者ではチオプリン製剤は基本的に中止されることが多い.

2）抗 TNF 製剤

抗 TNF 製剤は名称（抗腫瘍壊死因子製剤）からして癌患者への投与が躊躇される感じであるが，バイオ製剤の中ではもっとも歴史が古い薬剤であるにもかかわらず，抗 TNF 製剤投与による発癌リスクや投与時の癌への悪影響はほとんど示されていない．抗 TNF 製剤使用者でのメラノーマの発症リスクの上昇（海外報告）が報告されていること，チオプリン製剤と併用したときの肝脾 T 細胞リンパ腫の発症があること，くらいである．一般的に，**メラノーマと悪性リンパ腫以外の担癌患者ではとくに抗 TNF 製剤の投与は問題ない**と考えられている．

3）その他のバイオ製剤

その他のバイオ製剤では，癌への悪影響を及ぼすと明らかに示されているものはない．したがって，理屈上は担癌患者に対してどのバイオ製剤を投与しても問題ない．ただ，バイオ製剤の中でもベドリズマブは全身の免疫を抑制しない，というその作用機序から，癌への免疫も抑制しないと考えられるため，担癌患者でバイオ製剤が必要な場合は優先して使われる傾向にある．

4）JAK 阻害薬

JAK 阻害薬は，広汎にサイトカインシグナルをブロックすること，リウマチの治験において肺癌やリンパ腫のリスクの上昇がみられたこと，高齢のリウマチ患者で抗 TNF 製剤使用者よりも癌の発症率が高かったというようなデータが存在することなどから，担癌患者への使用が若干躊躇される．しかしながら，IBD 患者において癌の発症を増加させたり癌を増大させたりする，というようなエビデンスはまったくない．

3　IBD を有する担癌患者への免疫チェックポイント阻害薬（ICI）投与について

近年，癌治療に頻用される ICI であるが，ICI では免疫関連副作用がしばしば問題となる．その中でも，免疫関連有害事象としての腸炎は IBD，とくに UC に類似した腸炎の病態を呈する．また，IBD のある担癌患者に対し ICI，とくに抗 CTLA4 抗体を投与すると IBD の再燃をきたしやすいことも知られている．だからといって，IBD を持つ担癌患者に ICI が禁忌というわけではなく，**ICI 投与時には IBD の再燃が起こりやすいことに留意**し，下痢症状が出現したようなときには再燃を疑って，速やかに適切な治療（必要な際にはバイオ製剤の投与も）を行う必要がある．

21 発癌リスクのある長期経過例

Case 41

40歳，男性．全大腸炎型，病歴は20年．ステロイド抵抗性，チオプリン製剤無効．抗TNFα製剤およびJAK阻害薬はいずれも無効または副作用中止であった．現在，ウステキヌマブを投与しているが，症状は4～5行/日の下痢程度．CRP 0.5～1mg/dLくらいを推移．患者はこの治療に満足している．しかし，内視鏡では全大腸にMES 2程度の活動性炎症が非連続性にみられ，先日サーベイランス内視鏡で直腸から1カ所low-grade dysplasia疑いの病変が検出．その部分だけ内視鏡再検し精査してみたが，境界は不明瞭なもののdysplasiaはごく一部に限局しているだけのようである．**この患者に対してどう対処するか？**

Answer

大井 ウステキヌマブ継続：ウステキヌマブは担癌患者への安全性の報告も増えてきており，あえて変更する理由はない．むしろ内視鏡検査の頻度を半年ごとに行い，high-grade dysplasiaや癌の早期発見に努めるべきである．

太田 ミリキズマブに変更を相談：dysplasiaは境界不明瞭で内視鏡的に治癒切除でなかった場合に，追加切除では永久人工肛門の可能性もありESDは避け慎重に経過観察．

井川 ミリキズマブ：内視鏡上では炎症残存しているため．炎症が落ち着いて他部位にdysplasiaがなければESDも選択肢．バイオ製剤変更後も炎症が落ち着かなければ多剤無効の難治症例であり，手術も選択肢．

大道 ミキリズマブに変更を相談：治療経過をみながら半年以内に内視鏡再検し慎重に経過観察する．

井原 バイオ製剤調整（ミキリズマブなど）：年1回のサーベイランスを継続する．

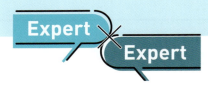

加藤 ステロイド抵抗性で抗TNF製剤もJAK阻害薬も効果なく，ウステキヌマブを投与しているけれども炎症は抑えきれていない．そこにサーベイランスでlow-grade dysplasiaが検出されたけどどうも境界がはっきりしない，という例．まあ，この時点で手術を検討するかどうか，という設問．

平岡 すぐ手術，という回答者はいませんね．治療強化はしたいと思うけど．

加藤 変えるならミリキズマブ，というのが多いね．まあ，あまり選択肢は残っていないのだけれど．ウステキヌマブがイマイチの例にミリキズマブが奏効するのかどうかはまた別の問題ではあるが．

平岡 とりあえずまだlow-grade dysplasiaだから，炎症を抑えたらdysplasiaも消えてしまうかも．あと炎症が残っていたら，他の部位にdysplasiaが出てきても見つけられなくなるので，治療強化は何とかしたいと思う．

加藤 dysplasiaって消えるの？

平岡 low-grade dysplasiaの病理診断って難しいと思うんですよね．とくに炎症のかぶってるやつは炎症との鑑別というのは意外と難しいと思うんです．なので，炎症をとってやるといったんはlow-grade dysplasiaとされたものが消えてしまった，という経験があります．

加藤 なるほどね．

平岡 でも，そういう人もやはりdysplasiaのリスクのある人だから，炎症を放っておくと別の部位にやっぱりdysplasiaができたりする．そういう意味でも治療強化には意味があると思う．

加藤 まあ，この時点ではすぐ手術，ということはなく，できる限り炎症をとる工夫をして経過観察，といったところでしょうか．

平岡 症状は困ってなくても，ここは治療強化を頑張る，というところです．

加藤 でも，治療強化が当たるかどうかはまた別問題なんだよね．バイオ製剤を変えたからといって，それが必ずしも治療強化にならないこともある．

平岡 だから，設問には書いてないけど，5-ASA製剤を工夫する余地はないのか，チオプリン製剤は本当にダメなのか，まで検討する必要があると思う．

Case 42

　50歳，女性．全大腸炎型，病歴25年．かつてステロイド依存．現在ウステキヌマブ投与中（1st バイオ，チオプリン製剤投与歴なし，NUDT15 Arg/Arg）．直腸に20mm大の平坦隆起型の low-grade dysplasia が発見され，局所だけみれば ESD 可能と判断された．患者は臨床的寛解で，内視鏡的活動性は全体的に MES 1 程度である．ただし，長期のコントロール不良を反映し全体的に荒廃した粘膜であり，他部位にも dysplasia がある可能性は否定できない（少なくとも毎年のサーベイランスが必要）．まずは ESD を行ったところ一括切除，遺残なしであったが，病理ではおおむね low-grade だが一部，high-grade dysplasia が混在する，と診断された．患者はいまとても調子よく，全大腸切除には難色を示している．**この患者の今後の治療をどうするか？**

Answer

高原 ｜ **異時性異所性の癌のリスクを説明し，手術を勧める**：受け入れが困難なら，引き続いて念入りに癌サーベイランスを継続し対応する．

高尾 ｜ **全大腸切除を勧める**：高度異型を認め，若年であることから今後の発癌リスクは高い状態と考える．サーベイランスにも限界があり全大腸切除が望ましいと考える．

北畑 ｜ **まずは患者の理解度を確認**：リスクベネフィットを十分に理解されているのであれば慎重に経過観察．

横山 ｜ **アザチオプリン**：上乗せ効果に期待して開始し，半年を目安に内視鏡再検．効果不十分であればミリキズマブへスイッチも候補かもしれない．

黒川 ｜ **再度大腸全摘術を推奨**：high-grade dysplasia を認めた時点で，異所性に大腸癌を生じている可能性があり，基本的には大腸全摘術を推奨する．

21　発癌リスクのある長期経過例

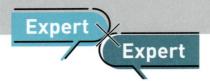

加藤 ウステキヌマブ投与中．完璧ではないがそこそこ効いている人で low-grade dysplasia が出たので ESD をやってみた．ESD では取りきれたけれど一部 high-grade だと言われた．これについての回答は手術を勧める，という意見と経過観察，という意見に分かれた感じ．

平岡 まあ，私は手術を説得しますね．手術を説得してどうしてもウンと言わないなら，治療強化して厳重に経過観察．

加藤 high-grade が少しでも出たら，それはもう手術なのかしら？ まあ，ガイドラインではそうなってはいるけど．

平岡 私はそう決めています．high-grade が出るということは他の部分にも癌がある可能性があるわけで．内視鏡的に見つけられることも多いけど，100％ではないので．

加藤 そうですか．でも，僕は「本来手術なんだけどね」とか言いながら様子をみるような気がする．北畑先生の意見に近い．サーベイランスしつつ，今度 high-grade dysplasia 以上が検出されたら手術，というのではだめ？

平岡 完全粘膜寛解ならまだありうるかもしれない．でも，若干炎症が残っている状態では，他の部分の dysplasia の見逃しのリスクは無視できないと思う．

加藤 でも，きちんとサーベイランスをしていて手遅れの癌になった人っている？

平岡 ほとんどいないけど，ゼロではない．とくに，IBD に慣れていない先生が内視鏡をやった場合に見逃すことがあると思う．あと，肛門付近の見にくいところの病変とか．こういう症例でサーベイランスをするとなると，とにかく早めに内視鏡，3 カ月ごととか半年ごととかにする必要がある．内視鏡を頻繁にされるのと手術をするのとどっちがいい？ みたいな選択をしてもらうことになるかもしれない．

加藤 まあ，そうだね．手術をせずに不安なまま何カ月かに 1 回内視鏡をし続けるよりは手術を選ぶ，という人もいるだろうね．

平岡 まあ，患者の年齢にもよるかもしれませんけどね．これが 80 歳の症例なら経過みるでしょうけど．

UCの発癌とサーベイランス

　UCの長期罹患例には大腸発癌のリスクがある．どのくらいのリスクかというのは，報告によってまちまちだが，**罹患10年で1％，20年で2％，それ以降で5％**というのが覚えやすい数字である．UCフォローの際には大腸発癌に対するリスクファクター，サーベイランス法，治療方針を知っておく必要がある．

1 UCからの発癌の特徴
　UCからの大腸発癌は通常の大腸発癌と異なり，炎症性発癌である．これはウイルス性肝炎からの肝発癌やヘリコバクター胃炎からの胃発癌と同様で，非癌部分との境界がわかりにくい，同時性・異時性に多発することがある，といった特徴を持つ．したがって，通常の大腸癌の多くが境界のわかりやすいポリープ（腺腫）から癌化するのに対し，UCからの大腸癌は境界のわかりにくいdysplasiaから癌となっていく．多くの症例で**ベースに炎症性粘膜が存在するため，その存在診断，範囲診断が難しい**ことがある．

2 UCからの発癌のリスクファクター
　長期罹患（7年以上），活動期が長い（かった）こと，狭窄の存在，PSCの合併，backwash ileitisの存在，などが言われている．炎症性発癌なので，基本的には，**炎症の強さを罹患期間で積分したものに発癌リスクは比例する**ものと考えられる．

3 治療法
　一般的にlow-grade dysplasia → high-grade dysplasia → cancerと進行するとされ，low-grade dysplasiaでは慎重な経過観察または手術，high-grade dysplasia，cancerでは手術とされる．手術は大腸全摘術を基本とする．境界が明瞭な病変に関しては近年ではESDなどによる内視鏡的切除も行われる．しかし，往々にして範囲診断は難しく，また，異所性・異時性に多発することも多いため，内視鏡切除後も結局は手術となる例も多い．

4 サーベイランス

　UC の長期経過例に対しては，一般的に CS によるサーベイランスが行われる．直腸炎型以外の病型で，罹患後 7 年以上経過した例にはサーベイランス内視鏡が推奨されている．ただし，長期罹患だからといって，ずっと内視鏡的寛解が続いているような症例ではさほどリスクが高いわけではない．その症例がどのくらいの炎症がどの程度続いていたか，ということを念頭に置き，どの程度サーベイランスをきっちりやらなければならないかを判断する．このことから，サーベイランスの間隔について一律の決まりはなく，リスクの高そうな症例〔強めの炎症が慢性的に持続している（た）ような症例〕では毎年行う必要があるし，内視鏡的寛解がずっと持続しているような症例では 3 〜 4 年ごとでも可である．IBD 診療に不慣れな先生はまめにやるほうが無難である．

　具体的な内視鏡の方法は，まずはできるだけ寛解期に行う．これは，炎症が存在すると dysplasia を肉眼的に発見するのが困難となるし，また，組織学的にも炎症との鑑別が難しくなるからである．しかしながら，寛解期に行うことができない症例も多いので，そういう場合は活動期に行わざるを得ない．そういった症例ではやはり，サーベイランス間隔を密にする必要があるだろう．**内視鏡時は，迷ったら生検**，が原則である．NBI 観察やインジゴカルミンを用いた色素内視鏡を適宜併用するが，ピットパターン診断などはベースに炎症がある場合にはあまり役に立たないことに注意し，とにかく生検をまめに行うべきである．生検の数は IBD の内視鏡に不慣れな場合は多くなるが，慣れてくるとだんだん少なくなってくる．

5 発癌予防

　以前は，5-ASA 製剤の投与が発癌リスクを低下させる，などという報告もあったが，治療薬云々よりも，きちんと治療して**粘膜の炎症をとることが発癌のリスクを低下させる**ことにつながる．したがって，発癌予防を治療目標の第一と考えるのであれば，臨床的寛解の症例でも粘膜に炎症が残存しているような場合では，内視鏡的治癒を目指した治療強化も検討すべきである．なお，UC 患者の発癌率は年々減少傾向にあるが，これは治療法の進歩により炎症をコントロールできる症例が増えていることが関係すると考えられる（ただし，本邦では UC 患者の絶対数が増えているので，発癌患者数自体は減っていない）．

22 外来で症状の悪化を訴える例への対処

Case 43

22歳，女性．看護師．8年前に全大腸炎型で発症．5-ASA不耐で，CAP療法で寛解．その後は無投薬で経過をみていたが，再燃．PSL 40mg/日で寛解，チオプリン製剤を開始した．ステロイドオフし3カ月後の来院時に，食後のみトイレにかけこむ，下痢っぽいが血は見えないという訴えがあった．**便潜血は陰性**，血液検査もまったく変化なし．日常生活でストレスはあるという．内視鏡は受けてもいいが，今日は夜勤入りで難しく，外来も2週間後しか来られないという．**この患者に今日の外来では，どう対応するか？**

Answer

井口 ＜ **コレチメント追加**：過敏性腸症候群（irritable bowel syndrome：IBS）の可能性は否定できないが，泥状便で便潜血がアテにならない可能性あり．泥状便＝範囲も広いと考えレクタブル注腸よりコレチメントを選択し2週間後再診時に内視鏡施行．主治医意見書や診断書作成（夜勤禁止）もできることを伝えておく．

橋本 ＜ **経過観察**：便潜血陰性のため，CSを施行後に治療変更を考慮する．

安富 ＜ **下痢型IBSとしての対応を追加**：便潜血陰性であり，UCとしては落ち着いている可能性が高いと考えた．2週後に便潜血再検し，症状を確認する．

有吉 ＜ **IBSとしてラモセトロン，ロペラミドなどで対応する**：可能であればチオプリン製剤を増量する．了承が得られれば2週間後内視鏡検査を予定する．

古谷 ＜ **UCの治療は変更しない**：便潜血陰性よりUCの再燃である可能性は低いと考えるため，プロバイオティクスの使用は検討する．

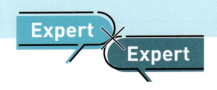

平岡 外来で悪化を訴えるが，再燃かそれとも機能性か悩ましいみたいな症例です．仕事上不規則な生活，ストレスもありそう．便潜血は陰性だけど，ステロイドをオフにして3カ月というタイミングは少し気になる．ちょうど再燃しそうなタイミングなので．

加藤 これで便潜血をやってなかったらIBDの悪化を考えるけれども，便潜血が陰性っていう時点で，UCの再燃は否定的と言える．やっぱりこういう症例には便潜血が強いよね．

平岡 回答者の皆さんもほぼそういう判断．便潜血が有用と思ってくれるのはそれを世に広めている立場としてはうれしい．

加藤 僕なんかも，その場で便潜血が陰性である結果をみせて，「いやごらん，気のせいだ」とか言っちゃう可能性が高い．

平岡 でも便潜血も，水っぽい便の場合は偽陰性がありえます．むくみがメインの炎症の場合は潜血としては拾えないことがある．その辺を考えているのが，井口先生．橋本先生，有吉先生も内視鏡で確認するべき，と考えている．

加藤 まあ，内視鏡で確認するのが理想ではある．

平岡 内視鏡はこの症例のようになかなかすぐにはできないことも多いので，とりあえず機能性の対応だけするか，再燃の可能性を考えた対応もするか？

加藤 僕は便潜血の結果がなかったら，コレチメントくらいは投与するかも．

平岡 私は便潜血陰性でも，ステロイド止めて3カ月後という時期が気になってしまうと思います．仕事がとても忙しい人だったら，さらに悪化して困った場合に使ってもらえるようにコレチメントかレクタブル注腸をお守りで渡しちゃうかも．でも，不要なステロイドは使いたくないので，しのげるなら2週間後に内視鏡で確認してからにしたいですね．実際にモデルにした患者は，UCの治療強化は行わずラモセトロンだけ処方して，2週後に内視鏡をしたらとってもきれいでした．それをみて安心だったのか，おなかの調子もよくなりました（笑）．

加藤 そう，だからこういう症例には便潜血は非常に有用なんだと思うけどね．

Case 44

56 歳，女性．主婦．10 年前に全結腸炎型で発症．5-ASA 製剤 full dose で寛解．心配性の方で，腹痛の訴えも多く，何回か内視鏡で確認もしたが，再燃所見を認めたことはなく，2 年前から 5-ASA 製剤 half dose に減量していた．腹痛があるとして来院．排便回数は，2 回とやや増加，軟便で血はみえないという．5-ASA 製剤を full dose に戻し，2 週間後の再診としたが，1 週間後に腹痛が悪化したとして来院．CRP 0.01mg/dL であるが，Hb と Alb は若干低く，便潜血も弱陽性である．内視鏡はさんざん受けたので，絶対イヤと言っている．**この患者に今日の外来では，どう対応するか？**

Answer

高橋 ┤ **腹部エコー検査を行い，炎症の範囲を評価する**：直腸に炎症が限局していれば，ペンタサ坐剤を追加する．S 状結腸〜直腸に限局していれば，ペンタサ坐剤・レクタブル注腸を追加する．

對田 ┤ **便中カルプロテクチン評価と腹部エコーを行う**：内視鏡再検が難しいため，カルプロテクチンで評価する．併せ，腸管評価と他疾患の鑑別を目的に腹部エコーを行う．

宮川 ┤ **腹部エコーにて消化管を評価する**：炎症の有無を他のモダリティーで評価してみる．炎症があり再燃が疑われれば，CS を勧める．

青山 ┤ **鎮痛薬の処方とエコー /CT 検査**：IBS 合併も考慮して鎮痛薬を処方しつつ，UC 病勢評価としてまず腸管エコーや CT 検査などの非侵襲検査を行う．

堀尾 ┤ **アセトアミノフェン**：多少の再燃の可能性はあるが，5-ASA 製剤 full dose に戻した効果をもう少しみたいので，ひとまず鎮痛薬にて対応する．

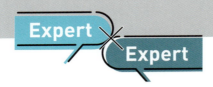

平岡 常に訴えがある患者．でも本当の再燃は見逃すのは嫌だな……の患者です．CRPは完全に陰性．ただ，HbとAlbは若干低く，便潜血が少し反応してます．内視鏡はもうさんざん受けたんで今回は嫌ですと言ってます．

加藤 この症例はふつうUCがちょっと悪いと思うよね．これもやっぱり便潜血が陽性というところが決め手になる．

平岡 逆に言うとCRPはアテにならない，ですね．この人に微妙に再燃があるとしても，この程度では通常，CRPはほとんど上がりませんね．

加藤 そうそう．でも，回答者ではエコーやって確かめる，という意見も多いね．内視鏡は嫌と言っている，でも確認はしたい，というところかなあ．ただ，腸管エコーはどこでもできる，というわけでもない．ある程度スキルも必要．

平岡 私もできればエコーをしたいところ．でも，エコーができない場合は，最低限腹部単純X線は撮りますね．炎症があった場合，便のたまりや空気像から，その範囲が広いのか直腸付近に限局しているのかの評価はある程度できる．便潜血が弱い陽性なのに，AlbとHbが若干低いので，深部（右側）が意外と悪いという可能性がないとは言い切れないので．

加藤 あーなるほどね．それで炎症範囲が狭いとどうするの？ 局所療法にする？

平岡 まずは局所療法を選ぶと思います．排便回数も多くないし，できればペンタサ注腸で．レクタブル注腸でもいいですけど．病変範囲が広いかも？ という場合は，まずはコレチメント，あとはカロテグラストメチルも候補．

加藤 青山先生や堀尾先生は鎮痛薬って言ってるね．

平岡 大した再燃じゃないと判断したのと，治療強化（5-ASA製剤をfull doseに戻した）直後だからでしょうね．アセトアミノフェンくらいは出してもいいんじゃないですか．

加藤 そうね．僕はコレチメントだけ出す気がするな．

平岡 確かに深部がすこし悪い場合はコレチメントのほうが局所療法より届きやすいでしょうしね．肛門側が悪くても排便回数は多くないし，程よい治療かも．

加藤 まあ，それで症状が悪化する場合は，内視鏡検査を受けてくれるかな．

解説！ 外来でのバイオマーカーの使い方

　IBDは腸管の炎症なので，内視鏡による活動性評価がいわゆるゴールドスタンダードである．内視鏡所見を内視鏡をせずにpredictするものがバイオマーカーと呼ばれるものである．IBDのバイオマーカーの主なものには，血液検査，便検査，尿検査，そして患者の症状がある．

1 血液検査

　血液検査で腸管の炎症を反映する主なものは，CRP，赤沈，血清Alb，血小板数，そしてLRGがある．血液検査はルーチンで検査されるものであるから簡便なのがメリットである．また，多くの施設で外来のその日に結果がわかるというのも大事な点で，その日の治療変更などの参考にすることができる．一方，血液マーカーはいずれもおおむね体内の炎症を反映するものであるので，腸管の炎症に特異的ではない．LRGはIBDのマーカーとして保険収載されているが，風邪など他の炎症でも上昇する．また，IBD患者でも各マーカーの上がりやすい人，そうでない人がいる．CRPはちょっとした腸の炎症でも上昇しやすい人とまったく上がらない人がいる．血小板数などは炎症で反応する人，まったく反応しない人，炎症が落ち着いても高いままの人，などさまざまである．したがって，**血液マーカーの推移が本当に腸管の炎症を反映しているのかについては，慎重な問診や複数のマーカーの推移を組み合わせて考える**などして判断する必要がある．IBD患者でCRPが変に高いけど腸管症状が落ち着いている場合，意外と歯（齲歯や歯の治療中など）からきている場合があるので要注意．医者は歯のことまで問診しないし，患者は歯のことくらいを医者に訴えたりしないから見逃しがちである．

2 便検査

　便中カルプロテクチンと免疫学的便潜血法がある．カルプロテクチンは顆粒球に含まれる蛋白であり，腸管に浸潤した炎症細胞の量を反映する．便潜血は大腸癌検診で使用するものとまったく同じである．カルプロテクチンはrangeが数十〜数千と広いため炎症の推移をみるのに向いており，一方，便潜血は陽性なら炎症あり，

陰性なら粘膜治癒，というふうに評価するのに向いている（したがって，便潜血はクリニックなどで使用する定性キットでも行うことができる）．

　便検査のもっともよいところは，腸管炎症に対する特異性の高さである．上記のように血液検査のCRPなどは風邪でも上がるのに対し，便マーカーは腸に炎症がないと上がらない．腸の炎症をダイレクトに反映するわかりやすさが便マーカーの最大のメリットである．一方で患者に便を持参してもらう必要があり，マーカーとして上手に利用するには，患者に来院時に忘れずに持ってきてもらう必要がある．

3 患者の症状

　UCが悪化すれば通常は下痢，血便の症状が悪化する．また，薬剤が効いて活動性が軽減すれば症状も改善する．すなわち，症状はUCの活動性の立派なバイオマーカーである．一方で，CDとくに小腸型CDなどは活動性があっても症状に出にくい場合があり，症状は十分なバイオマーカーになりえない場合がある．

4 その他

　尿中プロスタグランジンE主要代謝物（PGE-MUM）がUCの炎症のマーカーとして保険収載された．尿検査もその場でできる検査（便のようにわざわざ持ってくる必要がない）なので，今後，有用性が増すかもしれない．

5 バイオマーカーをうまく使うコツ

　UCでは本来，「症状」が活動性のよいマーカーになるはずが，この項の症例のようにIBSの要素が混ざったような患者にはうまく適用できないこともある．一般的に，その患者の病勢をもっとも反映するマーカーというのは患者ごとに違っていることが多い．症状に出やすい人，CRPの上がりやすい人，便マーカー以外は上がらない人，などいろいろなパターンがある．その患者のもっとも反映しそうなマーカーを見つけてそれを中心にフォローするのがよい．また，内視鏡をしたときに内視鏡所見とそのときの症状や各種マーカーの値などを紐づけておき，外来時のマーカーの値を内視鏡時の値と比較することで，そのとき内視鏡像がどう変化していそうなのかを推定する，というような評価のしかたが有用である．医療者側の都合でいくと，大きな病院で血液検査が迅速にわかる場合は，血液検査の組み合わせで考えるのがよいと思うし，IBDをさほど見慣れていない先生などは便マーカーが腸管の状況をデジタルに反映するので使いやすいと思う．

23 妊娠例（UC）

Case 45

28歳，女性．全大腸炎型，病歴は約10年．ステロイド依存性．これまで抗TNFα抗体，抗IL12/23抗体（抗p19抗体含む）に不応．JAK阻害薬トファシチニブで寛解維持中であった．妊娠を希望したためベドリズマブに変更した．ベドリズマブ2回投与したところで妊娠が判明．そのころより中等度（排便回数5〜6回の下痢，血便）の再燃をきたした．**この患者に対してどう対処するか？**

Answer

大井 〈 **CAP療法**：これで制御不可であれば全身ステロイド内服か重症度次第でコレチメントなども考慮する．

太田 〈 **寛解導入である3回目のベドリズマブ投与までは継続する**：悪化するようであれば，本人と産科と協議しつつ，妊娠中であることを考えていったんステロイドによる寛解導入を検討する．

井川 〈 **全身PSL**：ステロイド依存性なので，ステロイドは効果あると思われるため．

大道 〈 **ベドリズマブは継続しCAP療法を併用する**：改善なし／病勢悪化の場合ステロイド全身投与を行う．ベドリズマブ無効の可能性も懸念されるが，妊娠に伴い病勢が悪化してしまった可能性もあると考え，ベドリズマブは継続とした．

井原 〈 **ステロイド開始しつつ，NUDT15を確認し，アザチオプリン使用を検討する**：婦人科と適宜相談する．

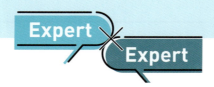

加藤 28歳，妊娠例だが，いろんなバイオ製剤は無効．投与中のベドリズマブも効いてなさそうで再燃，とのことです．JAK阻害薬投与中で妊娠希望されたので他のバイオ製剤に変えたら効かない，って症例を経験したので出してみました．回答者ではCAP療法が2人，ステロイドが3人．

平岡 CAP療法はありでしょうね．最近はいろんなバイオ製剤とかが出てきてCAP療法の出番が少なくなりましたけど，妊娠中はその安全性から積極的に使ってよいのではないでしょうか．

加藤 そうね．妊娠中の悪化にはよい適応ですね．

平岡 CAP療法でダメなら，ステロイドということになると思う．とくにこういうステロイド依存性の症例では，ステロイドという逃げ道があるのでまずはCAP療法，だめならステロイド，というストラテジー．

加藤 そうですね．僕も妊娠中だけは，ステロイドを継続する，という方針は許容されるかと思います．実際，似たような症例では，妊娠中はPSL 10mg/日をずっと継続する，という方針でいきました．今なら，コレチメントでもよいかもしれませんね．妊娠初期にステロイドを使うと出生児に口唇口蓋裂が増える，と言われているけれども，先生は経験ありますか？

平岡 1例経験があります．ただ，口唇口蓋裂はかなり頻度の高い先天異常なので，本当にステロイドが悪かったかどうかはわかりません．最近は形成外科的治療もよくなっているので，さほど心配する必要はないと思っています．それよりは，妊娠中の母体の状況を改善することを考えるほうが大事ですね．

加藤 この症例では当てはまらないですが，妊娠中に新たなバイオ製剤を開始する，というようなことは行いますか？

平岡 状況によりけりですが，まったくやらない，ということはないと思います．ただ，どのバイオ製剤も必ず効果があるとは限らないので……．その患者で，もっとも効果が望める治療を選択する，ということが大事なのではないでしょうか．

加藤 なるほどね．この症例ではそれがステロイド，ということなのでしょう．

Case 46

30 歳, 女性. 全大腸炎型. 5 年前に初発だったが, 5-ASA 製剤のみで落ち着いたため, その後病院には通院していなかった. 第一子を妊娠し, とくに妊娠合併症はなく胎児の発育は正常で経過していたが, 28 週時に突然 UC が重症再燃した. 便回数 20 行 / 日以上の血便, 腹痛あり. CRP 13.7mg/dL. 緊急入院となった. 感染症はない. **この患者に対してどう対処するか?**

Answer

高原 < **タクロリムス**: 重症例であるため, 産科, 外科と連携しつつ, 早期の効果が期待できかつ, 妊娠中にも使用できるタクロリムスで対応する.

高尾 < **インフリキシマブ**: 高用量ステロイドは使用しにくく速やかな寛解導入を目指したいため. 導入困難時には緊急の分娩も考慮する.

横山 < **PSL**: 左記にて早急な寛解導入を試み, CAP 療法の併用も進めていく. 厳しいようであればインフリキシマブ, 大腸切除も視野に入れる.

黒川 < **PSL で寛解導入を試みる**: やむを得ない場合は妊娠後期でも抗 TNFα 製剤を投与するか帝王切開するか慎重に検討する.

古谷 < **インフリキシマブで寛解導入を行う**: 早い効果発現に期待でき, 高用量ステロイドや JAK 阻害薬より妊婦に対して安全性が高いため.

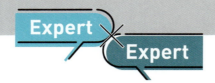

加藤 Case 46 は治療を自己中断していたら妊娠中に重症再燃してしまった例です．妊娠の有無にかかわらず，治療を自己中断した人ではときに重症再燃してやってくる場合があるので，やっぱり治療はやめちゃいけないんだよね．ところで，この症例は 28 週なので，この時点で帝王切開で取り出す，という選択もないわけではない．

平岡 でも，なんとか治療して妊娠を継続できるようにするに越したことはない．

加藤 重症なので，高用量ステロイド，インフリキシマブ，タクロリムスなんかが候補になると思うけど．回答も割れてるよね．

平岡 やっぱり最初は高用量ステロイドでいくと思う．場合によっては CAP 療法もかぶせるかもしれない．でも，妊婦さんてもともと貧血であることが多いので，体外循環を回す CAP 療法は難しいこともあるけど．

加藤 PSL は胎盤で多くが失活するけど，妊娠中はだいたい 30mg くらいまで，とか言われてることが多いと思うけど？

平岡 もう妊娠後期だから，変に量を日和るよりきちんと高用量いったほうがいいと思う．妊娠前の体重換算で 1mg/kg/ 日以上でね．

加藤 そうだよね．まあ，ステロイドがダメだったらタクロリムスまたはインフリキシマブ，という普通の重症例の治療に準じるということかしら……．ステロイド飛ばしてインフリキシマブ，という線はない？

平岡 なくはないけど．インフリキシマブは効かないこともあるし，予期せぬ副作用なんかが出てもいやだし……．ステロイドの副作用はだいたい想定できますからね．細かいことだけど，T-SPOT などの結核検査も妊娠中はあてにならなくなるし．

加藤 では，タクロリムスは？

平岡 それもないことはないけど，やっぱり最初はステロイドでいくかな．

加藤 そうね．ステロイドがまったく効かない，ということもあまりないからね．

平岡 でもこういう症例はやはり専門施設で診ないといけませんね．

加藤 こういうときこそ大学病院の出番かな．いろんな専門家がいるから．

IBDにおける妊娠の考え方
(とくに妊娠中の薬剤使用について)

　IBD患者の妊娠においてもっとも重要なことは，母体の病態が安定していることである．したがって，病状が寛解である場合に妊娠を許可すべきであるが，活動期に妊娠したとしてもその後病状を落ち着けるよう積極的に治療を行う．また，**妊娠したからといって使用中の薬剤を勝手にやめたりしないように事前に指導しておく**ことも重要である．妊娠によりIBDの病状がよくなる人1/3，変わらない人1/3，悪化する人1/3と言われているが，事前に予測はつかない．また，同じ患者でも妊娠ごとに病状の経過は異なり，第一子のときに病状が悪化したとしても，第二子のときにもそうなるとは限らない．

　妊娠とIBDで使用する薬剤についてはおおむね以下のとおりである．

1) 5-ASA製剤
　安全であり，5-ASA製剤を服用していた患者は妊娠中もずっと継続する．

2) ステロイド
　PSLは大部分が胎盤で失活するため，30mg/日程度までは安全に使用可能，とされている．ただし，対談で述べているように，妊娠早期の使用では口唇口蓋裂の増加がみられたというデータがある．しかしながら，設問のように，重症例に対しては病状の安定を最優先とし，高用量ステロイドの使用も許容されると考える．また，通常はIBD患者に対して長期のステロイド使用はすべきではないが，これも設問のように，妊娠中に限っては他に使用できるような薬剤がないような場合には少量であれば長期使用もやむを得ない例もある．

3) CAP療法
　妊娠中も安全に施行可能であるが，貧血のある患者などでは循環動態への影響には十分注意する．

4) アザチオプリン/メルカプトプリン
　現在は妊娠中も安全に使用可能とされている．しかし，妊婦のNUDT15遺伝子多型がArg/Cysのヘテロである場合には注意が必要である〔第1部9．チオプリン不耐・不応例の解説（p.66）参照〕．

5）バイオ製剤

　基本的にどのバイオ製剤も妊娠中にも安全に使用可能と考えられているが，安全性のデータが多いのは使用経験の多い抗 TNFα 抗体である．バイオ製剤は高分子であるが，妊娠後期には胎盤を通過し胎児移行する．したがって，バイオ製剤を使用している患者から出生した児では体内にバイオ製剤が移行しているため，生ワクチンの接種は生後 6 カ月は控えることとされている．日本の新生児定期接種では BCG と経口ロタウイルスワクチンがこれに当てはまる．**BCG は生後 6 カ月以降に接種するよう，また経口ロタウイルスワクチンは接種しないよう指導**する．出生児への移行を考え，以前は妊娠 30 週程度でバイオ製剤の投与を中断することが多かったが，30 週で中止しても出生児の血中にバイオ製剤が検出されるため，最近ではあえて中止せず，出産直前まで継続する場合も多い．

6）タクロリムス / シクロスポリン

　両者とも妊娠中の使用は問題ないとされている．

7）JAK 阻害薬

　JAK 阻害薬の妊娠中の安全性は確立されておらず，現在のところ妊娠中および妊娠を希望する女性には投与すべきではない．したがって，JAK 阻害薬投与中の患者が妊娠を希望する場合は，バイオ製剤などの他の薬剤に変更する必要がある．JAK 阻害薬中止後 1 月経周期を過ぎてから妊娠を許可する．ただし，JAK 阻害薬服用者が妊娠して問題なく出産した例も報告されており，JAK 阻害薬服用中に妊娠してしまっても堕胎などは考えず，JAK 阻害薬を中止したうえで慎重に経過をみるべきである．

8）カロテグラストメチル

　カロテグラストメチルも JAK 阻害薬同様の理由で，現在のところ妊娠中および妊娠を希望する女性には投与を控える．

　男性患者がパートナーの妊娠を希望する場合にとくに問題となる薬剤はないが，SASP には可逆性の精子減少という副作用があることに注意する．

授乳と薬剤：多くの薬剤は乳汁移行するが，JAK 阻害薬以外は使用中に授乳しても問題ないとされている．バイオ製剤も乳汁移行するが，蛋白質であるため児の消化管で分解されると考えられている．

24 術後トラブル（回腸嚢炎など）例

Case 47

51歳，女性．ステロイド抵抗性の難治で10年前に大腸全摘，回腸嚢肛門管吻合施行．2〜3年に1回，回腸嚢炎によりシプロフロキサシン400mg/日（分2）内服で1週間程度で落ち着くという症状を繰り返している．2週間前から排便回数が15回以上になり下腹部痛も出てきたということで来院．内視鏡検査で中等度の回腸嚢炎を確認．シプロフロキサシンをいつものように処方したところ，症状の改善がまったくないとのことで2週間後に来院された．内視鏡検査再検で，回腸嚢炎の程度は変化なし，便培養，*C. difficile* トキシン抗原は問題ない．メトロニダゾールは過去に使用した際，嘔気ですぐ中止したという．**この患者にどう対応するか？**

Answer

井口 入院絶食，5-ASA局所製剤，レクタブル注腸，アザチオプリンを順次開始：ガイドラインどおりの対応だが，念のため5-ASA不耐の可能性を頭に入れておく．それでもダメならCAP療法→インフリキシマブ導入が候補．

對田 他の抗菌薬を試み，抵抗したら5-ASA局所製剤→ステロイド局所製剤を開始：抗菌薬投与に抵抗しつつある状況であり，難治であればUCに準じた寛解導入および維持への移行を行う．

安富 5-ASA局所製剤，ステロイド局所製剤：抗菌薬無効の難治性回腸嚢炎であるため．効果乏しければバイオ/JAKも検討する．

北畑 リファキシミンとシプロフロキサシン併用療法：再発を繰り返しており，抗菌薬抵抗性の慢性回腸嚢炎と判断．少数例の検討だが，上記併用療法の有効性が報告されているため．

堀尾 レクタブル注腸 or ペンタサ注腸：抗菌薬不応のため左記をまずは選択．それで改善なければステロイド全身投与や抗TNFα製剤を考慮する．

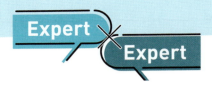

平岡 今度はUCの術後トラブルです．まずは代表的な術後合併症である回腸嚢炎．回腸嚢炎を発症するUC術後の方は結構いて，それで抗菌薬はたいがい効くんだけど，高率に抗菌薬依存になったりする．この設問の患者もシプロフロキサシンをずっと使っていたのだけれども，効かなくなった，という症例．

加藤 こういう例には通常はメトロニダゾールを使うかな．でも，嘔気で飲めないのね．メトロニダゾールは結構そういう人いるからね．

平岡 回答者は他の抗菌薬が2人，局所製剤が3人．

加藤 まあ，僕は他の抗菌薬を選択するかな．セフェム系でもなんでもいいと思う．

平岡 なんでもいいの？

加藤 回腸嚢炎に対しシプロフロキサシンやメトロニダゾールが使われるのは，歴史的，経験的なもので，ターゲットは腸内細菌とか皮膚の常在菌とかなんだからどんな抗菌薬でもかまわないんだよね．だからセフェムでも普通に効果があると思う．北畑先生がリファキシミンと書いているけれど，確かにリファキシミンはエビデンスがあるんだけど，日本で使うには肝性脳症の病名が必要となる．ところで回腸嚢炎に局所製剤は効くのかしら？

平岡 5-ASAの坐剤や注腸，レクタブル注腸も効きますよ．5-ASA製剤の内服もたまに効きます．

加藤 まあ，抗菌薬がイマイチになったら，要するに通常のUC直腸炎型に対するような治療をしなければならなくなる，ということよね．

平岡 バイオ製剤はどうですか？

加藤 抗TNF製剤のインフリキシマブや抗IL12/23抗体のウステキヌマブを使ってうまくコントロールできている人はいるね．

平岡 ベドリズマブはどう？ N Engl J Med. 2023; 388: 1191に有用性の論文が出たけど．

加藤 個人的には使ったことはない．これもUCに対するバイオ製剤の選択と同様で，どれが効くかは使ってみないとわからない，ということなんだろうね．

平岡 とにかく難治の回腸嚢炎は難治のUCと同じくらいやっかいってことよね．

Case 48

24 歳男性，会社員． ステロイド抵抗性で 2 年前に大腸全摘，回腸嚢肛門吻合を受け，就職のため当院に 1 カ月前に転院してきていた．心窩部不快感が続いているとのことで，プロトンポンプ阻害薬を処方したが改善なく，上部内視鏡と腹部超音波を行ったところ，十二指腸にびまん性に顆粒状粘膜を認め小びらんが多発していた．ペンタサを粉末化して投与してみたが，1 カ月しても症状は改善しておらず，悪化傾向であるという．**この患者にどう対応するか？**

Answer

高橋 < **抗 TNFα抗体**：同様の症例で抗 TNFα抗体が奏効したとの報告があるため．ステロイドが奏効したとの報告もあるが，この患者はステロイド抵抗性の UC であったとのことで，奏効しづらい可能性も懸念されるため．

高尾 < **チオプリン製剤**：UC の上部消化管病変が疑われるため．症状が強ければ寛解導入療法としてステロイドを追加する．

青山 < **経口ステロイド**：大腸全摘後に発症した UC の上部消化管病変と考える．PSL 経口投与を行い，1〜2 カ月後に上部内視鏡再検して治療効果を判定する．

横山 < **経口ステロイド**：UC の上部消化管病変には PSL が有効なことが多く，トライしてみる．ペンタサ粉砕投与も高用量では反応ある場合もあるので，維持を考えて相談．

井原 < **ステロイド**：UC の上部消化管病変として，まずはステロイド投与を試みる．場合によってはバイオ製剤を使用．

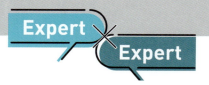

平岡 Case 48 は UC 術後の患者の十二指腸病変です．

加藤 胃病変や十二指腸病変のある UC 患者ってまれにいるよね．術後であってもなくてもある人にはあるという気がするが……．

平岡 そうですね．そんなに頻度は高くないけど．そもそも UC の人に対してあまり上部内視鏡検査はしないしね．

加藤 そう．だから意外と見逃しているのかもしれないけど．

平岡 ペンタサを粉砕投与する，というのが基本的なやりかただけど．

加藤 ペンタサ顆粒でも粉砕しないといけないんだよね．

平岡 そうそう．ペンタサ顆粒もすでにエチルセルロースでくるんであるからね．でもこの症例はペンタサ粉砕が効かないという……．

加藤 まずはステロイドかなあ．

平岡 ステロイド抵抗性で手術になったんだよね，この症例．

加藤 そうか，でも，上部病変には効くかもしれないし……．UC の上部病変で緊急性を有することってほとんどないから，とりあえずステロイドを試してみてもいいんじゃないの？

平岡 そういう考え方もある．回答者では，ステロイド抵抗性だから抗 TNF 製剤という人もいるし，ステロイド飛ばしてチオプリン製剤，という人もいる．

加藤 まあ，症例が少ないだけにあまり標準的な方法はない，ということだね．ステロイドを使うにしても，ステロイドでよくなったらやっぱり維持を考えなければいけないわけだし，それでペンタサ粉砕だけで維持できなければ，やっぱりチオプリン製剤やバイオ製剤が必要となってくる．

平岡 そうですね．ところで，こういった上部消化管病変って発癌のリスクがあると思いますか？ UC の上部病変にもサーベイランスが必要なのかしら？

加藤 1 人だけ，慢性の十二指腸病変から発癌したことがある．

平岡 やっぱりあるんですね．

加藤 発癌頻度は低いけどひどい上部病変のある人はサーベイランスで上部内視鏡検査もしといたほうがいいということでしょうね．

UC 術前・術後の諸問題

1 血栓症

　UC における血栓症は，JAK 阻害薬の副作用によるものが有名であるが，薬剤で言えば，ステロイド投与にも血栓症のリスクがあることは知っておくべきである．また，活動性の高い UC ではそれ自体が血栓症のリスクがあることに注意が必要である．

　とくに，**手術も考慮するような入院の重症例では血栓症のハイリスクであるので，D ダイマーを必ず測定**し高値の場合は CT やエコーなどで血栓をチェックするなどの対処が必要である．また，重症例に CV カテーテルを挿入する場合も，カテーテル血栓症の発症には十分注意する必要がある．

2 中毒性巨大結腸症

　第 1 部 16．重症例（入院例）の解説（p.110）参照．中毒性巨大結腸症では穿孔のリスクが高く，基本的には緊急手術を考慮する病態である．最近では，手術を念頭に置きつつもタクロリムス / シクロスポリンなどによる内科治療を試みる場合もあるが，そのような対処は専門医にゆだねるべきである．

3 術後回腸嚢炎

　UC 術後の合併症のもっとも代表的なもので，UC 術後の患者の 10％以上に発症する．術後回腸嚢に慢性の炎症をきたし，下痢，腹痛，血便，発熱などの症状を生じる．術後の回腸嚢に繁殖した細菌に対する免疫反応で起こると考えられ，基本的には抗菌薬治療が奏効する．使用される抗菌薬は経験的にシプロフロキサシンやメトロニダゾールが用いられるが，対談のところでも記載したように，それらの抗菌薬でないといけない，というわけではなく，おそらくどの抗菌薬でも有効性は認められるものと思う．ただし，高率に抗菌薬依存となり，繰り返し抗菌薬の投与を必要としたり，何カ月も長期投与をせざるを得ないような症例もしばしばある．そして，一部では抗菌薬に対して反応しづらくなる症例も出てくる．そのような例では，対談でも述べたように，難治の UC 直腸炎型に準じた治療を必要とする．ときにバ

イオ製剤の投与も必要な例がある．患者にしてみればせっかく手術をしてこのような治療から解放されたと思ったのに逆戻りになる感じなので，なんともせつない感じではある．

4 残存直腸炎

UC の手術では，直腸粘膜を若干残して器械吻合する回腸嚢肛門管吻合（IACA）と肛門側からアプローチして直腸粘膜を除去したのちに手縫いで吻合する回腸嚢肛門吻合（IAA）がある．どちらを選択するかは主に手術する外科医の好みであるが，前者の場合はわずかに直腸粘膜が残存するため，術後もそこに炎症をきたすことがある．また，まれであるが，その部分に dysplasia や癌が発生するリスクがある．したがって，**直腸の残存している患者では，やはり術後も直腸炎に対する治療が必要になったり，発癌のサーベイランスを必要とする症例がある**．

5 大腸以外の消化管病変

UC は基本的には大腸のみに起こる炎症性疾患であるが，まれに，大腸以外の消化管にも炎症を生じる．

1）胃・十二指腸病変

設問にもあるとおり，胃，十二指腸に大腸の UC と同じような炎症性変化をきたす症例がまれにある．術後症例もそうでない症例もある．ペンタサの粉砕投与，というのが基本である．通常は臨床上さほど大きな問題となることはない．

2）Backwash ileitis

これは，全大腸炎型 UC で盲腸まで及んだ炎症によりバウヒン弁が開大し，炎症が回腸側まで広がったものをいう．これも，臨床上それがあるからどうというものではないが，backwash ileitis のみられる症例は大腸発癌のリスクである，という報告もある．

3）術後小腸炎

重症症例に対する大腸全摘の直後に，残存した腸管（主に小腸）に重篤な炎症をきたすものである．多発の打ち抜き潰瘍を生じ，動脈性出血を繰り返してショックとなったり，穿孔をきたす場合もある．まれに致命的となりうる合併症である．発症した場合には，早期に抗 TNFα 抗体インフリキシマブを投与する．ステロイドパルスの有効性も報告されている．

第 2 部

クローン病

（Crohn's Disease: CD）

■ CD で使用する薬剤: バイオ製剤 /JAK 阻害薬

	一般名	商品名	投与法 (維持期)	製剤の 特徴	臨床的特徴
抗 TNFα 抗体	インフリキシマブ	レミケード・ インフリキシ マブ BS	8 週毎点滴	長時間の 点滴	CD では最強のバイ オ製剤と考えられて いる 増量・短縮投与可能 投与時反応が起こる ことがある 原則，チオプリン製 剤併用
	アダリムマブ	ヒュミラ・ア ダ リ ム マ ブ BS	2 週毎 皮下注射	自己注可	増量投与可能 チオプリン製剤併用 が望ましい
抗 α4β7 インテグリン 抗体	ベドリズマブ	エンタイビオ	8 週毎点滴 または 2 週毎 皮下注射	自己注可	CD では UC ほどの 有効性はないと考え られている
抗 IL12/23 (p40)抗体	ウステキヌマブ	ステラーラ・ ウステキヌマ ブ BS	8 週〜 12 週毎 皮下注射		安全性が高い 長期安定性が高い
抗 IL23 (p19)抗体	リサンキズマブ	スキリージ	8 週毎 皮下注射	オート ドーザー	抗 TNF 製剤 failure 例に対し，ウステキ ヌマブより短期有効 性が高いことが臨床 試験で証明された
JAK 阻害薬	ウパダシチニブ	リンヴォック	1 日 1 回 内服	内服薬	JAK 阻害薬で唯一 CD の適用

上記表の注釈: バイオ製剤，JAK 阻害薬については 2024 年末までに保険収載のものについて記載

■ CD で使用する薬剤：その他

	一般名	商品名	製剤の特徴	臨床上の特徴	
導入や維持における補助的治療薬	メサラジン	ペンタサ	時間依存性放出のため小腸にも分布	UC ほどの効果は期待できない	
	サラゾスルファピリジン	サラゾピリン（SASP）	腸内細菌の分解により 5-ASA を放出	大腸型に対して使用 ペンタサより有効性が期待できる	
	ブデソニド	ゼンタコート	副作用の少ないステロイド	回腸から右側結腸の比較的軽い病変に対して使用	
	血球成分除去療法（CAP 療法）	アダカラム，イムノピュア	体外循環，1 回 1 時間前後，週 1 ～ 3 回，10 回まで	UC ほどの効果は認められない	
チオプリン製剤	アザチオプリン	イムラン	内服薬（錠剤）	使用前に NUDT 15 遺伝子多型を確認 至適用量の個人差が大きい 効果発現が遅い	嘔気などの副作用頻度が高い
	メルカプトプリン	ロイケリン	内服薬（散剤）		アザチオプリンより副作用が少ないが，保険適用外
栄養療法	成分栄養剤	エレンタール	自己挿管による経鼻投与も可能	副作用はほとんどない 継続性に難	
短腸症候群治療薬	テデュグルチド	レベスティブ	1 日 1 回皮下注射（自己注射）	経静脈栄養が必要な人に適用	
痔瘻治療薬	ダルバドストロセル	アロフィセル	脂肪細胞由来の間葉系幹細胞	適用となる病変は多くない 肛門科専門医による使用 非常に高価	

163

1 診断に迷う例

Case 49

　45 歳，男性．右下腹部違和感を主訴に来院． CT で盲腸から回腸末端部の狭窄病変を指摘された．イレウス症状はないが，CS では，上行結腸近位側から炎症性に狭窄していてそれより口側には内視鏡挿入不能．生検では特異的所見なし．類上皮肉芽腫は検出されず．肛門病変なし．その他の大腸病変なし．細菌培養，抗酸菌培養・PCR は陰性．血液検査で **T-SPOT は陽性**．胸部 CT では結核を疑う所見なし．上部内視鏡および経口的小腸バルーン内視鏡では所見なし．**この患者に対してどう対処するか？**

Answer

高原 ＜ 手術を勧める：鑑別は CD と腸結核である．狭窄による症状もあるので，診断治療目的で．

太田 ＜ ゼンタコートをまず試す：免疫抑制リスクが低く，比較的軽症かつ炎症範囲を考慮して，潜在性結核感染を否定できず，今後の免疫抑制治療を考慮し感染症科と相談し結核治療を考える（NSAIDs 使用歴も確認したい）．

宮川 ＜ 手術：CD 疑いは否定できないが現時点では診断困難であり，手術による診断確定を検討する．

有吉 ＜ 造影検査（注腸造影や小腸造影）を追加：腸結核や CD に特徴的な所見がないかどうか確認する．

黒川 ＜ 潜在性結核感染を治療しつつ経過観察：狭窄の増悪時は手術施行する．手術検体でも診断がつかない場合は慎重に経過観察し，再燃傾向があれば CD として速やかに治療を開始する．

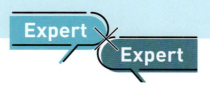

加藤 CDの診断を迷う例．中年男性で回盲部狭窄．カメラが入らない，肉芽腫も検出されない．抗酸菌も出ないけど，T-SPOTだけ陽性……．

平岡 私はたぶん結核の治療をすると思う．治療して改善しなければ手術かな．

加藤 結核だとして，結核の治療をすると狭窄は改善するのかな？

平岡 改善しないことも多いとは思う．ただ狭窄の範囲が短くなれば，バルーン拡張という手段もとれるかもしれない．微妙な場合は手術をして白黒つけるか，CDの治療をするかは悩むかな．

加藤 結核治療で狭窄が改善しなくても，結核が否定できるわけではないから，CDの治療をするのはリスキーじゃないの？

平岡 そうね．CDというなんらかの証拠がないとやってはいけないか．そういう意味では，有吉先生の造影検査，というのは可能性があるかもしれない．上手に経管的小腸造影をすることで，腸間膜付着側に縦走潰瘍が描出されたりすれば，それだけでCDの蓋然性はとても高くなる．

加藤 いまは，そこまで上手に小腸造影をできる人もあまりいないけどね．最近はやりのMRエンテログラフィーなんかではわかるのかな？

平岡 そんな報告はなさそう．

加藤 症例に戻ると，CDかどうかを最初に手術をして白黒つける，というのは？僕はそうするような気もするけど．回答者にもそういう意見がある．

平岡 症状ないからなあ，この人．症状ない人にいきなり手術を説得するのも難しい．でも，患者によっては早く白黒つけたくて手術を希望する人もいるかもしれない．とくに若い人とかではね．

加藤 だから，まず手術をして診断を優先させる，というのもアリと思う．

平岡 そうね．CDならそれはそれでおそらく手術が必要な例ではあるからね．

加藤 だから，結核だとしても手術，CDだとしても手術，それでいいような気が僕はするけどね．

平岡 狭窄症状があれば確かにそうなんだけど……．症状がないとどうしても保存的になんとかならないか，と私は考ますね．

1 診断に迷う例

Case 50

30歳，男性．難治性の痔瘻にて肛門科を受診．肛門科の診察でCDによる肛門病変が疑われ，肛門部の生検から類上皮肉芽腫が検出された．内科に紹介され，上部，下部，小腸の内視鏡を行ったが，腸管病変はまったく認めない．肛門部にはシートン法が行われ，現在QOLを悪化させるほどの肛門部症状はない．しかし，肛門部病変の改善には内科的治療介入が重要であると肛門科医からsuggestionをうけた．**この患者に対してどう対処するか？**

Answer

井口 まずは抗菌薬処方，改善なければ抗TNFα抗体導入について打診：厚生労働省療指針の主要所見Cと副所見bを有しCDと確診，バイオ製剤投与可能だが，QOLの低下なく慎重な経過観察も選択肢には入る．

高尾 経過観察：痔瘻のみのCD疑診例であるが現在QOLは阻害されない．経過をみて内視鏡フォローを行い免疫抑制療法の必要性を判断する．

安富 慎重な経過観察と定期的な内視鏡再検，改善に乏しい場合や悪化があればアダリムマブを検討：現時点でもCD確診例とも考えられるが，シートン法施行し症状は改善しているようで，もう少し経過をみて慎重に判断したいため．

北畑 経過観察：難治性痔瘻だがシートン法により肛門部症状はコントロールされており，消化管病変もないため．ただし肛門部症状のコントロール不良，新規の消化管病変が出現するなら抗TNFα抗体製剤を導入する．

横山 エレンタール：1pack/日程度を飲用いただきながら併診．経過次第では抗菌薬投与などをアドバイスしていく．

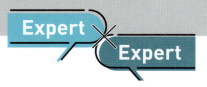

加藤 Case 50 は肛門病変だけある．肛門病変から肉芽腫が出たけど腸管病変は何もない，という人．たまにいません？ こういう人．そもそもこういうのって CD なのかしら？ って思うことがある．

平岡 小腸とか大腸とかにアフタくらいはあることが多いと思うけど．

加藤 まったくない，という人の経験があるんだよね．それで，肛門科の先生が，これは間違いなく CD の肛門病変だから，バイオ製剤が必要だ，とか患者が言われて紹介されてくるの．

平岡 肛門科の先生にもいろいろいるから……．でも，本当に CD の肛門を見慣れた肛門科の先生に言われると確かにねえ．

加藤 そうなのよ．おまけに，すでにインフリキシマブの投与が開始されていたりする場合もあったりする．

平岡 もうそうなると本当に CD だったかは誰にもわからないという……．

加藤 そうなんだよね．それで本当に肛門のほうもなんともなくなったりすると，いつまでインフリキシマブ続けるの？ という話になったりする．

平岡 そういう人，インフリキシマブ中止するのも勇気がいりますもんね．

加藤 そうなんだよ．だから，すぐには中止できないんだけど，やっぱり年単位でなにもなければいったんは中止してみるかな，って感じ．

平岡 そう，だからこういう患者にはいきなりバイオ製剤はありえないと思うけどね．多くの回答者が書いているように経過観察が現実的な線じゃないの？ 抗菌薬も膿が出てたりするかどうか次第かな．

加藤 それが正しいと思うけど……．肛門科の先生のプレッシャーに負けて，バイオ製剤いっちゃったりするんだよね．それだけ，肛門科の先生の CD の肛門病変に対するバイオ製剤（とくに抗 TNFα 抗体）に対する信頼度は高い．

平岡 まあ，肛門病変が本当にひどければそういうのもありかもしれませんけどね．こういうシートンでなんとかなっている症例に対しては，やっぱりいきなりバイオ製剤はないでしょう．

加藤 おっしゃるとおりで……．

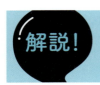 **CDの診断とピットフォール**

CDの典型例では診断は容易だが，必ずしも典型例ばかりではない．**鑑別の第一歩は，全消化管をきちんと調べること**である．小腸型CDの患者がCSで所見がないとして，IBSとされて放置されているような例はしばしばみられる．症状や炎症反応の存在などからCDを少しでも疑うのであれば，積極的に小腸の検査を行う必要がある．上部内視鏡検査の竹の節所見なども鑑別診断の参考になることがある．また，食道潰瘍はCDでしばしばみられるが，UCではほとんどみられることはなく，CS所見が紛らわしいときに，鑑別の決め手になることがある．

その他，鑑別における注意点は以下のとおりである．

1 類上皮肉芽腫の診断能

CDの特異的組織学的所見として類上皮肉芽腫の存在がある．確かに，内視鏡生検などでこの所見がみられると特異性は高いが（しかし，必ずしも絶対ではないことにも留意が必要．組織学的に肉芽腫の存在が指摘されてもCDでない例は存在する），感度があまり高くないことに注意が必要である．すなわち，検出されないからといってCDでないとは言い切れない，ということである．**CD患者での内視鏡生検による類上皮肉芽腫の検出率は，20～40%**との報告が多い．

2 腸結核との鑑別

腸結核はいまだにたまに出くわすことがある．典型的な輪状潰瘍がみられて，さらに培養やPCRで抗酸菌が検出されるような例は問題ないが，そうでない症例のほうがずっと多い．回盲部にできた潰瘍は輪状とも縦走ともわからないこともしばしばであり，実際は結核であっても抗酸菌が検出されない場合も多い．設問のように狭窄を形成する例もある．**T-SPOTなども陽性例も陰性例もあり，絶対的な鑑別にはならない．**どうしても鑑別の難しい例では，診断的治療として抗結核薬による治療を行うこともありうる．腸結核が否定できない例で，安易にバイオ製剤による治療を行うべきではないことは言うまでもない．

第2部 クローン病

3 他の IBD との鑑別

UC との鑑別は通常は容易のはずだが，意外と間違えられていることがある．UC と誤診されている例では，診断時の CS 所見の判断を間違えていることが多い．そこでポイントとなるのは，びらんや潰瘍の存在とそのびらん，潰瘍の周囲粘膜の炎症をしっかり見極めることである．UC と誤診されるのは，びらんや潰瘍がさほどひどくない例であるが，そういった比較的内視鏡所見が軽い CD では，びらんや潰瘍底にあまり粘液などが目立たず，比較的すっきりときれいである（アメーバ腸炎の粘液がべったり，というのと対照的）．そして，その周囲の粘膜に炎症があまりない．この，びらん周囲に炎症があまりないことの判断を間違えていることが多く，若干発赤しているところをびまん性炎症と捉えて間違えていることが多い．**びらん周囲に若干発赤があったとしても，通常 UC でみられるような粘液の付着や出血，粘膜脆弱性がみられない**．そのあたりをしっかり診断することである．

ただし，小児では，ときどき本当に UC のようなびまん性炎症だったものが CD のような潰瘍性病変を伴うものに変化していく例があり，小児例の確定診断には慎重な対応が必要である．

回盲部に潰瘍が存在する例では，ベーチェット病との鑑別が問題となることもたまにある．回盲弁を巻き込む類円形の潰瘍というベーチェット病の腸管病変の特徴を押さえておくことが重要であるが，非典型例もあり，難しい場合もある．繰り返す口腔内アフタや眼病変などの問診，検査も鑑別には重要である．

4 その他の鑑別

薬剤性の腸炎とくに NSAIDs による腸炎（腸潰瘍）は，ときに CD に似ることがある．頻用されるものでは**ロキソプロフェンの常用で小腸や大腸に潰瘍性病変を作り CD と紛らわしい例がある**ので注意が必要である．その他，感染性腸炎ではエルシニア腸炎がときに回腸末端に潰瘍性病変を作ることに注意が必要である．

2 初期治療：合併症のない大腸型

Case 51

23歳，男性，大学生．卒論研究中．発熱，下痢，腹痛，体重減少で来院．肛門病変，小腸病変はなく，大腸型CDと診断．内視鏡所見は上行・横行・S状結腸がメインで縦走潰瘍，敷石像はしっかりあるが，狭窄はまだなく，他部位はアフタが散見．病状評価後，絶食点滴で1週間経過し，CRPは15→8mg/dLに低下したが，発熱，腹痛は続いている．Alb 2.8g/dL，Hb 9.8g/dL，NUDT15 Arg/Arg．**この患者の初期治療はどうするか？**

Answer

高橋 インフリキシマブ導入：Top-down治療が望ましいと考えられるため．チオプリン製剤を併用してもよいと考える．自己注射を希望されれば，アダリムマブも許容される．

橋本 アダリムマブ：インフリキシマブだとチオプリン製剤併用が望ましいが，若年男性のため，単剤が望ましい．

井川 ウパダシチニブ：効果判定が早期に可能であり，1日1回の内服で服用しやすいから．

大道 ステロイド全身投与と中心静脈栄養を開始：経過をみてステロイド漸減しながら経腸栄養剤に移行しアダリムマブを導入する．ステロイド後の症状改善の具合によっては，大腸型でもあり，ベドリズマブもよいかもしれない．

古谷 ステロイドで寛解導入し，チオプリン製剤で寛解維持を行う：小腸病変や肛門病変，腸管合併症が存在しないため．

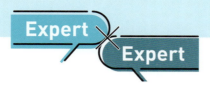

平岡 大腸型，炎症反応もそこそこ強め．こういう人をどうするか？

加藤 バイオ製剤いく，っていう回答者が多いね．個人的には agree しかねるね．

平岡 どうして？ ステロイド＋チオプリン製剤という考え方があってもいいけど，これくらいの強さの CD ならさっさとバイオ製剤を使ってもいいと思う．

加藤 ステロイド＋チオプリン製剤がダメならば，バイオ製剤をいけばいいよ．でも，ステロイド＋チオプリン製剤を 1 回も試さないというのはどうかな．

平岡 世の中にはステロイド＋チオプリン製剤なんかやらずにバイオ製剤を開始する人のほうが多いのよ．少なくとも，ある程度活動性が強ければ……．

加藤 そういうなんでもかんでも Top-down バイオ製剤というのはバイオメーカーの戦略にはまってるだけだと思うがね．

平岡 なんでもかんでも，ではなく，ある程度病勢が強そうだ，と思ったらさっさとバイオ製剤を開始する，というスタンスはあってもいいと思うけど？

加藤 でも，こういう症例でもステロイド＋チオプリン製剤できれいに落ち着いてバイオ製剤なんか必要なく維持できる場合もある．最初からバイオ製剤使ってしまうとそういう機会を逸することになる．

平岡 この例の場合，卒論とかで忙しそうだし，とりあえずバイオ製剤使用してしっかりよくすることを最優先する．そして，もし可能であれば，落ち着いたあとにバイオ製剤を中止する，という選択もあってもいいと思う．

加藤 一度開始したバイオ製剤をやめるという選択ができるかしら？

平岡 やめることはあると思うよ．とくにこういう大腸型だと，やめて悪化したら症状に出やすく，すぐに活動性を捉えられるので．小腸型は症状が出にくくて，再燃を捉えるのが難しかったり再燃後の対処も難しかったりするけど．

加藤 よくなったらやめる，というストラテジーであれば，最初からバイオ製剤という考えもありうるとは思う．それが本来の Top-down の考え方だし．ちゃんと down するからね．でも，多くの症例では，決して down することのない Top 療法が行われているのが実情なので，僕はそのあたりを危惧しているのです．

Case 52

　19 歳，女性，専門学校生．下痢，腹痛，体重減少で来院．肛門病変，小腸病変はなく，大腸型 CD と診断．内視鏡所見は全結腸にアフタが散見，生検で非乾酪性肉芽腫を検出している．病状評価後，絶食点滴で 1 週間経過し，CRP は 8.2→0.8mg/dL に低下し，腹痛も認めなくなった．血液検査も Alb 3.8g/dL，Hb 10.5g/dL まで改善．NUDT15 Arg/Cys，エレンタールは飲めそうにない．**この患者の初期治療はどうするか？**

Answer

大井 SASP：中等症までの大腸型 CD であり，NUDT15 リスクヘテロのため，まず 5-ASA 製剤，次にチオプリン製剤を検討する．ペンタサでも代替可能．

對田 栄養指導を行いアザチオプリン 25mg/ 日より開始：アザチオプリンでの維持を試みる．PSL 投与も考慮されるが必須ではない状況と捉え，栄養指導すると共にエレンタール併用の提案を繰り返し行う．

青山 ペンタサと少量のアザチオプリン，エレンタール内用：5-ASA 製剤内服とアザチオプリン少量内服から開始し，エレンタールの経鼻投与も試す．栄養指導に基づく食事療法も検討する．

有吉 PSL：30mg/ 日から開始して漸減し，アザチオプリン 25mg/ 日も開始する．

井原 ペンタサ：本当に CD かどうか自信が持てない．ペンタサを開始して経過をみる．

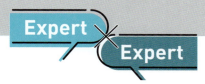

平岡 19歳の女性の大腸型．病変はアフタ程度．CRPは，絶食だけでかなり低下．

加藤 こんどは，5-ASA製剤やチオプリン製剤って回答者が多いね．

平岡 私は結構SASPを使いますね．こういう人には．

加藤 5-ASA製剤やSASPで治療可能？ CRPは8mg/dLもあったんだよ？

平岡 絶食ですーっとよくなってるし，5-ASA製剤だけでもなんとかなるかと．

加藤 じゃあ，この症例5-ASA製剤だけだとイマイチだったらどうする？

平岡 ステロイド＋チオプリン製剤かな．

加藤 NUDT15がArg/Cysの若い女性でもチオプリン製剤を投与する？

平岡 まだ10代だし，すぐに妊娠ということもないだろうから，投与すると思う．

加藤 僕は，しないんだよね．若い女性のArg/Cysの人には未婚だろうがなんだろうが，チオプリン製剤は投与しない．まあ，いったん効いて数年後に妊娠します，とか言われた場合に治療を考えるのが面倒だからなんだけど．

平岡 じゃあ，先生はこの症例に対しては何を使うの？

加藤 アダリムマブ．

平岡 なんだ，この症例ではTop-downなのね．

加藤 Top-downというか，何で維持治療をするか？ という視点なの．5-ASA製剤だけで維持するというのはCDでは難しいのでチオプリン製剤が必要となる．しかし，NUDT15がArg/Cysの若い女性だと将来の妊娠のことを考えると使いにくい，なので，バイオ製剤の投与となってしまう．

平岡 バイオ製剤の中でもアダリムマブという理由は？

加藤 アダリムマブがCDではもっとも基本的なバイオ製剤だと思っているから．有効性や安全性，自己注射であることなどを総合的に考えて．

平岡 ベドリズマブはどうですか？

加藤 個人的にあまりベドリズマブが有効だったCDの経験がないもので．

平岡 こういうアフタだけのCDって意外と中途半端でめんどくさい．だから5-ASA製剤やSASPもやってみるべきと私は思います．

加藤 そうかもしれないな．

Step-up と Top-down の考え方

　CDにおいて，栄養療法，5-ASA製剤，ステロイド，チオプリン製剤そしてバイオ製剤という順で治療を強化していくStep-up療法と最初から強力なバイオ製剤を投与するTop-down療法とがよく議論される．個人的にはなんでもかんでもTop-downというのも違うと思うし，では，最初からバイオ製剤を決して使うべからず，と思っているわけでもない．その患者の活動性や維持治療の見込みなどを考えて個々に決定すべきものと考えている．

　ただ，もっともいけない態度というのは，CDと診断したらなにも考えずバイオ製剤を投与する，という姿勢である．というのは，**CDと診断したのちすぐにはバイオ製剤は投与すべきでない病態，**というのが存在するからである．例えば，肛門部や腹部に膿瘍が存在する場合，手術が必要な腸管合併症や肛門病変がある場合などである．こういった症例になにも考えずにバイオ製剤を投与すると，CDが改善しないばかりか，感染や腸管合併症をかえって悪化させる場合もある．

　なんでもTop-downに慣れてしまうと，CDを診断したときにこのような患者個人個人の病態をしっかり考慮することなく，脊髄反射でバイオ製剤を投与しがちになってしまうことを危惧するのである．当たり前のことであるが，CDの患者を診断した場合には，その活動性や合併症などをきちんと診断し，最適な治療法を考える，という姿勢が必要なのである．病態をしっかり把握し，よく考えたうえで，「この患者にはバイオ製剤を投与」と判断するのであればそれで問題ないのである．一般的には，若年者や広汎な小腸病変，高度の肛門病変の存在などは，予後不良のリスク因子であり，早めのバイオ製剤の導入（Top-down療法）が勧められている．その点はagreeではあるが，それを判断するには，きちんと，小腸病変はどの程度なのか，肛門病変は処置する必要があるのか？　など，個々の病態をしっかり把握する必要があることを肝に銘じるべきでなのである．

　ただ，どのくらいの活動性ならStep-upで，どこからがTop-downなのか？というのは，医者の経験や考え方で変わってくるのかもしれない．例えば，最初

の設問では多くの回答者が，Top-down 的にバイオ製剤を選択している．Top-down でバイオ製剤を投与しないと制御できない程度の活動性と判断したからなのであろうが，筆者（加藤）は，最初からバイオ製剤を投与するまでもない，と判断している．これは，この程度の CD をステロイド＋チオプリン製剤できちんとコントロールした経験がかなりあるからこそ，そういう判断となっている．いまどきバイオ製剤が使用しやすい状況で，ある程度活動性が高いと判断したときに，わざわざステロイド＋チオプリン製剤にしなくても，という考えもあるかもしれない．ただ，バイオ製剤も決して完璧ではなく，UC ほどではないにしても，**下手なバイオ製剤よりチオプリン製剤できちんと維持できる症例もある**ので，まったく考慮せずにステロイド＋チオプリン製剤を飛ばしてしまうのはどうかな，と考えるのである．

　また，対談者（平岡）が述べているように，バイオ製剤を早めに開始して，よくなったら中止することを考える，というのも 1 つの考え方ではある．Top-down というのは実際，いったんよくしたら治療を弱める（中止する）というのがもともとのコンセプトでもあるはずであるし．

　いずれにせよ，その患者の病勢や活動性，合併症などを見極めたうえで，**現在の活動性にどのように対処し，将来の維持治療をどのようにするのか**，ということを包括的に考えたうえで治療方針というのは決定しなければならない．2 番目の設問で，筆者（加藤）がバイオ製剤を使用する，と書いているのは，いまの活動性はともかく，将来の維持治療を考えたときに，チオプリン製剤の投与が困難だからバイオ製剤が必要，と考えたからである．これは対談者（平岡）のいうとおり，5-ASA 製剤で維持が可能，もしくは，チオプリン製剤を一時的に使っても妊娠という段になったらまたそのときによく考えればよい（そのときに使用する選択肢が残されている）と考えるのであれば，いきなりバイオ製剤という判断にはならないだろう．

　このように，CD 治療ではただ単に Top-down だ，Step-up だ，というふうに分断して考えるのではなく，個々の症例に合わせて，将来の見通しまで考えて治療法を判断する必要があるのである．

3 初期治療：合併症のない小腸病変を有する例

Case 53

22歳，女性，未婚，大学生．**小腸大腸型**．大腸に比較的浅く縦走傾向のあるびらん，小腸病変は回腸に小びらんが散在している程度．狭窄などは形成しそうにない．肛門病変はない．症状も強くなく，たまに下痢するが，便意切迫もない．CRPは 1.0mg/dL 程度．NUDT15 は Arg/Cys であった．**この患者の初期治療はどうするか？**

Answer

橋本 ベドリズマブ：粘膜面の所見は軽微であり，安全性を重視して選択した．

高原 ゼンタコート，エレンタール，ペンタサ，チオプリン製剤で加療する．大腸病変の改善がなければ，ペンタサをSASPに変更で対応してみる．

井川 ゼンタコート：内視鏡上も臨床症状も軽症であるため．ゼンタコート投与後に，チオプリン製剤を少量開始する．

堀尾 チオプリン製剤：症状がそれほどないためステロイド併用せずに使用．NUDT15 が Arg/Cys のため 25mg/ 日で開始する．

黒川 ペンタサを投与：小腸病変を有するが軽症で，NUDT15 がリスクヘテロであることから，まずは 5-ASA 製剤を試す．

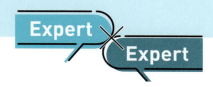

加藤　未婚の若い女性の比較的軽い CD．回答者は 5-ASA 製剤のみ 1 人，チオプリン製剤 3 人，ベドリズマブ 1 人という感じ．

平岡　これだけ病変が軽いと栄養療法と 5-ASA 製剤くらいでみるかもしれない．でも，それでうまくいかないときにどうするかかなあ．若い女性，独身だけど Arg/Cys の人にチオプリン製剤を使うかどうか，という問題．回答者は使う，という人が多い．バイオ製剤を使う人は 1 人だけ．

加藤　そこなんだよね．それをどの程度重視して考えるか．これが，男性であったり，NUDT15 が Arg/Arg なら問題なくチオプリン製剤で維持を考えるんだけど．

平岡　すぐに妊娠のことを考えるのでなければ，とりあえずチオプリン製剤で維持，という考えはありだと思うけど．

加藤　それはそのとおりなんだけどね．僕は，どうしても先のこと，先のことを考えてしまうので，若い女性の Arg/Cys の方に関しては，結婚してようがしてまいが，チオプリン製剤は避けてしまうことが多い．前の章 Case 52 と同じだね．

平岡　じゃあ，先生はこの症例に対してもやっぱりアダリムマブでいくの？

加藤　そうなるね．その理由は Case 52 で述べた．アダリムマブには長年使用されてきた実績というのもあるし．

平岡　じゃあ，アダリムマブ投与するとして，こういう軽い人にいつまでそれを続けるの？　どこかで中止することを考える？

加藤　理想的には中止したいけどね．でも，こういう患者だと，妊娠・出産の時期が終わったら，一度バイオ製剤を中止してみる，という考えはあってもいいと思うけど．そのころには活動性が落ち着いている可能性もあるし，もし再燃しても，その後はチオプリン製剤でいける可能性もあるかも．

平岡　なるほどね．ただ，なかなか中止の判断は難しいけどね．これは Case 51 で議論したことに通じますね．

Case 54

28歳，男性，会社員．小腸大腸型だが，小腸メインであり，小腸に広汎な縦走潰瘍が存在する．狭窄や瘻孔はいまのところはない．腹痛が主症状であるが，日常生活が送れないほどではない．下痢は2〜3行/日程度．体重は6カ月で5kg減少した．CRP 3.5mg/dL，Alb 3.2g/dL．NUDT15はArg/Arg．肛門病変はない．**初期治療として何を選択するか？**

Answer

井口 **インフリキシマブ＋アザチオプリンもしくはアダリムマブ**：肛門病変・狭窄・瘻孔すべてないため，栄養療法併用でのIL23系，抗インテグリンでまず様子をみてもいいが炎症範囲，重症度ともに軽くない，しっかりとした寛解導入治療が必要と考え抗TNFを選択した．

太田 **ステロイド**：病勢は中等度で，医療費も考慮しステロイドで寛解導入しアザチオプリンでの維持を試みる．5-ASA製剤併用は相談しつつ，今後のためにエレンタールも試していただく．

宮川 **ステロイド**：縦走潰瘍がありバイオ製剤導入の適応だが，初発時は受給者証がなく費用の面も考慮し，ステロイドでの治療をまず検討する．

北畑 **抗TNFα抗体以外のバイオ製剤/JAKのなかからSDMにて選択**：広汎な縦走潰瘍があり抗TNFα抗体だと狭窄をきたす可能性あり，肛門病変・狭窄・瘻孔もないため．

古谷 **エレンタール併用のもと，ステロイドで寛解導入，チオプリン製剤で寛解維持を行う**：腸管合併症がなく，Step-up療法でよいと考えるため．

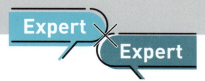

加藤 Case 54 は比較的強めの小腸病変がある．でも狭窄とかはない．ステロイドという回答者が 3 人，バイオ製剤が 2 人．

平岡 私はバイオ製剤を使うと思う．小腸病変がこれだけ強ければね．

加藤 狭窄しそうな病変がなくても？　ステロイド→チオプリン製剤はしない？

平岡 狭窄がなくても小腸病変ってなかなか治りにくいと思う．だから，チオプリン製剤ではちょっとこころもとないかな，と思う．

加藤 小腸病変は確かに治りにくい．それはバイオ製剤を使っても同じでは？

平岡 そうだけどね．先生は小腸の広範な縦走潰瘍なんかもチオプリン製剤だけで維持しているような患者います？

加藤 結構いると思うけど……．確かに，完全に粘膜治癒，とかそういうふうにいかなくても，病変が悪化せずに維持できている人はいる．でも，粘膜治癒になりにくいのはバイオ製剤を使っても一緒だし．

平岡 でも，ステロイド→チオプリン製剤は途中でコケてしまうこと多くない？

加藤 コケることは多いんだよ．コケたら速やかにバイオ製剤に移行します．でも，この治療をすっとばしちゃったら全部バイオ製剤になっちゃうんで．トライしてみないことには，うまくいく症例も拾えない．ところで，バイオ製剤を使うとすると，抗 TNF 製剤？　それとも non-TNF 製剤？

平岡 私は，抗 TNF 製剤のアダリムマブを使う．狭窄しそうな病変がないから，抗 TNF 製剤でさっさとよくしてもイレウスなどになる心配もないし．

加藤 小腸病変に対する治療は抗 TNF 製剤がいいのかね？　例えばウステキヌマブなどは小腸病変によく効く，とかも言われているみたいだけど？

平岡 抗 TNF 製剤もウステキヌマブなどの抗 IL 系の製剤も小腸に対する効果は同じくらいかと思う．ただ，早く治る抗 TNF 製剤は狭窄を悪化させたりしやすく，狭窄をきたすと，その狭窄によってものが停滞するようになるから，それで治りにくくなる，という面があると思う．だから，狭窄を作りそうな例には，あえて non-TNF 製剤という選択がありなのかと．

加藤 なるほどね．

CD 小腸病変へのアプローチ

　CD の特徴の1つに小腸病変の存在がある．小腸病変は診断も難しいし，また，狭窄などの腸管合併症もきたしやすい．また，治療ストラテジーを考えるうえでも若干難しいところがあると思う．

1　どういう患者で小腸病変を疑うか
　小腸病変は症状が出にくい，という特徴がある．これは，小腸が口からも肛門からも距離があることによる．肛門に近いところに病変のある UC では，下痢や血便が主症状となる．一方，胃などに炎症がある場合は，嘔気や嘔吐などの口側の症状が出る．小腸はどちらからも遠いため，症状が出にくく，出たときには完全にイレウスになっていたり，穿孔してしまっているようなケースも多い．したがって，**はじめて CD と診断がついたような症例は症状があろうがなかろうが小腸をきちんと調べる，というのが鉄則**である．なかでも腹痛症状がメインの場合（小腸病変由来の症状でもっとも多いのは腹痛である）や，大腸病変があまり大したことないのに CRP や便中カルプロテクチンが高値だったり，貧血がみられたり，低アルブミン血症がみられる場合などには積極的に小腸病変の存在を疑い，検査を行う必要がある．
　さらに，CS で所見がなく CD と診断がついていない場合でも上記のような徴候がみられる例や，肛門病変で CD が疑われる例においては積極的に小腸を精査する必要がある．

2　小腸病変の検査法
　小腸の検査法としては，小腸造影，小腸内視鏡（バルーン内視鏡，カプセル内視鏡），MR エンテログラフィーなどの画像検査，などがある．各検査一長一短があるが，小腸造影は，小腸全体をきれいに描出するには経管法を用いた高度な技術を要することもあり，最近はあまり行われなくなっている．バルーン内視鏡は優れた検査だが，やや侵襲的なこと，全小腸の観察には経肛門的挿入と経口的挿入の最低2回は必要なこと，術後癒着などがあると挿入困難になることがあること，などが短所である．カプセル内視鏡は非侵襲的でよい検査だが，滞留の可能性があり，狭

窄例には使用できない．MR エンテログラフィーなどは実施可能施設が限られるし，細かなびらんなどの所見は拾えない．それぞれの施設で可能な検査法で可能な限りの評価を行う必要がある．

3 小腸病変の特徴と治療方針

対談でも述べたが，**小腸病変は大腸病変よりも治りにくい**，という特徴がある．それは，治療薬にかかわらず共通した事象と思われる．どのバイオ製剤も大腸病変よりは小腸病変のほうが治りにくい．したがって，小腸大腸型の症例などでは，CSで大腸病変が治癒していても小腸病変は治っていない可能性があることに注意してフォローアップする必要がある．ただし，小腸病変が治りにくいからといって，全例にバイオ製剤が必要になるとは限らない，というのがここでの設問の意図でもある．

一方，**小腸病変は狭窄などの腸管合併症をきたしやすい**．それは，純粋に小腸の径が細いことと，症状が出にくく合併症が起こるまで気づかれにくいことが原因と考えられる．治療に関して言えば，抗 TNFα抗体は急速に潰瘍を治癒させる効果があるため，狭窄しかかっている病変が存在していると，抗 TNFα抗体による治療で瘢痕治癒を起こし，かえってイレウスを惹起することがあることが知られている．このような症例に関しては，ウステキヌマブなどの比較的効果がゆっくりなバイオ製剤のほうが適していると考えられているが，そのあたりにはっきりとしたエビデンスがあるわけではない．

4 小腸病変のフォローアップ

小腸型や小腸大腸型で小腸病変がメインの患者では，治療効果判定などについても小腸の病変をターゲットとしてフォローアップを行う必要がある．基本は，やはりバルーン内視鏡などの内視鏡による評価となる．バイオマーカーによる評価では，小腸病変があっても CRP が陰性であることはしばしばあることに注意したい．CRP が正常でも低アルブミンがあるようであれば，小腸病変の活動性の可能性も考えるべきである．便中カルプロテクチンはある程度参考なるが，絶対値ではなく，値の推移で評価すべきである．

4 初期治療: 狭窄・瘻孔などのある患者

第2部 クローン病

Case 55

　21歳，男性，大学生．発熱，下痢，腹痛，体重減少で来院．小腸大腸型CDと**診断**．肛門病変はなく小腸メイン．内視鏡検査では，終末回腸はびらん，バウヒン弁より50cm口側に，潰瘍を伴う狭窄病変あり，深部挿入は回避した．小腸ガストロ造影では，空腸回腸移行部から骨盤内回腸にかけて広範に縦走潰瘍があり，口側拡張はまだないが3カ所に明らかな狭窄を認めている．膿瘍，腸管外合併症はない．Hb 9.8g/dL，Alb 2.8g/dL，CRP 7.8mg/dL，NUDT15 Arg/Arg．腸管安静後，エレンタール開始．現在4包/日内服しているが狭窄症状はなく，味も大丈夫という．1年後から就活予定．**この患者の今後の治療方針はどうするか？**

Answer

大井 ＜ **ウステキヌマブ**：すでに合併症が進行し，腸切リスクも高い．バイオ製剤で治療を行うべきと考えるが，小腸病変への効果，狭窄進行の可能性などを鑑み，抗IL12/23p40抗体であるウステキヌマブを選択した．抗IL23p19抗体のリサンキズマブも同様の効果が期待できる可能性がある．

對田 ＜ **ステロイド・チオプリン製剤またはバイオ製剤を開始し年内での内視鏡再検**：腸閉塞のリスクがあり，粘膜治癒後に内視鏡的バルーン拡張を行うか，小腸切除を考慮．治療選択は患者希望を鑑みる．

安富 ＜ **エレンタール継続しインフリキシマブ＋チオプリン製剤，狭窄による閉塞症状をきたした場合は手術を検討**：閉塞症状なくても半年ほどで経肛門小腸バルーン内視鏡，ガストロ造影を行い，内視鏡的バルーン拡張できる狭窄であれば内視鏡的バルーン拡張を行う．できない狭窄であれば手術を検討する．

大道 ＜ **ステロイド全身投与を行い，寛解維持治療のためにも漸減の過程でウステキヌマブ導入**：3カ所の狭窄という状態のため，抗線維化の面でインフリキシマ

ブより期待ができるかもしれないこと，1 年後に就職予定とのことで，治療が軌道に乗れば，1 回の受診時間も短く済むため．効果発現まで時間がかかると考え，短期間のステロイド併用を考えた．

横山 **アザチオプリン**：左記開始しながら症状，一般採血，LRG などで経過観察．くすぶるようであればアダリムマブ開始．

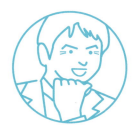

4 初期治療：狭窄・瘻孔などのある患者

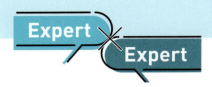

平岡　21歳の大学生．小腸大腸型のCDだけど小腸メインで小腸に広汎病変および狭窄もある．エレンタールはできてるけど……その後どうする？

加藤　回答者の意見は割れてるよね，強力な治療が必要と考えるか，小腸にやさしくウステキヌマブと考えるか，既存治療でなんとかしようと考えるか．

平岡　チオプリン製剤を渋くトライしようとする人もいるね．横山先生や對田先生．

加藤　さすが僕の弟子だな．

平岡　先生のお弟子さんはすぐにバイオ製剤とは言わないね．でも，栄養療法はあまりやらないよね．

加藤　イタタ……．僕があんまり積極的じゃないからね．栄養療法ってやっぱり効果あるかしら？　こういう症例にも．

平岡　ちゃんと効果あると思います．ただ，最近はなんらかのバイオ製剤と併用することが多いですけどね．この症例だと，ウステキヌマブやリサンキズマブ．

加藤　栄養療法が効くとするとエレンタールで何pack必要？

平岡　4packくらいかな．

加藤　4pack！！　なかなかハードル高いよね．経鼻投与ってまだやってる？

平岡　やってる人もいるし，経口で飲んでる人もいるよ．でもやっぱり手術回避を狙うくらいなら3〜4packは必要な印象．それには，患者が続けられるように医者も努力することが必要．

加藤　耳が痛いです．あんまりやってないなあ．

平岡　小腸に狭窄がある症例で，狭窄を進行させず手術を回避するためには，栄養療法は有効だよ．他の治療を組み合わせるならばゆっくり効くもの（チオプリン製剤とか，バイオ製剤ならウステキヌマブなど）がいいと思う．

加藤　安富先生みたいにインフリキシマブ，っていう意見もあるけど？

平岡　インフリキシマブで治療して，手術にならなければよし，手術になったらそのあと手術を繰り返さないようしっかり治療する，それも1つの考え方．

加藤　僕の考えはそれに近いね．就職を考えてアダリムマブを選択すると思うけど．

平岡　栄養療法で粘り勝ち，ということもあるのを忘れずに！

Case 56

　38歳，男性，会社員．強い腹痛で救急受診．小腸イレウスの状態であり，諸検査で小腸型CDと診断．空腸に2カ所と骨盤回腸から終末回腸にかけて2カ所狭窄を認め，口側拡張を伴っており，回腸には瘻孔形成もありそうである．絶食で腹痛は消失し，エレンタールを開始したが，2包/日の段階で，イレウスが再燃した．Hb 12.8g/dL，Alb 3.5g/dL，CRP 2.5mg/dL，NUDT15 Arg/Argである．手術を受ける覚悟はあるが，この半年は重要なプロジェクトがあり，なんとかしのぎたいという．**この患者の治療はどうするか？**

Answer

高橋 — **外科手術後，インフリキシマブ導入**：「この半年はなんとかしのぎたい」という御本人の心情は理解できるが，瘻孔があること，エレンタール2包/日でイレウスが再燃していることからは，早期の手術が必要と考える．手術によるリセット後にインフリキシマブを導入する．チオプリン製剤を併用してもよいと考える．自己注射を希望されれば，アダリムマブも許容される．

高尾 — **手術を勧める**：多発狭窄で液体のみでもイレウスが再燃するため内科治療を先行しても改善できる可能性が低い．早期に治療を行うことでの早期の職場復帰を提案する．

青山 — **アダリムマブ，バルーン拡張**：エレンタールをベースとしてアダリムマブを導入する．拡張伴う狭窄部は手術までの間，必要ならば外来にてバルーン拡張を行う．

井原 — **ステロイドによる寛解導入と中心静脈栄養を行う．**

堀尾 — **手術**：内視鏡的バルーン拡張による改善は困難と判断．手術を行うことが結果的には一番この半年間のQOLを上げられることを説明する．その後の内科治療は残存病変によってだが抗TNFα製剤を検討する．

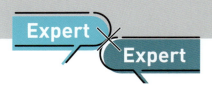

平岡 イレウスになってはじめて小腸型 CD とわかった 38 歳男性．小腸には多発狭窄と瘻孔もありそうで，エレンタールだけでもイレウス再燃．

加藤 このような患者に手術以外のどんな方法があるの？

平岡 在宅中心静脈栄養（TPN）．この患者には半年間は重要なプロジェクトがあるから手術回避して，その間在宅 TPN．

加藤 え〜．手術なんて 2 週間くらいで退院できるし……そのあとしっかり仕事に集中するでいいんじゃないの？ 在宅 TPN なんかしてるほうが仕事に集中できないと思うけどなあ．

平岡 そのあたりは患者次第．できる人はできる．それに，手術するとして，術後は 2 週間くらいで退院するけれども，こういう症例は手術前も絶食腸管安静にしておいたほうが，炎症が取れたりマイナーな瘻孔が閉鎖したりして，手術がやりやすくなる．そういうことまで考えると，手術をするとなるとやはりかなり仕事に支障をきたすことになりかねない．それなら，いっそのこと在宅 TPN を利用して当面の仕事を乗り切って，落ち着いてから手術，という考えも成り立つ．

加藤 理屈ではそうかもしれないが……．在宅 TPN は感染とか結構トラブルが起こることも多いし，そのくらいなら手術したほうが，と僕は考えるけどね．

平岡 ここまで議論してきたことを患者に伝えてどちらを選択するか選ぶ，ということになると思いますけど．ただし，半年間完全絶食は小腸の萎縮が危険なので，どこかのタイミングで少量でも経口摂取ができることは前提かな．

加藤 そうねえ，理屈はそうだけど……．そこまで仕事にこだわる人いるかしら．

平岡 私の患者で似たような方がいました．きちんと在宅 TPN やってらっしゃいましたよ．経鼻のエレンタール，少量の経口摂取も徐々に併用し，必須脂肪酸の点滴もできる範囲で受けてもらっていましたけどね．

加藤 そうか．何ごとも医者の先入観で決めつけてはいけないということだね．

平岡 そうそう．エレンタールも続けられる人はいるし，UC の注腸療法なんかもそう．自分が患者なら無理，と思っても，できる患者はいるのです．

IBD 治療における絶食および栄養療法

　腸管合併症のある例に対する治療の基本的な考え方は別章〔第 2 部 11．複数回手術のややこしい例の解説（p.230）〕で述べる．ここでは，IBD 治療における絶食や栄養療法の意義について考えてみる．

　IBD 患者（およびその家族）から受ける質問でもっとも多いのは，食事に関することである．何を食べればいいのか，何を食べたらいけないのか，お酒はどうなのか，などなどである．IBD における食事や栄養については，実はエビデンスのあまり多くない部分なので，過度の食事制限など行うべきではない．以下，基本的な考え方を UC と CD で分けて考える．

1　UC における絶食や栄養療法の考え方

　UC では，食事や栄養についてのエビデンス，すなわち，何かを食べたら UC の状態がよくなる，何かを食べたら悪くなる，などが証明されているものはほとんどない（きわめて厳格な低脂肪食などを徹底すると症状の改善がみられる，との報告もあるが，とくに若い患者ではまったく現実的ではなく，中途半端な食事制限は意味がない）．したがって，**UC 患者に食事のことを聞かれたら，病態や活動度がどのような状態であっても「何を食べてもよい」と答えるのが正解**である．したがって，医療者側がつい言いがちな「消化のよいものを食べましょう」だとか「脂質は控えましょう」などの言説にはまったく根拠がないことを肝に銘じるべきである．「消化のよいもの」「脂質を控えたもの」の代表的なものはエレンタールであるが，**エレンタールには UC を改善するような効果がないばかりか，浸透圧が高いためにかえって下痢症状を悪化させることもある**ことに注意が必要である．

　一方，入院するような重症例に対しては，絶食にすることがあると思う．絶食にUC を改善するエビデンスがあるかというと，これも実はまったくない．したがって，**入院した UC 患者を安易に絶食にすべきではない**．UC 患者が本当に症状がひどいときというのはそもそも腹痛・下痢で食事が摂れない（無理して摂ろうとするとかえって腹部症状が悪化する）ため，医療者側が絶食と言わなくたって，食事が摂れ

なくなるものである．そのような場合にのみ絶食の指示とすればよい．実際，他院で入院していた重症患者が長期に絶食にされていて，筆者（加藤）の病院に転院してきた場合，多くの患者で転院後すぐに食事開始をすることが多いが，そのことが病勢に悪影響をきたすことはまずない（ただし，中毒性巨大結腸症やそれになりかけのような状況である場合は別であるため，重症の場合は，腹部X線などで客観的に確認するほうがよい）．

2 CDに対する絶食や栄養療法

UCとは違い，**CDでは絶食や栄養療法にはある程度効果がある**．CD患者の活動性が高い場合は，入院させて絶食にすると腹部症状は改善し，CRPなどの炎症反応も低下する．さらにマイナーな瘻孔なら絶食にすることだけで閉鎖する場合もある．CDでは腸管合併症や穿孔，膿瘍などにより手術が必要になる場面がしばしばあるが，そのような状況でも絶食にして腸管安静を保つことで手術が容易になることもある．したがって，CDにおける絶食というのは適宜考慮する治療法，ということになる．ただし，CDの治療は継続が大事であり，ずっと絶食にすることが不可能である以上，経口摂取を開始するにあたってなんらかの治療を行わないと，再燃は必至ということになる．

そのときに行うのがエレンタールなどの成分栄養剤を主とした栄養療法である．栄養療法も有用性は認められているが，本当にエレンタールだけで治療効果を期待するのであれば，対談でもあるとおり最低1日900〜1200kcalの摂取が必要である．多くの患者ではそれを継続することは困難であるため，自己胃管挿入による経鼻投与を行うこともある．

なお，CDでは，脂質制限が有効であると広く信じられている．しかしながら，**脂質制限の有効性を示すエビデンスは実はほとんどない**．脂質が体内で生化学的に炎症物質の材料になること，および本邦でエレンタールの有効性が広く知られ，そのエレンタールには脂質がほとんど含まれないことなどにより，脂質制限が有効であるかのように信じられてきただけである．ただし，このように状況証拠はあるので，脂質の摂取はCDの活動性に影響を及ぼす可能性は十分にある．ただ，それは確かめられていない，ということである．CD患者は若い人が多く，若い人はおおむね脂質に富んだ食事が好きである．エビデンスがない以上，過度の脂質制限によりその患者の生活のQOLを下げるべきではないと筆者（加藤）は考えている．

5 初期治療：肛門病変を有する患者

Case 57

25歳，男性．腹痛と肛門部痛を主訴に来院．肛門部は腫脹しておりCTにて肛門周囲膿瘍を認めたため切開排膿を行った．肛門科ではシートンなどは不要とのこと．精査の結果，腸管病変は回腸末端のみに縦走潰瘍が認められるCDであった．大半の小腸および大腸全体は問題なかった．**この患者の内科的治療はまずどうするか？**

Answer

高原 Step-up療法：抗菌薬（ニューキノロン系）を2週間程度併用しながら，ゼンタコート，エレンタール，チオプリン製剤で治療を開始する（NUDT15の結果を考慮の上）．

太田 Step-up療法：肛門病変はいったん改善と考えて，回腸末端病変に対しゼンタコートで寛解導入，NUDT15測定後にチオプリン製剤で維持をまず試みる．肛門病変悪化したら抗TNFα製剤を開始．

井川 アダリムマブ：抗TNFα製剤が肛門病変にエビデンスが高く，若年であり自己注射の手技も取得は難しくないと思われるから．

有吉 アダリムマブ：内視鏡上は病変範囲は狭いが縦走潰瘍を認め，腹痛あり，肛門病変も認めることから．

黒川 アダリムマブ：肛門病変を有するが比較的軽症であり，小腸病変も限局しているため，抗TNFα製剤の中でまずは本剤を選択する．

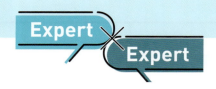

加藤　若い男性．肛門病変は切開排膿だけで済むような軽いもの．腸管病変も回腸末端くらいで軽い感じ．回答者はチオプリン製剤という人が2人，バイオ製剤は3人で全員アダリムマブ……．

平岡　まあ，私はチオプリン製剤かな．NUDT15がCys/Cysでなければ．

加藤　これでアダリムマブと答える人はやっぱり肛門病変に引っ張られてるのかな．

平岡　肛門病変も強い症状があるものや複雑なもの，シートンが必要なもの，などはバイオ製剤を考えるけど，切開排膿くらいでなんともない軽いやつならチオプリン製剤でいけるかな，と思う．チオプリン製剤でダメならバイオ製剤を考える．でも，NUDT15がCys/Cysならチオプリン製剤禁忌だから，バイオ製剤になるかと……．NUDT15がArg/Cysならどうします？

加藤　男性なら普通にチオプリン製剤．若い女性ならバイオ製剤かな……．

平岡　やっぱり先生は，妊娠可能な女性のArg/Cys症例にはチオプリン製剤を避けるんですね．

加藤　妊娠するときに治療を考え直すのが億劫なのかもしれない．

平岡　チオプリン製剤使うとして，ゼンタコートは併用しますか？

加藤　僕は併用すると思うけどね．ゼンタコートってこういう場面がもっとも使いどころな薬剤だし．

平岡　私はゼンタコートも使わないかもしれないな．チオプリン製剤だけでゆっくり改善させる，って感じで．

加藤　バイオ製剤を使うとしたら何でいくかね？　回答者はアダリムマブだけど．

平岡　こういうチオプリン製剤でなんとかなりそうな軽い例はなんでもいいと思うんだけど，やっぱりアダリムマブが標準的かと思う．肛門病変をターゲットとした場合には抗TNF製剤がやはり一般的だし．

加藤　でも，肛門をターゲットと考えた場合でも，こういう軽いものは必ずしも抗TNF製剤でなくてもいいんじゃないの？

平岡　まあ，そうですね．大丈夫だと思う．ただ，肛門病変に対するエビデンスは抗TNF製剤が圧倒的に多いので……というだけ．

Case 58

30歳，男性．肛門痛を主訴に肛門科受診．複雑痔瘻を指摘され，シートンドレナージを3本挿入された．消化管精査したところ，大腸は浅いびらんが散在，回腸に1カ所小腸内視鏡が通過しない潰瘍を伴う狭窄病変が認められ，小腸大腸型のCDと診断．狭窄症状はないが，回腸の狭窄はかなり強く，抗TNFα製剤では狭窄が悪化してイレウスになりそうである．**この患者に対してどう対処するか？**

Answer

井口 < **小腸部分切除→抗TNFα抗体導入**：複雑痔瘻の制御がこの方のQOLに直結するので，腸管を気にして痔瘻への治療を弱めてはいけない．うまく抗TNFα抗体導入するために先に手術．

橋本 < **ウステキヌマブ**：狭窄の進行なく潰瘍が治癒すればバルーン拡張が可能となるが，腸閉塞の症状あれば手術を考慮する．

宮川 < **ステロイド**：初発時は受給者証がなく費用の面や浮腫性の狭窄も考慮し，ステロイドでの治療をまず検討する．

北畑 < **狭窄部に対して手術を行い，一時的に人工肛門を造設**：内科的加療のみでは狭窄コントロールが難しい可能性が高い．またシートンドレナージの本数からも人工肛門による肛門部の十分な安静が必要と考えるため．

古谷 < **狭窄部を外科的切除した後に抗TNFα製剤で治療する**：活動性の高い肛門病変があり，できる限り抗TNFα製剤で治療を行いたいため．

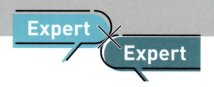

加藤　Case 58 はシートン 3 本の複雑痔瘻，という結構肛門病変がひどいパターン．小腸に狭窄しそうな病変もある．回答者は手術して抗 TNFα抗体って人が 3 人．ウステキヌマブ 1 人．

平岡　まあ，お尻がひどいから抗 TNFα抗体を使う，っていうのが基本だと思うけど．抗 TNFα抗体投与してイレウスになるんだったら，そのとき手術かな．

加藤　回答者では先に手術，という人が多いみたいだけど……．

平岡　まあ，こういうふうに設問に書かれるとね．そう答えたくなるんじゃない．必ずしもイレウスになると限ったわけではないから先でもいいと思う．

加藤　腸管がイレウスになるのを避けるために，抗 TNFα抗体以外のバイオ製剤で行く，という考えはどう？

平岡　やっぱり，肛門がひどくてそれがかなりその後の QOL を左右しそうな場合は抗 TNFα抗体だと思う．まあ，腸は 1 回手術してもなんとかなるし．肛門のほうはてこずると人工肛門になる場合もあるし……．

加藤　リサンキズマブとか JAK 阻害薬のウパダシチニブなんかはどう思います？

平岡　腸管狭窄のことを考えると，最初の選択としてないわけではないけど，でも，肛門病変に対するエビデンスはまだまだ不十分なので……．選んだとしても効果不十分と判断すればすぐに抗 TNFα抗体に変えると思う．

加藤　抗 TNFα抗体に対する肛門病変の効果については，肛門科や外科系の先生には非常に信頼度が高いよね．

平岡　ステロイド，っていう回答があるけど……．そうか，受給者証がまだ来てないから，ということね．

加藤　都道府県にもよるけど，受給者証は申請してから 3 カ月くらい届かないこともあるからね．その間，高価な治療を pending にする，ということかしら．

平岡　さっさととりあえず申請しておけば，あとで払いすぎた分は返還されるけどね．当座のお金も結構問題だったりはするけど．

加藤　肛門のひどいやつは，できるだけ早く治療してあげたほうがいい場合もあるから，受給者証なくてもバイオ製剤投与しないといけない場合もあるかもね．

CD 肛門病変へのアプローチ

　CDは肛門病変を伴いやすいことも大きな特徴の1つである．CDの痔瘻は複雑化難治化しやすいことが知られている．一方で，一般的な内科医は肛門病変の診察や評価のしかたはよくわからないことが多く，さらにCDの肛門病変の扱いになれた外科医，肛門科医はかなり少ない．しかし，肛門病変はCD患者のQOLを重大に阻害する場合もあるので，きちんと対処できることが望ましい．

1 肛門病変の評価法

　まずは**CDを疑った場合，CDと診断がついた場合に必ず肛門症状について問診し，肛門部の診察をすること**である．肛門科で見つかるCDや肛門科から紹介される場合は，肛門病変の存在がわかっていることが多いが，それ以外の場合は，患者は肛門病変を有していてもその症状を医者側には伝えないこともあるので，医者側から積極的に問診をすることが必要である．

　診察に関しては，肛門症状の訴えがなくとも行っておくことが望ましい．大腸（または経肛門的小腸）内視鏡を行う予定がある場合は，その際にきちんと診察する，ということでも構わない．肛門周囲の腫脹や圧痛の有無，瘻孔の存在をみる．また，肛門部を引っ張ってみて裂肛の有無などを確認する．瘻孔は，陰嚢や大腿の付け根あたりにまで広がっている場合もあるので注意する．

　内視鏡施行時には，直腸反転を行って肛門周囲に一次口がないか確認する．ただし，肛門に近い瘻孔に関しては反転よりも引き抜き時にアングルを駆使して肛門周囲を観察するほうが観察しやすい場合もある．診察で複雑な瘻孔があると考えられた場合には，MRIで瘻孔の評価を行うことが望ましい．

2 どういう場合に外科医，肛門科医に依頼するか？

　肛門病変が少しでもあるのなら，一度CDの肛門病変を見慣れた肛門科医（外科医）に診察を依頼しておくのがbetterである．明らかに腫脹や膿瘍がある場合には，必ず診察を依頼し切開排膿などを行ってもらい，さらにその後の治療方針についてコンサルトする．軽い場合には抗菌薬投与や切開排膿程度で経過をみる場合も

あるし，膿瘍やドレナージされていない瘻孔がある場合はシートン法などが行われる．一般的にすぐには痔瘻根治術は行われないが，バイオ製剤投与などで肛門病変が改善してきた際には待機的に行われることがある．一方で，非常に高度な複雑痔瘻などが存在する場合には，人工肛門を置くような場合もある．

3 肛門病変の薬物治療

　肛門病変を伴う CD に薬物治療を行う際には，**膿瘍やドレナージされていない瘻孔があるのであれば，先にそれに対する肛門科的処置（and/or 抗菌薬投与）などでそれらを解決しておくことが大原則**である．それを行わずにバイオ製剤を投与したりすると，病変が改善しないばかりか，感染の悪化をきたしてかえって難治化させる場合がある．

　治療方針は，当然，腸管病変の重症度とも関係するが，切開排膿程度でその後の処置が不要なくらいの軽い痔瘻の場合は，チオプリン製剤などの投与で十分な場合もある．一方，シートン法が必要なもの以上の病変の場合はバイオ製剤投与が基本である．バイオ製剤の中では，抗 TNFα 抗体が使用されることが多い．それは，抗 TNFα 抗体の有効性が高いことと，これまでの臨床経験が多いことによる．他のバイオ製剤や JAK 阻害薬に関しても，肛門病変への有効性は報告されているが，まだまだデータ不足であり，少なくとも抗 TNFα 抗体の効果を上回ることはなさそうである．したがって，**高度な肛門病変で，その患者の CD で肛門病変をなんとかすることが治療の第一義，というような場合には現時点では抗 TNFα 抗体を選択すべき**であろう．肛門病変の難治化は患者の QOL を大きく阻害することを勘案し，後者の設問のように抗 TNFα 抗体が若干使用しにくいような状況でも，肛門病変のひどい患者においてはその改善を第一に目指すべきである．

初期治療：小児例

Case 59

13歳，男児．肛門痛で来院した．複雑痔瘻で，同部の生検より非乾酪性肉芽腫を認め，CD と診断した．Hb 12.7g/dL，Alb 3.2g/dL，CRP 6.4mg/dL．腸管病変に関しては，小腸は全体にアフタから小潰瘍が多発，直腸にもアフタを少数認める．肛門病変は抗菌薬内服とシートン留置で肛門痛は改善し，排膿も減少．診断と同時にエレンタールを開始，入院中の 3 週間は完全経腸栄養療法を行い，その後は 1 日 3 包が限界というが，6 カ月経過した現在 Alb 3.7g/dL，CRP 0.5mg/dL までは改善してきている．身長はこの 6 カ月で 2cm 伸び，現在 144cm，成長曲線では－2.0SD をやや下回る程度である．NUDT15 は Arg/Arg．**この患者の今後の治療はどうするか？**

Answer

高橋 インフリキシマブ導入：Top-down 治療が望ましいと考えられるため．13歳と若いことから，チオプリン製剤の併用は悪性リンパ腫などのリスクを勘案し，当面は見合わせる．

對田 栄養療法継続：シートンと栄養療法で改善を認めており，成長も確認されていることから現行治療を継続する．痔瘻と成長の管理が難しい場合は抗TNFα製剤投与を開始する．

青山 インフリキシマブあるいはアダリムマブ：エレンタールを継続しつつ，インフリキシマブあるいはアダリムマブを導入する．チオプリン製剤は EB ウイルス評価を行ったうえでリスクを鑑み併用考慮する．

大道 栄養指導・エレンタールの継続とペンタサ内服で経過をみる：栄養療法の有効性が高く，現状では Step-up 療法の方針とする余裕があるため．

有吉 アダリムマブ：PSL は成長障害が懸念され，肛門病変も認めるため．

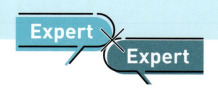

平岡 13歳の男児．腸管病変はさほどひどくないが肛門病変が問題となっている例です．栄養療法頑張ってるけど，若干まだ成長障害が残る，という感じ．

加藤 栄養療法をこのまま続けるか，バイオ製剤を導入するか，という選択？

平岡 そうです．複雑痔瘻だけれども意外とシートンと栄養療法だけでなんとかなってる．でももう少し身長伸ばしたいかなと．

加藤 回答者もその2つに割れている感じだけど，僕はバイオ製剤にいってしまうなあ．やっぱり肛門病変が気になるわな．

平岡 私は栄養療法が効いているので，もう少しこのまま粘るかも．小児科の先生に成長ホルモン投与の適応なんかを聞いたりしながら．

加藤 成長ホルモンなんか実際投与することがあるの？

平岡 ありますよ．でも，身長をきちんとキャッチアップするには CD をきちんとコントロールすることが一番ですけどね．

加藤 小児の肛門病変に対するご意見は？ この設問の程度ならバイオ製剤いかなくてもなんとかなりますか？

平岡 肛門が痛くて学校に行けない，とか，肛門症状がつらそうなら私もバイオ製剤を投与すると思うけど．そうでもなければ，少し様子みるかな．栄養療法が続けられなくなったらバイオ製剤を開始すると思う．ただ，バイオ製剤をさっさと投与したほうが安心，という気持ちもある．小児だからこそ，今後の合併症などを極力未然に防ぐために早めにバイオ製剤，という考えもあるとは思う．

加藤 僕はやっぱり肛門病変が気になって，すぐにバイオ製剤いってしまうな．Top-down はダメ，とかいつも言ってるけどやっぱりいっちゃう．

平岡 肛門もアザチオプリンだけでうまくいく人もいますよ．だから，しばらく栄養療法＋アザチオプリンというので経過をみるかもしれない．

加藤 なるほどね．ところで，バイオ製剤いくとしたら何？

平岡 まあ，肛門病変がターゲットで，学校などの問題もあるから抗 TNF 製剤のアダリムマブというのが妥当な線ではないですかね．

Case 60

　11 歳，女児．貧血，成長障害で精査中，腹痛，38℃ 以上の高熱，関節痛をきたしたため紹介された．諸検査で，小腸大腸型 CD と診断，病変は広範であるが，メインは骨盤内回腸から回盲部と S 状結腸であり，回腸には口側拡張を伴わない狭窄を 1 カ所疑う．Hb 7.7g/dL，Alb 2.8g/dL，CRP 10.3mg/dL．膿瘍形成，肛門病変，腸管外合併症はない．NUDT15 は Cys/Cys．まず，完全経静脈栄養を開始した．**この患者の今後の治療はどうするか？**

Answer

大井 ＜ **アダリムマブ**: 若年発症で広範な病変と予後不良因子複数所持．バイオ製剤の適応であるが，インフリキシマブは NUDT15 の結果からチオプリン製剤の併用不可のため，アダリムマブを用いる．

井川 ＜ **インフリキシマブ**: 成長障害を伴う広範囲病変であり，重篤なため．

横山 ＜ **PSL**: 早期の寛解導入を目指して使用．抵抗性の場合にはインフリキシマブを早めに検討（適応症の関係から）．

井原 ＜ 小児 IBD は診療経験がないため専門機関へ紹介している．

堀尾 ＜ **インフリキシマブ±エレンタール**: チオプリン製剤が使用できないため，今後の維持治療も見据えて栄養療法に加えて抗 TNFα 製剤を選択する．症状が強く抗 TNFα 製剤はインフリキシマブとした．

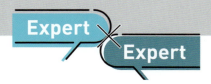

平岡 成長障害を伴う女児．結構活動性は強い．チオプリン製剤は投与不可．
加藤 これはバイオ製剤をいかない理由がないんじゃないの？
平岡 ステロイド投与というのは？
加藤 NUDT15がリスクホモでチオプリン製剤いけない人にはステロイド後の維持療法が困難だからバイオ製剤をいかざるを得ないと思うけど．
平岡 そうか．では，もしこの症例のNUDT15がArg/Argならどう？
加藤 それはちょっと悩むかな．病勢はステロイド＋チオプリン製剤でもなんとか制御できるような気がするけど……．ただ，すでに成長障害があるのでねえ．バイオ製剤いってしまう可能性が高いかな．
平岡 まあ，とりあえずバイオ製剤投与するとして何を選択する？
加藤 CDの基本バイオ製剤はアダリムマブだと思っているので，アダリムマブ．
平岡 小児で，重症度が高いのでもっとも効果の高いインフリキシマブにするか，普通にアダリムマブにするか．回答者では井川先生が同じように考えて，もっとも効果の強いインフリキシマブと答えているのだと思う．
加藤 やっぱり，先生のお弟子さんだから同じような考え方をするのね．
平岡 その辺はお互い様ですね．
加藤 しかし，インフリキシマブとアダリムマブでそんなに効果に差がある？
平岡 UCのときほど差はないけど，やっぱりインフリキシマブが最強だと思う．
加藤 でも，インフリキシマブを選択するにしても，意外とチオプリン製剤が使えない，というのは効いてくるよね．小児期から使いだしてチオプリン製剤併用せずに二次無効になったりすると意外とやっかい．
平岡 そうですね．だから，こういう症例ではインフリキシマブを開始したら，きっちり使い続けてほしいですね．途中でやめたりすると，再開したときにインフュージョンリアクションで使えなくなったりするし．
加藤 ところで，これ，男児だったらNUDT15リスクホモでなくても，また別の理由でチオプリン製剤の併用が難しいですけどね（解説参照）．
平岡 小児の場合，そういう問題点もありますね．

小児 IBD 診療における注意点

1 小児 IBD は誰が診るのか

　IBD は小児期にも発症しうる．小児の IBD は IBD を専門とする小児科医が診療するのがもっともよいに決まっている．しかし，そのような専門医はきわめて少ない．それでも，乳児期や幼児期の発症では monogenic IBD（後述）の可能性を考える必要があり，また，疾患管理も専門医以外では困難と思われるので，専門の小児科医に診察を依頼すべきであろう．一方で，小児期の発症といっても IBD はやはり小学校高学年から中学生くらいに発症するケースが多い．そのようなケースでは，成人の IBD に対する対処のしかたとほぼ変わらないと考えてよいので，各施設で IBD 診療にもっとも長けた医師が診療することでよいと思う．一方，小児では IBD 自体の病勢やステロイドの使用などにより成長障害をきたすことも多いので，少なくとも**成長に関する点だけは小児科医と併診してもらうことが望ましい**．

2 小児 IBD 診療の注意点

　上述のように，小学校高学年以降の発症の IBD では，成人の診療とおおむね変わらないと考えてよい．以下にとくに注意すべき点について列挙する．

1）診断が難しい

　小児では一般的に成人より IBD の診断が難しい．その理由の 1 つめは小児は自分の症状を成人ほどきちんと伝えることができないため，医療者が患者の症状の把握が難しいことである．微妙な腹痛などの把握はなかなか困難である．理由の 2 つめとして，**小児ではそもそも IBD の典型的な症状を呈さないことがしばしばある**ことがあげられる．これはとくに CD で問題となることが多い．そもそも小腸型の CD などというのは成人でもあまり典型症状がなく診断が難しいが，小児ではとくにその傾向が強い．例えば，腹部症状がまったくなく，発熱を繰り返すために精査したら CD であったというようなケースもしばしばある．不明熱の鑑別診断には必ず IBD が入っているが，小児ではとくにあてはまるといってよい．そして 3 つめは，小児に対し侵襲的な検査，とくに内視鏡をするハードルが高いことがあげられる．

　さらに，小児では UC と CD の鑑別が難しい症例が成人より多い．びまん性炎症

だが CD っぽい潰瘍やびらんを伴ったり，局在がスキップしたりなど，どちらとも言えず診断に迷う症例をしばしば経験する．重症 UC との診断で全大腸切除された小児患者にのちのち小腸に潰瘍が出現して CD に診断が変更になるような症例もある．小児では，**UC と CD の診断がまぎらわしい場合は，とりあえず暫定的な診断をして，のちのち病態に変化がないかどうかをきちんとフォローする**必要がある．

2）CD では栄養療法が優先

　成人の CD 診療における栄養療法は，国際的にはあまり評価されていない（が，最近では，腸内細菌叢の研究などの面から成人においても見直されつつある）が，小児では栄養療法の有用性が確立している．寛解導入期に完全中心静脈栄養または完全経腸栄養を行い，部分経腸栄養に移行する．ただし，小児の CD では病勢の強い例も多いため，早期にバイオ製剤の投与を検討すべき症例も多い．

3）チオプリン製剤と抗 TNFα 抗体と小児

　抗 TNFα 抗体のインフリキシマブまたはアダリムマブを投与する際には，二次無効の予防のためチオプリン製剤を併用するのが基本であるが，この**併用療法ではごくまれに肝脾 T 細胞リンパ腫という致命的なリンパ腫を発症すること**が知られている．全体では数万人に 1 人以下の発症率であるが，若年（とくに 10 代）男性に比較的発症が多いことが知られている．したがって，筆者（加藤）は男児に抗 TNF 製剤を投与するときには，まず単剤で使用し，やむを得ない場合のみチオプリン製剤を追加することにしている．

4）その他の薬剤使用時の注意点

　小児における薬剤使用では，①成人より 5-ASA 不耐の割合が高いこと，②ステロイドの用量の基準が成人と違うこと，③厳密には小児適用のない薬剤が多くあること，などが注意点としてあげられる．小児適用がなくても，成人と同じようにバイオ製剤や JAK 阻害薬を投与しなければならない症例は存在する．

5）VEO-IBD と monogenic IBD について

　6 歳未満で発症する IBD を VEO（very early onset）-IBD と称するが，そのような若年発症の IBD 患者の中に，monogenic IBD という主に免疫にかかわる単一の遺伝子異常で発症する IBD の一群が知られている．異常をきたす遺伝子によって，慢性肉芽腫症，A20 ハプロ不全症，IPEX 症候群，XIAP 欠損症など多くの種類がある．これらの中には，骨髄移植などにより治癒が見込めるものもあるため，幼年期発症の IBD では専門家による診療が望まれる．XIAP 欠損症など一部の monogenic IBD では 10 代以降の発症例もある．

7 既存治療無効例

Case 61

　25歳，男性．初発時，大腸全域に縦走潰瘍が多発していたが，小腸は異常なく，**大腸型 CD と診断**した．肛門病変なし．PSL＋チオプリン製剤＋5-ASA 製剤で初期治療．PSL 漸減中止 1 年後（チオプリン製剤は十分量投与）の内視鏡では治療前よりかなり改善していたが，右側結腸に数条の浅い縦走潰瘍が残存していた．CRP は 0.5mg/dL 程度．Alb 正常．困っている臨床症状はとくにない．**この患者に対してどう対処するか？**

Answer

高原 ＜ 病勢が悪化するまで現治療で経過観察とする：ゼンタコートを試して反応をみるのも選択肢の 1 つと考える．

太田 ＜ 症状もないので少なくとも 1 年後の内視鏡検査を説明しつつ経過観察とする：その後も改善乏しく腸管ダメージが懸念される場合には，ゼンタコートを追加してみる．

安富 ＜ ゼンタコートを追加：炎症の局在からは効果があると思われる．漸減中止すると再燃がある場合は，本人と相談し大腸メインでありベドリズマブ，自己注射を希望されるようであればアダリムマブを提案する．

北畑 ＜ CAP 療法の併用：大腸病変のみで，炎症の程度も強くないことから，CAP 療法のよい適応と考えるため．ただし頻回の通院が困難ならゼンタコートを投与．

黒川 ＜ リサンキズマブを導入：既存治療で効果不十分であるが，症状や内視鏡所見は比較的落ち着いており，1st バイオとして本剤を検討する．

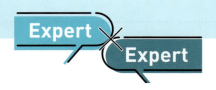

加藤　既存治療で無効というか，完全ではないというか，そういう症例．臨床的寛解だけど粘膜治癒でない，と言ってもいい．

平岡　だいぶいいからとりあえずそのまま経過観察．

加藤　まあ，それが妥当よね．回答者もそのままが2人，ゼンタコートを入れるが1人，CAP療法が1人．バイオ製剤投与は1人だけ．まあ，ゼンタコートやCAP療法はずっと継続する治療ではないから，ここでバイオ/JAKにステップアップする，と考えるのは少数派．これをみても，粘膜治癒ドグマが破綻していることがわかる．

平岡　まあ，経過観察して，CRPが上がってくるとか，悪化傾向が出てくるようであればバイオ製剤を入れることを検討する．

加藤　そうだよね．CDの治療強化ってやっぱり経時的に悪くなるかどうか，というのが大事だと思う．絶対的に粘膜治癒を目指す必要もないし，CRP陰性化も絶対ではない．あくまで悪化傾向となるかどうかが大事．黒川先生もリサンキズマブと書いてあるけど，それは粘膜治癒を目指して，という理由ではなく，現状の治療がイマイチだ，という判断をしているからだと思う．だれも，粘膜治癒を目指してバイオ製剤いくべき，というふうには判断しない．

平岡　まあ，CDではUCほど粘膜治癒，粘膜治癒，とは言わないけどね．先生はUCでの粘膜治癒ドグマもお嫌いですけどね．この症例で言えば，CRPが急に上がるとか，その時点でステップアップを考えるで遅くはないと？

加藤　CDはUCと違って，そんなに急にCRPが上がる，とかいうこともないと思うけどね．悪くなるなら徐々に悪くなることが多いと思う．だから，1年とかそういうスパンで悪化傾向をみて判断する，でよいと思う．こういうのを安直に治療強化するのではなく，慎重に経過観察するという態度こそが，CDを丁寧に診る姿勢につながるのだと思う．

平岡　徐々に悪化したとして，バイオ製剤を使うなら何を使う？

加藤　こういう軽いのはなんでもいいと思うけどね．なんでもいいのは，これまでの実績や利便性を考えてアダリムマブ，というのが僕の基本的な考え方．

Case 62

22歳，女性．回腸に多発するびらん（狭窄を形成しそうなものはない）および大腸全域に縦走潰瘍を認めた．肛門病変はない．PSL＋チオプリン製剤＋5-ASA製剤＋栄養療法で初期治療．PSL漸減中止1年後に軽度の腹痛とCRPの軽度上昇がみられ，内視鏡では大腸はほぼ治癒していたものの，回腸に浅い縦走潰瘍が連続していた．狭窄を形成するほどではない．バイオ/JAK投与の方針とした．現在大学生，未婚．**来年からは就職予定．何を選択するか？**

Answer

井口 ◁ **JAK阻害薬以外の5剤のいずれかの追加を勧める**：どれでもいい．SDM．あえて順位をつけるなら抗TNF製剤の優先順位を下げる．

高尾 ◁ **ウステキヌマブ**：抗TNFα抗体製剤を使用するほどでもなく，今後の通院間隔，妊娠への影響を考えウステキヌマブを選択する．

青山 ◁ **アダリムマブ or ウステキヌマブ or ベドリズマブ**：活動病変は回腸末端に限局し，社会的背景も考慮すると，アダリムマブやウステキヌマブ，ベドリズマブが選択肢となると考える．

横山 ◁ **アダリムマブ**：チオプリン製剤使用できることもあり選択．無効であればリサンキズマブ．

古谷 ◁ **アダリムマブ**：自己注射製剤であることから，就職後の生活環境の変化に柔軟に対応できるため．

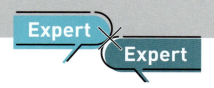

加藤 若い女性．就職を控えている．さほどひどくないけど既存治療はちょっと難しいということでバイオ/JAKを検討する，という場面．回答者では，アダリムマブ3人，ウステキヌマブ1人，どれでもいい，というのが1人．

平岡 まあ，JAK阻害薬以外なら，ある意味どれでもいいと思うけど．一番に勧めるのは，まあアダリムマブになるかな．一番オーソドックスで，自己注射だから就職するに際しても障害が少ないし．

加藤 抗TNFα製剤を選ぶまでもない，という意見もあるね．

平岡 これくらいだとベドリズマブでも大丈夫かもね．ウステキヌマブもいいと思うけど高価だから（先発品）……．ちょっとコスパに合わないかも．

加藤 p40抗体のウステキヌマブとp19抗体のリサンキズマブ，CDに対してはどう違うと感じてる？

平岡 CDに対しては，リサンキズマブのほうが効果は上だと思う．やっぱりウステキヌマブはCDに対しては若干弱いかな，と．一方で，リサンキズマブは結構，抗TNF製剤に匹敵してくれないかな，と期待している．

加藤 フーンなるほどね．でも，早く効くのは圧倒的に抗TNF製剤だと思うけどね．CDの場合，さほど即効性は期待しなくてもいいことが多いけど．

平岡 アダリムマブとの違いは，あとは自己注射か病院で投与するか．自己注射も便利だけど，2カ月に1回ならべつに病院での投与も苦にしない人も多い．

加藤 そういう意味では内服薬のウパダシチニブはどう思う？　この患者は若い女性なので妊娠のことを考えると第1選択にはならないけど．例えば，これが男性だった場合に．

平岡 飲み薬というのは確かにいいんだけど，自己注射とかになれちゃった人は，毎日飲むほうがめんどくさい，というような人もたまにいる．

加藤 そう（笑）．そういう患者はだいたい飲み薬にしたらアドヒアランスが悪くなりそうだよね．JAK阻害薬は高価だから，避けたほうがいいわな．

平岡 CDに対するウパダシチニブに関しては，まだデータや経験が少ないので，評価はもうちょっと経ってからかな．

既存治療からバイオ/JAKへの考え方

　CDの治療において，なんでも最初からバイオ/JAKを投与するのは病気の程度をきちんと評価し，それに見合った治療を行うのが医師の務めと考えればあまり推奨できない．したがって，さほど病勢の強くない場合は，ステロイド＋チオプリン製剤（＋栄養療法 and/or 5-ASA 製剤）の治療から開始することになる．UCと違って 5-ASA 製剤の効果は限定的なので，初回のステロイド投与からチオプリン製剤は併用すべきである．しかしながら，そのようにしてもやっぱり**結局はバイオ/JAKだね，というふうになる症例が多いことも事実**である．既存治療からバイオ/JAKへの移行において，どのタイミングで行うか，そしてどのバイオ/JAKを選択するか，について解説する．

1　どのタイミングでバイオ/JAKに移行するか
　既存治療でコントロールできてないことが判明したタイミングだが，それにもいろいろなパターンがある．

1）ステロイド無効時
　初期のステロイド投与にまったく反応しない（UCでいうステロイド抵抗性）場合は，そのときの病勢をさっさと抑えるためにもバイオ/JAKにすぐに移行せざるを得ない．ただ，**CDに対してステロイドは意外と有効である**ことは覚えておきたい．

2）ステロイド漸減中の悪化
　ステロイドが効果があり，漸減中に悪化した例では，まだ，チオプリン製剤の効果が十分に発揮されてない場合（投与開始から3カ月未満とか，その患者にとって十分な量を投与できていない場合）は，ステロイドを再増量して，チオプリン製剤が有効性を発揮するまで粘る，というのが望ましい．**チオプリン製剤がきちんと十分量投与されていてもステロイド漸減中に悪化するようならもうそこはバイオ/JAKの出番**である．ただし，なんらかの理由でチオプリン製剤の有効性発揮まで待てない，という場合は早期のバイオ/JAKの導入も致し方ない．

3）チオプリン製剤で維持中の悪化

　既存治療で比較的長く維持治療ができていた場合，「悪化」の定義をよく考えないといけない．例えば，Case 61 では多くの回答者ですぐにバイオ製剤という意見にはなっていないことに注意したい．Case 61 では確かに既存治療では完全にはよくなっていないが，それは「悪化」とは異なる可能性が高い．長期的にみた **CD の「悪化」とは，病態が経時的に進行している**（内視鏡的に潰瘍その他の所見が悪化している）**ということを指す**．CRP などのバイオマーカーでもある程度評価できるが，やはりきちんとこの患者が経時的に悪化傾向にある，ということを確認してからバイオ /JAK による治療強化を検討すべきである．すなわち，ワンポイントだけみて CRP がちょっと高い，内視鏡の潰瘍が治ってない，ということでは治療の強化が必要な「悪化」と断定はできない，ということである．CD は UC と違って腸管が狭窄や瘻孔などを形成して病態が進行することが問題，と習ったはずである．逆に言えば，**腸管の変形が進行しなければあせって治療強化や変更はする必要ない**のである．治療法は無限にあるわけではなく，治療を変えたからといって必ず前の治療よりも有効であるとは限らない，ということに注意したい．

2 どのバイオ /JAK か

　既存治療からの変更の場合，さほど病態は重篤でないことが多い（重篤ならさっさとバイオ /JAK が投与されているはず）．したがって，点滴で面倒なインフリキシマブが第 1 選択となることは少なく，**抗 TNF 製剤なら自己注射も可能という利便性から言ってもアダリムマブが妥当**であろう．ウステキヌマブやリサンキズマブもよいかもしれないが，コストパフォーマンスがやや問題である（ウステキヌマブのバイオシミラーならよいかもしれない）．対談でも述べたように，**CD においては，p40 抗体のウステキヌマブよりも p19 抗体のリサンキズマブのほうが（少なくとも短期的な）有効性が高い**と考えられるので選択時の参考にする．本当に軽くて大腸メインの人，そして安全性をとことん気にする人にはベドリズマブでもいいかもしれないが，無効時にはさっさと切り替える必要がある．JAK 阻害薬ウパダシチニブは，若い女性以外で飲み薬がよい，という人にはよいかもしれないが，まだ第 1 選択にするには安全性の面などでデータ不足と感じる．

8 バイオ製剤一次無効

Case 63

25歳，女性，アルバイト，未婚．小腸大腸型，肛門病変はなし．メインは回盲部から左側結腸である．ゼンタコート 9mg/日，アザチオプリン 25mg/日を開始し，症状は寛解，血液検査データも改善したが，2カ月でゼンタコートを中止したところ，中止1カ月後に再燃した．アザチオプリンは継続のまま，ベドリズマブを開始し，6カ月経過するが，WBC 8000〜10000/μL，CRP は 2〜4mg/dL で推移，CT 検査で明らかな膿瘍形成，高度狭窄はないが，腸管の壁肥厚はしっかり残存している．エレンタールは頑張っても飲めなかった．NUDT15 は Arg/Arg．**この患者に対し，どう対応するか？**

Answer

高橋 **ベドリズマブをアダリムマブまたはウステキヌマブに変更する**：ベドリズマブ継続での寛解導入は困難と思われるが，インフリキシマブの導入を要するほど重症ではないため．

對田 **アザチオプリン増量**：もともとアザチオプリン不十分であった可能性を考慮した．ベドリズマブは十分には奏効していない印象があり，アザチオプリン増量でも抵抗するようであればバイオスイッチを行う．

井川 **アダリムマブに変更**：アザチオプリンも内服できており，若年であり自己注射の手技も取得は難しくないと思われるから．

有吉 **アザチオプリンが十分量でなければ増量し，CS で評価する**：CT で壁肥厚があり，浮腫性の変化が強いと考えられるため，アダリムマブまたはリサンキズマブに変更して炎症を改善させたい．

井原 **バイオスイッチ**：アザチオプリンを増量する余地はあるが，おそらく抗 TNFα 抗体などへのバイオスイッチをしてしまうと思う．

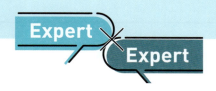

平岡 若い女性で小腸大腸型でどうもベドリズマブが一次無効っぽい感じ.

加藤 対処方法としては,もうバイオ製剤を変えてしまう,という方法と,チオプリン製剤を増量する,という方法が考えられると思うけど.実際,回答者も,そのどちらかという感じになっている.

平岡 出題意図としては,まあ,そのどちらを選ぶか,みたいなところがあるのだけれど,ちょっと回答の自由度が高すぎたかもしれない.

加藤 そうね.やっぱりベドリズマブはCDでの効果は弱いと考えられるので,さっさと変えてしまう,という選択肢もかなり有力だし,一方で,白血球数をわざわざ記載してあるので,チオプリン製剤の増量の余地があることを示唆している.どっちを選ぶ,と言われても……どっちも選んじゃえ,みたいな感じになっている.先生ならどうするつもりで作ったの? この設問.

平岡 ベドリズマブを半年も使ってだめなら,さっさとバイオ製剤変更,という意味合いで作った気がする.だから私はバイオ製剤を変えるという選択になるでしょうね.アダリムマブに変更かな.

加藤 まあ,僕もそうかな.バイオ製剤を変えるという選択にするだろうし,何に変えるか,と言われるとまあ一般的な線でアダリムマブ,ということになる.チオプリン製剤を増量,という選択に対してはどう思う?

平岡 それもありだと思うけど…….ただ,すでに炎症もそれなりに強い状態になっているから,もう一度ゼンタコートとかを投与して炎症を制御する必要があるでしょうね.やっぱり,こういうCDでベドリズマブでいこうとすると,ゼンタコートを併用するとかそうでもしないとなかなか難しいかもしれない.

加藤 ゼンタコートってそういうふうに使うとなかなか中止できなくなっちゃうんだよね.そのへんはこの設問の本題とは違ってくるが.

平岡 この設問,バイオ製剤がベドリズマブでなくウステキヌマブだったらどう?

加藤 うーん,ベドリズマブより若干悩むけど,やっぱりバイオ製剤変えるかな.アダリムマブに…….

平岡 やっぱりそれくらいCDには抗TNF製剤に信頼があるということですかね.

Case 64

　16歳，男性，高校1年生．小腸大腸型，骨盤内回腸とS状結腸に広範な縦走潰瘍を認める．痔瘻はあるがシートン後．NUDT15はArg/Cys，アダリムマブを開始，2カ月後には倍量に強化，その後6カ月経過するが，下痢，腹痛は持続，CRPも2〜4mg/dLで推移しており，あまり改善がみられない．CT検査で明らかな膿瘍形成や高度な狭窄はなく，腸管壁の肥厚は結腸の一部は改善してみえるが，あまり変化がない．エレンタールは学校がある日は1〜2包/日しか飲めないが，休みの日は3包/日飲んでいる．**この患者に対し，どう対応するか？**

Answer

大井 < **リサンキズマブ**：アダリムマブは一次〜二次無効と考える．変更するのであればまったく無効であった抗TNFα抗体よりは作用機序変更を考慮する．ウパダシチニブは長期投与の安全性が確立されておらず，2番手．

橋本 < **リサンキズマブ**：アダリムマブ無効であり，インフリキシマブよりも抗IL23抗体投与を選択した．

宮川 < **他の機序のバイオ製剤への変更を検討する**：抗TNFα抗体製剤一次無効であれば，インフリキシマブへの変更でも同様の可能性が高いため，他の機序の生物学的製剤への変更を検討する．

青山 < **リサンキズマブあるいはウパダシチニブ**：抗TNFα抗体一次無効で，臨床症状や粘膜傷害が強いことから，リサンキズマブやウパダシチニブへのスイッチを考慮する．

堀尾 < **リサンキズマブ**：抗TNFα製剤は一次無効と捉え，別の機序の薬剤を選択．ウパダシチニブは狭窄のリスクもあると考え，まずはリサンキズマブを選択した．

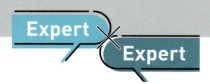

平岡 というわけで，Case 64 は抗 TNF 製剤アダリムマブの無効症例．若年男性．回答者はリサンキズマブというのが多いね．

加藤 アダリムマブ一次無効例に対して，同じ抗 TNF 製剤のインフリキシマブと答えるか，別の作用機序とするか，という点は？

平岡 回答者の皆さん同様，一次無効と捉えるのなら，作用機序を変えると思う．

加藤 CD において抗 TNF 製剤の一次無効って少ないけどね．でもたまにいる．

平岡 皆さん，ウステキヌマブよりリサンキズマブなのね．

加藤 そうねえ．これはもう，立派な head to head 試験が N Engl J Med. 2024; 391: 213 に掲載されたからね．抗 TNF 製剤 failure を対象にしているのもこの設問と同じ条件だし．

平岡 あまり回答がバラけなかったから面白くないね．

加藤 僕は JAK 阻害薬ウパダシチニブでもいいと思ったけど．

平岡 CD に対するウパダシチニブって，実際どうなんですか？

加藤 比較的有効率は高いと思うね．あと，即効性も期待できると思う．でも，UC ほど効くかと言われると微妙かな．いわゆるパーシャルレスポンスみたいな状況になる人も結構いる．UC におけるほどの効きではない．少なくとも抗 TNF 製剤をしのぐ，ということはない．

平岡 そうなんだ．そういう意味では，やっぱり CD における抗 TNF 製剤というのはすごいということですね．

加藤 ただ，ウパダシチニブを使うとしたらこの設問のシチュエーションは悪くないと思うけどね．男性だし．

平岡 そうですね．JAK 阻害薬は若年女性には選択しにくいですからね．

加藤 そう．CD は UC より年齢層が若いので，若い女性に使いにくい，というのは，CD に対する JAK 阻害薬における問題の 1 つだとは思う．あとは，JAK 阻害薬を 10 年，20 年長期に使っていいのか？ という問題もある．

平岡 でも，抗 TNFα 抗体も最初そう言われましたけどね．でも，インフリキシマブが出てもう 20 年になりますもんね．

CDにおけるバイオ製剤の選択

　CDにおけるバイオ製剤では，従来，抗TNFα抗体製剤が主として使われてきた．しかし，最近では他の作用機序のバイオ製剤やJAK阻害薬も使用可能となっている．一方で，UCでは抗TNF製剤は有効性がみられない症例も比較的多いが，CDでは抗TNF製剤がまったく効かない，すなわち一次無効である，という症例はさほど多くない．ここではCDで使われるバイオ製剤/JAK阻害薬の基本的な性質とどのような症例に選択すべきかを考察する．

1 インフリキシマブ

　IBD領域で最初に使われるようになったバイオ製剤．すでに発売されて20年以上経過するが，いまだに**CDに対するバイオ製剤としてはもっとも強力である**と考えられている．

どのような症例に向いているか：もっとも重症と考えられる例に第1選択として使用する．具体的には，入院例，炎症反応が非常に高い例，広汎な小腸病変や高度な肛門病変を有する例などである．

使うときの注意点：マウス由来の成分を多く含むキメラ抗体のため中和抗体ができやすく，すなわち抗体産生による二次無効が起こりやすい．したがって，それを抑えるために**チオプリン製剤を併用するのが原則である**．

2 アダリムマブ

　自己注射のできる抗TNFα抗体である．

どのような症例に向いているか：インフリキシマブが使用される最重症例以外のCDではほぼすべて適応となる．肛門病変への効果も期待できる．**自己注製剤のため，若年者の多いCDには利便性においても優れている**．

使うときの注意点：ヒト抗体であるが，その製造工程で若干の変異を挟み込んであるので，抗原性がある．したがって，チオプリン製剤を併用するのが望ましいと考えられる．

3 ウステキヌマブ

抗 IL12/23 抗体で，抗原性の少ないヒト抗体である．8 ～ 12 週ごとの皮下注射で医療施設で投与する．効果は決して強くないが，いったん有効性がみられると長持ちする，という特徴がある．術後症例の再燃予防などにも有効である．

どのような症例に向いているか：あまり病勢の強くない症例．ひどい肛門病変のない症例など．一方で，複数回の術後症例などでも比較的長期に維持できている例もみられる．

使うときの注意点：即効性はないので，急ぐ症例で使用するなら当初はステロイドを併用するなどの工夫が必要．

4 ベドリズマブ

$\alpha_4\beta_7$ インテグリンに対する抗体．リンパ球などの炎症細胞の腸管への移行をブロックする．**CD では UC ほどの有効性はみられないとの意見が強い**．感染性副作用がほとんど起こらないのが利点．

どのような症例に向いているか：活動性のあまり強くない大腸型の CD の第 1 選択として．

使うときの注意点：設問にもあるように，CD での効果は限定的と考え，あまり効果がないと判明した場合には速やかにスイッチする

5 リサンキズマブ

IL23 に対する抗体薬．対談でも述べたように，**抗 TNFα抗体 failure 後の CD に対して，ウステキヌマブよりも短期有効性が優れていることが示された**．

どのような症例に向いているか：抗 TNFα抗体 failure 例の第 1 選択か．一方で，ファーストバイオとしての位置づけはまだ確立していない．

使うときの注意点：維持期にはオートドーザーという特殊な注入器を使用するが，機器の安定性にやや欠ける印象．

6 ウパダシチニブ

CD で唯一使用可能な JAK 阻害薬．経口薬であるというのが最大のメリット．

どのような症例に向いているか：経口薬を望む患者．肛門病変に対しても，さほどひどいものでなければ有効性は認められる．

使うときの注意点：妊娠時の安全性は確立していないので，若年女性の第 1 選択と

はなりにくい.

附）バイオシミラーについて

わが国の国策上，IBD 領域において抗体薬はバイオシミラーにほとんど置き換わっていくものと思われる．バイオシミラーが先行しているインフリキシマブでは，先発薬とバイオシミラーでは作用も副作用もほとんど差がないという報告が多数である．筆者（加藤）の施設でも，先発薬使用者からバイオシミラーに切り替えているが，そのために効果が減弱しただとか予期せぬ副作用が出ただとかいう経験はほとんどない.

9 バイオ製剤二次無効

Case 65

30歳, 男性. 大腸メインの CD に対してインフリキシマブを投与中. NUDT15 は Arg/Arg で, アザチオプリン 100mg/ 日も併用している. 当初はよく効いていたが, 徐々に効果不十分となり現在 4 週毎の短縮投与を行っている. しかし, 最近 4 週ももたなくなり, インフリキシマブ投与前になると下痢, 腹痛が生じ, CRP も 3.0mg/dL くらいに上昇する. 内視鏡では大腸にびらんや浅い潰瘍が再燃していた. **この患者に対してどう対処するか？**

Answer

高原 アダリムマブに変更: 二次無効と思われるので, チオプリン製剤継続のまま, アダリムマブに変更を行ってみる.

太田 アダリムマブにスイッチ: 二次無効と判断し, まずは同じ抗 TNFα 抗体製剤であるアダリムマブにスイッチする. またインフリキシマブ投与直前の症状がかなり強いようならステロイドの併用も検討する.

安富 アダリムマブへ変更（早めに倍量）. アザチオプリンは継続: 可能な施設であればインフリキシマブトラフ値測定や抗薬物抗体の測定ができればよいが, 投与後は効果があり 4 週間もたないということで, 抗薬物抗体による血中濃度低下の可能性が想定される. アダリムマブの効果がなければベドリズマブかウステキヌマブ.

北畑 アダリムマブにスイッチ（早期に倍量投与）し, タイトフォローする: インフリキシマブの二次無効と考え, 同系統のアダリムマブへスイッチする.

黒川 アダリムマブへ変更: インフリキシマブは二次無効のため, まずは抗 TNFα 製剤内でのスイッチを検討する.

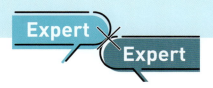

加藤　インフリキシマブの二次無効です．臨床上ではよく出会うパターンですが，回答者はみなアダリムマブというご回答．

平岡　私はアダリムマブとは考えなかったので結構意外な結果です．

加藤　抗TNF製剤の二次無効例で，いったんは効いていたわけだから，抗TNF製剤に反応する可能性があるのでは？　どうしてアダリムマブではダメ？

平岡　やはりアダリムマブはインフリキシマブに比べて効果の強さでいくと弱いから，インフリキシマブがダメになった人がアダリムマブでレスキューできる可能性はあまり高くないと思う．

加藤　でも，以前，抗TNF製剤しかなかった時代は，こういうスイッチ結構やったでしょ？　その中には効いた人もいたと思うけど？

平岡　いたとは思うけど．やっぱりてこずったような印象が強い．アダリムマブに変更するにしても，ゼンタコートを併用したり，北畑先生が書いているように早期に倍量投与にもっていったり，とかなんらかの工夫をすると思う．

加藤　僕は意外とインフリキシマブ→アダリムマブでうまくいく症例があると思うんだけどね．でも，今だとどうかな，リサンキズマブにするかもしれない．

平岡　アダリムマブで効く人もいると思うけど，回答者が全員アダリムマブとは．

加藤　意外とみな，二次無効は同じ作用機序の薬にスイッチ，というのが刷り込まれているのね．それは間違いじゃないとは思うけど．

平岡　そう，間違いではないし，効く症例もあるとは思うけど，インフリキシマブfailureに対しアダリムマブというのは，どうも力不足という印象がある．

加藤　で，アダリムマブではなくて先生は何を投与するの？　この症例に対し．

平岡　いまどきはやっぱりリサンキズマブかな．男性だからウパダシチニブでもいいかもしれない．インフリキシマブを中止して結構症状が悪くなるようなら，即効性が期待できるウパダシチニブという線もありかも．

加藤　まあ，このインフリキシマブ二次無効は同じ機序だけどやや弱いアダリムマブか，違う機序に行ってしまうか，ちゃんとしたエビデンスがないところではある．意外とユニークなクリニカルクエスチョンなのかもしれない．

Case 66

　22歳，女性，50kg．小腸大腸型（腸管合併症なし）のCDに対しアダリムマブを投与中．効果減弱したため倍量（80mg/日隔週）投与，アザチオプリンも100mg/日併用していたが，今回効果が完全に消失．下痢は10行/日以上，CRP 4.5mg/dL．症状を速やかに改善してほしいと希望している．ステロイドは以前効果があったが，顔が丸くなるので絶対使いたくない，と言っている．現在大学生，結婚の予定はない．**半年後に就職することが決まっている．治療変更はどうするか？**

Answer

井口 ＜ リサンキズマブ：抗TNF-failureへの有用性の高さから．インフリキシマブでもいいがクラススイッチが無難と考えた．手術が必要な内科治療抵抗性の（深い潰瘍，繰り返す炎症で肥厚した）病変ができていないかの確認もしておきたい．

高尾 ＜ インフリキシマブ：アザチオプリン併用可能で即効性を期待しインフリキシマブを選択する．妊娠予定がなければいったんウパダシチニブでもよい．

青山 ＜ リサンキズマブ：チオプリン製剤併用下の抗TNFα抗体二次無効で中等症であるため，リサンキズマブを選択．無効ならアザチオプリン中止でウパダシチニブを選択する．

大道 ＜ インフリキシマブへ変更する（アザチオプリンは同量で継続）：経過よりアダリムマブ二次無効と判断し，別の抗TNFα抗体であり効果発現も早い薬として選択した．

横山 ＜ インフリキシマブ：抗TNFα抗体二次無効であり，左記で寛解導入を図る．次点ではリサンキズマブ．

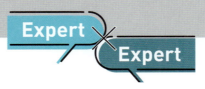

加藤 Case 66 は同じ抗 TNFα 抗体でもアダリムマブの二次無効です．インフリキシマブという回答者が 3 人，リサンキズマブという人が 2 人．

平岡 さっきの症例のアダリムマブへの変更よりも，この症例のインフリキシマブへの変更のほうが可能性が高いと思います．

加藤 それはやっぱりインフリキシマブのほうが効果が高いから？

平岡 そう．でも，実際この症例でインフリキシマブを選ぶかは微妙．アダリムマブの効果が完全に消失しているので，もう抗 TNF 製剤が完全に効かなくなっている，という可能性があるかと．サイトカインプロファイルが変わってしまった，ってやつ．ただ，そんなことを言い切れるエビデンスはないけどね．あとは，もうすぐ就職するから点滴はちょっと面倒，というのも理由．だから，何を選ぶかと言われれば，リサンキズマブ，ということになるかな．若い女性だから JAK 阻害薬は避けたいし，ウステキヌマブはちょっとこの症例にはステロイドを併用しない，ということでは厳しいと感じる．

加藤 僕も，この「就職」という情報でリサンキズマブ，という選択にしてしまうかな．心ではインフリキシマブが効くのでは？　と思ってるけど．

平岡 私もインフリキシマブはアリと思うので，リサンキズマブがイマイチなのであれば，次はインフリキシマブかな，と．

加藤 抗 TNF 製剤に 2 種類あるから，この 2 つの設問のように，ちょっといろいろ迷うことになる．しかし，今後，抗 IL23 抗体が複数出てくるんだけど，これについてはクラス内でスイッチする，ということはありうるのかしら？

平岡 どうなんでしょうね？　p40 抗体のウステキヌマブから p19 抗体製剤に変更というのはありうると思うけど，p19 抗体内でのスイッチはねえ？　ちょっといまのところはなんとも言えませんね．抗体の種類が違えばエピトープやアフィニティも違うので可能性はあると思うけど．

加藤 そのへんのデータを出してほしいですね，何なら p19 抗体内で head to head 試験をして，効きの悪いやつは淘汰してもらってもいいんだけど．

平岡 そんな臨床試験は少なくとも製薬メーカーは絶対やらないでしょうね．

バイオ製剤二次無効の考え方

　バイオ製剤は二次無効となりうる．とくに抗TNFα抗体の2剤は，抗薬物抗体ができやすく，二次無効をきたす割合が高い．ここでは，どのような症例を二次無効と捉えるか，二次無効となった場合の対処法，などを考察する．

1 まずは本当に二次無効なのか考える

　二次無効とはいったん効果のあった薬剤の効果が消失することを指す．CDの場合，二次無効の診断の際に気を付けなければならないのは，**必ずしも，効果減弱＝二次無効，ということではない**，ということである．

　例えば，バイオ製剤投与中に膿瘍などの感染巣ができた場合や瘻孔や狭窄を形成した場合などに，効果が減弱することがある．感染巣でもっとも頻度が高いのが痔瘻部分の感染である．痔瘻部分に感染を起こしたことで投与しているバイオ製剤の効果が減弱するのである．このような場合，感染巣をコントロール（抗菌薬投与やドレナージ）することで，バイオ製剤の効果は回復することが期待できる．したがって，このような場合には厳密には二次無効とは言わない．狭窄や瘻孔の形成による効果減弱も同様であり，手術によるリセットにより再度効果が復活することが期待できる．

　しかしながら，バイオ製剤投与中に狭窄や瘻孔を形成してしまう，ということはそもそもやっぱりそのバイオ製剤があまり効いていなかった，という可能性も高いので，手術リセット後に同じ製剤を投与すべきかどうかはよく考える必要がある．とにかく，あるバイオ製剤の効果が減弱した際に，すぐに二次無効，と捉えるのではなく，どこかに感染を生じたのではないか？　狭窄や瘻孔などの存在は？　などとまずは考えなければならない．

　一方，以上のような合併症が原因でなく効果減弱する場合でも，二次無効と言っていいのか微妙なのが，薬剤の効果が最初からちょっと効きが悪い場合である．バイオ製剤の場合，投与初期には本当に著明に効果があり，臨床的に寛解になり，内視鏡的にも寛解になったものが，効果が減弱するのは明らかに二次無効といってよい．しかし，そもそも投与初期から，効いてはいるけど，著効ではなく，臨床的にも

寛解までは至らず，内視鏡的には潰瘍などが残存している，というような例が，効果がさらに悪くなった，というようなものを同じ「二次無効」と捉えてよいのか？という問題である．これに関しては，まだあまりきちんと分けては考えられておらず，今後の検討課題と思っている．ただ，バイオ製剤の初期投与時の用量が不十分だと下記に述べる抗薬物抗体ができやすいと言われており，そういう意味では二次無効と捉えられるのかもしれない．

2 二次無効の原因

　感染や腸管合併症の形成などの原因がなく，一度効いたバイオ製剤の効果が減弱，消失するのを二次無効という．二次無効には，大きく分けて，抗薬物抗体が生成されることによるものと，そうでないものに分けられる．これは，抗薬物抗体の有無やバイオ製剤の血中濃度を測定することで鑑別可能であるが，本邦ではいずれも日常診療で測定することはできない．一般的な検査だと，バイオ製剤投与前に抗核抗体が陰性であった人が，抗核抗体陽性になると抗薬物抗体が生成されていることが多い．ただ，二次無効の原因が抗薬物抗体であろうとなかろうと，対処法などはあまり変わらない．

3 二次無効の対処法

　二次無効の主な対処法は以下のとおりである．

1）チオプリン製剤を併用する

　抗薬物抗体産生を抑えて二次無効を予防する．したがって，抗 TNFα抗体のような二次無効が起こりやすい製剤でははじめから併用しておくのが基本である．**二次無効になった例にあとからチオプリン製剤を追加しても効果が改善する例もある**ので，なんらかの理由でチオプリン製剤を併用せずにバイオ製剤を開始した場合，後付けでチオプリン製剤を投与することも考える．

2）バイオ製剤を増量，期間短縮投与する

　インフリキシマブは1回投与量の倍量への増量または4週毎への期間短縮が可能であるが，後者のほうが効果は高い．アダリムマブは毎週投与と倍量隔週投与ではほとんど差は認められない．

3）薬剤をスイッチする

　これに関しては，おおむねこの章の Case 65, 66 の2つの設問にて答えられているのではないかと思う．

10 腸管手術後の内科治療

Case 67

　45歳，男性．これまで病気を指摘されたことはなかった．イレウスで入院になり精査したところ，**回腸末端に狭窄病変を指摘**．回盲部切除を行ったところ同部に縦走潰瘍を伴う狭窄がありCDと診断された．その他の腸管には病変はない．肛門病変もなし．NUDT15はArg/Arg．**この患者の術後治療はどうするか？**

Answer

高橋　**無治療で経過観察．喫煙していれば，禁煙を勧める**：年齢的にはCDの活動性が低下してくることも期待できるため．半年後にCS，カプセル内視鏡を行い，活動性病変があればペンタサ，エレンタール，ゼンタコートなどから治療を開始する．

橋本　**ベドリズマブ**：手術によるリセット後であることと，年齢を考慮すると安全性の高い薬剤が望ましいため．

宮川　**術後すぐと半年後に消化管検査を検討する**：検査にて所見の増悪が認められれば，バイオ製剤の導入を検討する．

井川　**ペンタサもしくはエレンタール**：手術部位以外に活動性病変はないため．術後半年程度での内視鏡などのフォローで新規病変あれば追加治療を検討．

古谷　**無治療で経過観察とする**：現時点で活動性病変の残存がなく，また加齢に伴い病勢の低下にも期待できるため．

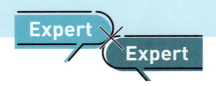

加藤 CDとわかっていなかった人が突然イレウスになって手術してみたらCDと診断されたけれども，手術した回盲部以外にはまったく病変はない，すなわち，もう体には活動性部位は残っていない状態．肛門病変もなく，まったく症状もない，という人の術後内科治療についての設問です．先生こういう症例になにかしますか？

平岡 食事療法．

加藤 何もしないよね．要するに．何もしないか，5-ASA製剤だけでいくか，栄養療法だけするか……．回答者もおおむねそんな感じ．橋本先生だけベドリズマブ，と答えてるけどね．

平岡 高橋先生が書いているように，もし喫煙者なら禁煙を指導する，というのは大事なことだと思います．下手な栄養療法よりずっと大事かもしれない．

加藤 皆さんとりあえずさほど強い治療はしないで，半年後あたりに再燃がないかどうか内視鏡で確認する，という感じ．そのスタンスでいいよね？

平岡 こういう回盲部切除の症例は，本当にこの手術だけでその後何の治療も要らない，という人もたまにいますからね．それでいいと思いますけど．

加藤 でも，世の中，手術するような症例は予後がよくないから，手術後はすべからく早急にバイオ製剤を使用すべし，みたいなことを言う人もいるよね．

平岡 年齢にもよると思うけどね．回答者も書いているように，年齢が上がると病勢が衰えてくる人も多い．

加藤 じゃあ，この人が20代だったらすぐにバイオ製剤を投与する？

平岡 40代の人よりはちょっと考えますけどね．でも，やっぱりすぐにはバイオ製剤いかないと思う．

加藤 そう．CD患者の中には，活動性の高い（高いことが予想される）人と，そうでもない人がいる．その辺のところをきちんとわきまえて治療方針を考えないといけない．なんでも「Top-down」が褒められないと思うのもその点．「Top-down」も「術後すぐバイオ製剤」というのも結局，薬を売りたいがためのメーカーの戦略．そういうのに乗せられてはいけない．

Case 68

22 歳，女性．3 年前に小腸大腸型 CD と診断．診断時，大腸は右側結腸中心に多発びらん，小腸は回腸に多発潰瘍が認められ，3 カ所狭窄病変が認められた．イレウス症状はなかったため，アダリムマブで治療開始．その後，アダリムマブ倍量投与＋チオプリン製剤としていたが，CRP 弱陽性は続いていた．今回小腸病変が狭窄しイレウスとなり手術となった．狭窄部を 1 カ所切除，2 カ所狭窄形成術を施行．大腸病変はほぼ治癒していた．active な肛門病変はない．**この患者の術後の治療はどうするか？**

Answer

大井 アダリムマブ再開：狭窄形成を行った部位は活動性なくとも病変は残存しており，完全なリセットではない．この手術により CRP 陰性化が得られた場合は，アダリムマブ倍量のみ再開する．

對田 アダリムマブ通常量で再開：アダリムマブ自体は術前より潰瘍に対しては有効であり，アダリムマブでの維持再開が適当と考えた．手術で狭窄は解除されており，通常量でのアダリムマブ投与を提案した．

青山 ウステキヌマブあるいはベドリズマブ：ダブルバルーン内視鏡検査で小腸評価を行い，活動性がなければ現加療継続し，活動性の悪化があればウステキヌマブやベドリズマブへのスイッチを考慮する．

北畑 抗 TNF 製剤以外にバイオスイッチ：CRP 弱陽性が続いており，アダリムマブでは炎症コントロールがついていないと考えるため．ただし術後の小腸病変評価で活動性所見がなく，狭窄がアダリムマブ奏効に伴うものであればアダリムマブ継続とする．

井原 アダリムマブ継続：活動性の潰瘍がなく，アダリムマブが効いていたと判断できるのであれば現行治療を継続する．

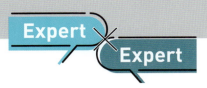

加藤 小腸大腸型で狭窄もあってアダリムマブ倍量投与していたけれど完璧じゃなく，イレウスになった例．狭窄形成も行われています．回答者をみると，アダリムマブそのまま，とか通常量でいい，とか答えている人もいる．

平岡 この狭窄形成部の病変をどう捉えるか，ということだと思う．ここにまだ活動性病変が残存している，と考えるのであれば，アダリムマブを続けるにしても倍量そのままで続けるかな．狭窄形成部が完全に治っている状態ならば，對田先生のようにアダリムマブは通常量に減量する，という考え方もあるかもしれない．ただ，個人的には治療を弱めることはしないかな，と思う．

加藤 要するにこの設問は，術前のアダリムマブがちゃんと効いていたと捉えるか，イマイチだったと捉えるか，で判断が変わってくるのかな．

平岡 大腸病変には効いているわけなので，やっぱりアダリムマブをすぐにあきらめるのはもったいない，と思っちゃうかな．自己注射，っていう利便性もあるし．だから，術後半年くらいは同じ治療で経過みて，その後やっぱりアダリムマブ効いてない，と判断したらバイオ製剤変更すると思う．

加藤 変更するとしたら何に？

平岡 いまどきは，p19抗体のリサンキズマブかな．抗TNF製剤不十分と捉えて，作用機序を変えると思う．

加藤 僕は，アダリムマブは不十分，というニュアンスでこの設問を作ったんだよね．だから，僕は，手術後すぐにリサンキズマブに変更，という意見．

平岡 確かに，これまでの治療が不十分である，と考えているのであればすぐに治療変更，というのもありとは思う．でも，まあ，とりあえず半年くらいそのままで経過みてから，というのでも許されるのではないかな，と思います．

加藤 抗TNF製剤のインフリキシマブに変更，という考えはない？

平岡 なくはないですけどね．まあ，術前のアダリムマブ倍量がどの程度有効だったかの捉え方次第ですかね．抗TNF製剤はかなりよかった，という印象であれば，インフリキシマブもありかも．

加藤 インフリキシマブは点滴で投与が面倒で選ばれないのかもね．

CD 手術後の治療の考え方

　CD ではその経過中にしばしば腸管手術が必要になることがある．狭窄や瘻孔形成などの腸管合併症に対する手術が多い．その手術後にどのような内科治療を行うか，については画一的に考えるのではなく，どういう状況で手術になったのか？ をしっかり考察して方針を決めるべきである．対談でも述べられているが，術後に再燃予防としてなんでもバイオ製剤を投与する，というのはメーカーの販売戦略的な面が大きいことをわきまえなければならない．また，どのような治療方針をとるにしても，**術後半年〜1年には必ず術後腸管を評価して治療方針を再考する**ことも重要である．

　術後治療の方針を考えるうえで重要なことは，①術前の治療に効果はあったのか，今後も効果が見込めるのかと，②術後腸管にどれくらいの活動性病変が残存しているか？ の2点である．

1 術後腸管に活動性病変がない場合

　術前の状態があまりひどくなく，術後腸管に活動性病変がない場合，基本的には術前の治療をそのまま継続する．ただし，術前の治療が明らかに効いていなかったがために手術になってしまった，というような場合には術後は治療を強化もしくは変更する．したがって，Case 67 のような場合は，もともとが無治療であったので，無治療で経過をみることも可，ということになる．この症例のように比較的高齢（CD にしては）ではじめて狭窄病変を指摘されたような場合には，比較的長い病歴が実はあって，狭窄を形成して手術になったときにはすでに CD としての活動性は枯れてしまっている，という場合も多い．このような症例では，今後本当に CD の活動性が出現してくるかどうかもわからないため，そもそも治療を行うかどうかも慎重に見極めたほうがよい．したがって，禁煙などの生活指導や栄養指導，5-ASA 製剤程度で様子をみる，という方法が一般的かと思われる．

　Case 68 のほうも，術前のバイオ製剤が完全に効いたがために手術になって，術後活動性病変の残存がない，と判断するのであれば，術前の治療をそのまま継続する，という判断が成り立つ．ここで，回答者の對田先生が述べているように，治療

を弱めることができるかどうかは微妙である．サイトカインをもっとも放出している病変部位が切除されたのだから，治療を弱めることができる，という考え方もある．しかし，手術になったような患者で治療を弱める，という選択を行うのはちょっと勇気がいるかもしれない．

　一方で，設問にはないが，**複数回手術で短腸も危惧されるような場合には，残存腸管に活動性病変がなくとも，これ以上の手術を極力避けるため治療強化をする**ことを考える．

2 残存腸管に活動性病変が残存する場合

　このような場合は，術前の治療を強化，変更する，というのが基本的なスタンスである．ただし，活動性病変が残存していても，やはりもっとも高度な病変は切除されているはずだから，術前治療の有効性が上昇すると考えて，術前の治療をそのまま継続する，という考え方もある．そのあたりは個々の症例によるかもしれない．また，そういう判断をした場合には，術後腸管の評価を早めに行うなどの対策をしたほうがいいであろう．

　また，術前の治療の強化（抗 TNF 製剤を増量するなど）がいいのか，変更（バイオスイッチなど）がいいのかについても一概には言えないが，術前治療がまったくの無効であったと考えないのであれば，まずは増量（や短縮）を試みて，その反応性次第でその後の治療を考える，というほうが，その後の治療選択肢を多く残す，という意味ではよいかもしれない．

　Case 68 で考えると，狭窄形成部分に活動性が残存している，と捉えるのであれば治療を強化，変更する，と考えるのが筋ということになる．しかしそれでも，術前の治療に十分効果がみられていた，と考えるのであれば，いったんは術前と同じ治療を継続して様子をみる，という判断もありうるだろう．

11 複数回手術のややこしい例

Case 69

45歳，男性．病歴20年の小腸大腸型CD．これまで3回の手術（回盲部切除および小腸切除）歴．残存小腸は150cm．抗TNFα抗体は2剤とも二次無効．現在ウステキヌマブ＋チオプリン製剤（十分量）投与中．回盲部切除部位が狭窄して自発痛，圧痛がある．狭窄長は長くバルーン拡張の適応とはならない．狭窄の口側はやや拡張しているがイレウス症状はない．CRPは1〜2mg/dL前後．**この患者にどう対処するか？**

Answer

高原 狭窄部は外科治療で対応，術後は中心静脈栄養を併用しつつ，無効ならテデュグルチド投与を行う：バイオ製剤も効果が限定的であり，ウステキヌマブからリサンキズマブに変更を行う．

安富 いったん腸管安静，落ち着いたらエレンタール開始，栄養指導を行う：残存小腸が短く可能であれば手術を回避したいため．ウステキヌマブ，チオプリン製剤は継続．栄養療法でも改善乏しい，エレンタール受容困難であれば手術を検討し早めにCSでフォローする．

有吉 閉塞はしていないものの，症候性で口側腸管拡張もあり，バルーン拡張も困難とのことで，手術の方針とする：残存小腸がさらに短くなるため，エレンタールを併用し栄養療法を強化しておく．

堀尾 ゼンタコート：イレウス症状がなく残存小腸も短く手術は勧めない．バイオ製剤を他剤に変更してもさらに炎症が増悪する可能性あり，ひとまずの導入療法として左記を選択した．

黒川 リサンキズマブへ変更：スイッチ後に狭窄長が短縮すればバルーン拡張，変化がなければ再手術を検討する．一時的にゼンタコートの併用も検討する．

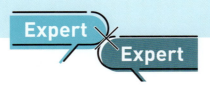

加藤 複数回手術，バイオ製剤多剤無効，さらに狭窄症状がある，というかなり難しい症例です．回答者では，手術という人と，栄養療法という人がいる．

平岡 私は栄養療法してリサンキズマブに変更かな．ただ，いずれは手術しなければいけなくなるかもしれない．

加藤 こういう症例に栄養療法は有効なの？

平岡 バイオ製剤を効かせるための補助的な立ち位置かな．狭窄症状を起こさないよう，口側拡張を進めないよう……．1カ月とかそういうスパンで絶食もしくはエレンタールだけで腸管安静を図れば手術を回避できる可能性が高くなるかも．また，狭窄長が少しでも短くなってバルーン拡張ができるようにならないか，とか若干期待する．エレンタールも経鼻投与ができればなおいいでしょうね．でも，もちろんそれでも手術になる可能性が十分ある．

加藤 この症例ほどややこしくない例で実際にあったのが，バルーン拡張ができない狭窄があり，狭窄による痛みがあるけれどイレウスにはならない，という例．手術したほうがいいけど，イレウスにならないから踏ん切りがつかない．外科医に頼んでも「イレウスじゃないから様子みて」と言われる．

平岡 岡山大学ではすぐに手術してくれるよ．そのあたりは外科の先生が理解しているし，穿孔してから手術するよりはいいし．

加藤 そのとおりなんだけどね．でも，1回もイレウス症状が出ないと患者も踏ん切りがつかないしね．その後穿孔しちゃって緊急手術になっちゃったけど……．

平岡 そういう症例もいったん絶食にして，エレンタールをしっかりする，という方法で回避できた可能性はあるかもよ．

加藤 それはそうよなあ．でも，僕自身があまり栄養療法に積極的じゃないんだよなあ．決して効果がないと思っているわけでもなく，有効性は重々承知しているんだけど……．でも，僕の弟子の堀尾先生なんかも僕に似てしまって回答に栄養療法と書かなくなっている．

平岡 弟子たちは指導者の方針に引っ張られるから気を付けたほうがいいね．とにかく，ややこしい例には絶食や栄養療法もときに考える必要があります．

Case 70

　37歳，女性．病歴20年の小腸大腸型CD．これまで抗TNFα抗体は1剤無効，1剤副作用中止．ウステキヌマブは効果不十分で，現在リサンキズマブを投与している．以前に小腸切除を2回行っているが，今回その吻合部の1つ（トライツ靭帯から約150cm）と腹部の皮膚との間に皮膚瘻を形成し，同部に腸管狭窄および膿瘍あり．残存小腸は200cm．患者はどうしても子どもが欲しいと言っている．**この患者にどう対処するか？**

Answer

井口 ＜ **まず小腸部分切除でリセット，術後，①リサンキズマブ再開，②在宅経腸栄養**：挙児希望の熱意を汲んで経鼻エレンタールをトライ．寛解に至らないなら速やかにアザチオプリン，ゼンタコートも追加．

橋本 ＜ **手術**：手術が第1選択だが，半年間，エレンタールのみ摂取した症例で皮膚瘻が治癒した経験はあり．

太田 ＜ **膿瘍ドレナージと狭窄形成術で短腸症候群をできれば回避**：挙児希望が最優先のためJAK阻害薬は避け，経鼻投与含めた栄養療法の強化を試みる（ストマは上部小腸で困難と判断）．

宮川 ＜ **手術を勧める**：再度腸管リセットを図り，その後妊活を行ってもらう．

大道 ＜ **入院して絶食点滴・抗菌薬投与のうえで手術加療する**：術後はリサンキズマブを継続する．

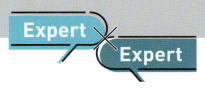

加藤　バイオ製剤多剤無効例で内瘻まである．それで挙児希望のある 30 代の女性．
平岡　こんなの，挙児希望があろうが手術に決まってるんじゃないの？
加藤　そうだよね．回答者もみんな手術って書いてるし……．この本の設問は基本的に回答が 1 つにならないように作ってるつもりなんだけど……．これはまあ，どう考えても手術だわなあ．妊娠希望だから JAK 阻害薬も使えないし．
平岡　こんな症例に JAK 阻害薬は効くかしら？
加藤　いや，手術をしない限りどんな薬もあまり期待できないと思う．
平岡　手術をせずに妊娠をする，という方法を考える設問なのかしら？　狭窄のある位置もトライツから 150 cm とストマを置くのも困難な位置に設定してあるし．もっとややこしくて手術が困難な例に対して，栄養療法や長期絶食＋中心静脈栄養をしながら妊娠，出産に至った例はあるよ．
加藤　僕の設問の意図はそうだったのかもしれない（笑）．
平岡　CD 患者ではまれに，そういった状況で妊娠，出産をしなければならない例はあります．ただ，ビタミン不足なんかには十分注意しないといけない．母体でビタミン K が不足して，出産児で致命的な出血を生じるような例もまれながらあるのでそのあたりの知識も広めたいですね．
加藤　なるほど，勉強になります．
平岡　手術したあとに妊娠を考えるとしても，この症例では結構ぎりぎりよね．生殖補助療法をしっかり受けてもらう，などの対処も必要でしょうね．
加藤　この例でも，栄養療法，と書いてある回答が多いよね．やっぱりいろいろややこしい症例になればなるほど，絶食や栄養療法の重要性というのが高まるのだと思う．今は，普通の CD に対してはあまり栄養療法というのも以前ほどはやられなくなっているけれども，ちょっとややこしい場合には，絶食や栄養療法の出番というのはまだまだあるね．その辺の意識をきちんと持たないと，というのはいつも反省します．
平岡　ややこしくない普通の CD の人にも栄養指導なんかをきちんと行う，というスタンスが重要だと思います．

11　複数回手術のややこしい例

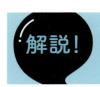 ## ややこしい例の対処法

　CD は，狭窄や瘻孔などの腸管合併症をきたすことが特徴の疾患であるから，そのような合併症に対し何度も手術が必要になるような症例もある．バイオ製剤の登場により昔よりはそういったややこしい症例は大幅に減少したが，それでもたまに出会うことがある．また，本人（もしくは主治医）が長期間放置していたり，CD と気づかずに病院にかかっていなかったりして穿孔や狭窄をきたしてはじめて気づかれる，という症例もときにあり，そういった症例では診断がついたときにはすでにかなりややこしい腸管の状態になっていたりすることもある．

　言い方は悪いが「腸がぐちゃぐちゃ」の状態になっていてどこから手を付けていいのかわからないようなこともまれにはある．そのような症例に対しては，当然ながら個々の症例に合わせて治療を行うしかないのだが，ここではそのような例に対する対処の原則論を 2 点述べてみる．

1 腸管合併症に対しては基本的には手術

　イレウス症状がある狭窄や腸管腸管瘻などの内瘻がある例に対しては，まずは手術を行うことを考える．これらの変形してしまった腸管合併症は内科的治療ではもとには戻らないと考えたほうがよい．

　狭窄例では，線維性狭窄と炎症性狭窄などということが言われ，後者では炎症を取ることで手術せずとも改善する可能性があるとされる．しかしながら，よほどフレッシュな症例（若くて病歴が浅くて，炎症反応が強くて，狭窄の数も 1 個くらいしかない）以外は，**内科的治療だけでは狭窄は改善しないと考えたほうがいい**．内視鏡的バルーン拡張術も狭窄が 1〜2 カ所で狭窄長が短いような症例では適応となるが，いわゆる「ややこしい」症例では，狭窄が複数あったり，狭窄長が長かったり，腸管の癒着などで内視鏡が狭窄に届かなかったりと，なかなか内視鏡的拡張術で対処できる症例も少ない．

　逆に，狭窄例において手術のほぼ絶対適応と言えるのが，イレウス症状をきたした症例以外では，**著明な口側拡張を伴う症例**である．このような症例では，狭窄形成してから時間が経っており，内科的治療では絶対に改善しない．また，口側拡張

を放っておくと，拡張した部分の腸管も無力化して消化吸収の役に立たなくなってしまうので，手術による対処の絶対的な適応である．

一方，腹腔内膿瘍をきたすような症例，内瘻症例もおおむね腸管切除の絶対適応と考えたほうがよい．それはそのような症例ではほぼ必ず狭窄などの腸管合併症を併発している，すなわち，**膿瘍や瘻孔を生じた理由が腸管狭窄（や微小穿孔）によることがほとんど**だからである．したがって，例えば膿瘍に対するドレナージだけを行っても，膿瘍を形成する原因となった病変は残っているので，膿瘍が再発するのは必至である．再発を防止するためにも，原因である腸管病変の切除が必要なのである．

2 適宜，絶食や栄養療法による腸管安静を行う

近年はバイオ製剤などの内科的治療法の進歩により，CD に対して以前ほど絶食や栄養療法などは行われなくなった．しかしながら，こと，このような「ややこしい例」では，一時的な絶食や栄養療法はきわめて有効である．絶食にすることで CD の活動性は最小限に抑えられるので，本当に手術をしなければならない病変の見極めが可能となる．また，腹痛などの患者の症状も軽減することが可能である．

また，例えば，腸管穿孔を起こしていても全身状態が落ち着いていれば，緊急手術ではなく，絶食（＋抗菌薬）でしばらく経過観察し，待機的に手術をするというのも有効なことがある．緊急手術では手術自体が難しく，切除範囲も広汎になりがちなのに対し，しばらく**腸管安静にすることで炎症がある程度軽減し，手術が容易になり，切除範囲も最小限で済むようになる**からである．ただし，この判断は必ず外科医と相談する必要がある．

とにかく，ややこしければややこしい症例ほど，いったんは絶食にしてしっかり必要な治療法を見極める，というようなスタンスも必要である．

12 肛門病変のややこしい症例

第2部 クローン病

Case 71

　28歳，男性，会社員．2年前から肛門痛があったが，とうとう我慢しきれなくなり受診．肛門部は多数箇所で排膿しており，膿瘍を疑う硬結も認め，肛門周囲の皮膚は広範に蜂窩織炎様に赤く硬く腫れていた．直腸診では，なんとか指は通るが，痛みは強い．MRIでは高位の痔瘻も認めた．上部内視鏡検査で胃に竹の節状外観，経鼻内視鏡を用いた左側結腸の観察では，アフタは多発しているが，CT検査でも小腸，大腸には高度な病変はなさそうである．NUDT15 Arg/Arg．肛門科で抗菌薬投与，切開排膿後，シートン法をできるだけ行ったが，高位の痔瘻部は難しく，どれだけ効果があるかはわからないという．**その後の治療をどうするか？**

Answer

高橋 インフリキシマブ導入：Top-down治療が望ましいと考えられるため．チオプリン製剤を併用してもよいと考える．自己注射を希望されれば，アダリムマブも許容される．

高尾 インフリキシマブ：アザチオプリン併用可能で即効性を期待しインフリキシマブを選択する．

井川 高位痔瘻部の外科手術：肛門部の活動性が一番強いため．痔瘻治療が落ち着いたら，バイオ/JAK阻害薬の導入を検討．

横山 アダリムマブ：高度な痔瘻がありTop-downで治療とする．エレンタール，チオプリン製剤の併用も進めていく．

古谷 人工肛門を造設する：感染がコントロールできていない現状での免疫抑制治療は難しく，一度肛門を安静に保ちたいため．

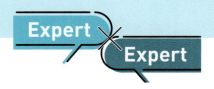

平岡 肛門病変がとてもひどい症例．肛門部狭窄もある．腸管は肛門がひどいせいであまり観察できてないけど，さほどひどい病変はなさそう，といった症例．可能な限りシートン法を行ったがその後どうするか．

加藤 高位の痔瘻，って書いてあるけど高位の痔瘻って何？

平岡 いわゆる隅越分類のIV型と言われるやつで，痔瘻の瘻管が上（頭側）のほうに伸びていって，肛門挙筋の上に達するようなやつ．そのあたりに膿瘍を作ったりすると，なかなかシートン法によるドレナージも難しい．悪化すると骨盤内膿瘍にまで進行したりすることもある．

加藤 じゃあ，どうやって治療するの？　そこの部分がドレナージできなければ内科的治療も難しいよね．

平岡 CDの肛門病変に熟達した外科，肛門科の先生ならなんとかシートンドレナージができるかも．普通はなかなか難しいから人工肛門になることも多い．

加藤 回答者の中にも手術，って書いてる先生もいるね．そういう意味合いか．

平岡 ここまで肛門病変がひどいと，永久人工肛門になる可能性も高い．

加藤 人工肛門は致し方ないような気がするけど，まだ若い男性だから肛門直腸を根治的に手術しようとすると性機能障害とかの問題が出るかもしれないよね．

平岡 かといって，こういうのをずっと放置しておくといずれ癌化の心配が出てくる．まずは人工肛門を置いて，その後直腸切断などの根治的手術および永久人工肛門についてはのちのち考える，という感じになるかもしれない．

加藤 とにかく，そうやって肛門病変をなんとかする．手術に加えて抗菌薬の投与も当然必要だよね．そののちにバイオ製剤を投与する，という感じでいい？

平岡 そういうことになる．さすがにこういう症例はまずは抗TNF製剤を投与するというのが基本だと思う．

加藤 インフリキシマブという人とアダリムマブという人がいるけど？

平岡 私はもうこういう症例には最強のインフリキシマブでいく．チオプリンも可能な限り併用する．

加藤 アダリムマブ好きの僕でもそうするような気がするな．

Case 72

　26歳，男性，アルバイト．小腸大腸型，罹患歴5年．CD診断前に痔瘻の根治術，2年前に回盲部切除歴がある．術後半年の内視鏡で小腸大腸病変（アフタ～小潰瘍が多発）と肛門痛が出現してきたため，ベドリズマブを開始した．開始後1年以上経過するが，肛門痛のため立ち仕事が長くできず，仕事も休みがちで，正社員になれないという．直腸診で排膿，狭窄はないが，手術痕部に痛みがある．MRIでも膿瘍や癌を疑う所見はない．内視鏡所見は，大腸病変は改善，小腸病変は不変である．NUDT15 Arg/Arg．15歳時に急性骨髄性白血病で治療歴がある．**この患者にどう対応するか？**

Answer

大井 < **IBD専門の外科にコンサルト**：病状と合わない肛門痛の原因が不明．脊椎麻酔による生検の必要性についてコンサルトする．悪性が除外できれば，他のバイオ/JAK阻害薬にスイッチする．血液内科の先生とも相談し，可能であれば抗TNFα抗体．

對田 < **ベドリズマブを継続し肛門科コンサルトを行う**：専門家に肛門病変の有無や神経性の肛門痛などの鑑別を依頼すべき状況と考えた．ベドリズマブ自体は効果ありと判断した．

青山 < **ウステキヌマブ**：悪性腫瘍既往もあり抗TNFα抗体は使用しづらくウステキヌマブを検討し，効果が乏しければストマ造設も考慮する．

井原 | **抗TNFα抗体**：小腸病変および肛門病変の寛解を目指して，抗TNFα抗体単剤へのバイオスイッチを提案する．

堀尾 < **アダリムマブ**：肛門病変があり症状のために困っていることから，アダリムマブへのスイッチを選択．白血病の既往ありステロイド＋チオプリン製剤は選択しなかった．

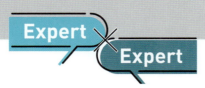

平岡 若い男性．昔，白血病の既往があり，ベドリズマブ投与中．痔瘻は術後で活動性の病変はなさそうなのに肛門痛があり，それが QOL を阻害している．

加藤 この人はなぜ肛門痛があるのかしら？ 活動性の痔瘻はなさそうなのに．

平岡 こういう人がたまにいるんです．微小な痔瘻病巣があって痛いのか，それとも神経痛のようなものなのか……．その辺がよくわからない．

加藤 大井先生や對田先生が書いているように，どうも肛門痛の原因がわからないから，肛門に詳しい外科医にコンサルトする，というのは必要そうだね．痛みの原因がやはり痔瘻の活動性ならバイオ製剤の変更を考えるし，そうではないなら，いわゆる神経痛への対処を考える，というふうになるのかな．

平岡 とりあえずバイオスイッチしてみるという先生もいるね．

加藤 まあ，ベドリズマブの肛門病変への効果は微妙だからね．僕も実際こういう場面だったらまずはバイオ製剤を変えてみるかもしれない．

平岡 でも，この症例は悪性疾患の既往があります．だからまずはベドリズマブを使ってるのだけれど，変えるとしたら何に変えますか？

加藤 いまだとリサンキズマブにするかな．肛門病変に対しては抗 TNF 製剤の有効性が高いと思うけれども，やっぱり悪性疾患の既往のある人には躊躇してしまう．それより IL23 系統の薬剤のほうがより安全かと思うので．

平岡 私もまあ，ウステキヌマブかリサンキズマブか．でも，抗 TNF 製剤が絶対にダメ，というわけではないですよね？

加藤 抗 TNF 製剤に限らず，バイオ製剤で癌の再燃のリスクが証明されているような薬剤はない．ガイドラインでも臨床上必要と思うならどのバイオ製剤も投与可能，ということになっている．だから，肛門病変がもっとひどければ抗 TNF 製剤を考えるかもしれない．でも，そこまでではないから，理論上より安全性が高いと考えられる IL23 系統の薬剤にする，という感じかな．

平岡 チオプリン製剤はどう考えます？

加藤 癌の既往のある人にあえて投与しようとは思わないね．

平岡 まあ，とくにこの症例は血液疾患でしたからね．

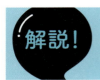
肛門病変の諸問題

　CDの肛門病変についての一般的な対処法および直腸痔瘻部からの発癌については別章〔第2部5.初期治療：肛門病変を有する患者(p.189)，第2部15.発癌，サーベイランスの例（p.251）〕で述べているので，ここではそれ以外の問題について述べてみたい．

1 若年発症と肛門病変

　CD患者の半数近くで肛門病変を合併することが知られているが，若年発症（20歳未満）での肛門病変の合併率は高い．その理由ははっきりしないが，monogenic IBD〔第2部6．初期治療：小児例の解説（p.200）参照〕の特徴の1つとして難治の肛門病変があげられていることから，遺伝子などの病気の成因よりは「若年」ということが1つの理由なのかもしれない．一般的に**若い人の痔瘻をみればCDを疑え**，と言われるが，われわれIBDの専門家は若い人に痔瘻があればほとんどCDだろう，と思っているが，実際はそうでもないらしく，肛門科の先生に聞くと，若くてもCD以外の痔瘻もそれなりにいるとのこと．ただ，CDを見慣れた肛門科の先生は，「これはCDの痔瘻っぽい」というのがなんとなくわかるようである．

2 肛門狭窄

　肛門病変を有するCD患者ではしばしば肛門狭窄をきたす．痔瘻の瘢痕治癒による狭窄と考えられるが，一方で，肛門狭窄による直腸内圧の上昇が痔瘻の病勢に悪影響を与える面もあると考えられる．肛門狭窄のある患者では，排便時の疼痛，排便困難感などの症状が出現する．また，肛門狭窄により内視鏡が通過しなくなると，腸管病変の内視鏡評価や直腸痔瘻部の発癌に対するサーベイランスができなくなる．

　直腸狭窄に対する対処法は，本人に自分の指でときどきブジーをしてもらう，もしくは医師がときどき診察室で指でブジーを行うことが有効である．しかしながら，実際はいずれも難しいことが多く，症状出現時に内視鏡的にブジーを行うようなことが多い．内視鏡通過困難な場合，検査では経鼻用の細い内視鏡を使用したりして対処するが，ブジーなどで通常の内視鏡が通過可能なくらいに日頃から対処しておくことが望ましい．

3 直腸腟瘻

女性の CD における痔瘻では，ときに直腸腟瘻を形成する．直腸腟瘻は通常非常に難治であり，外科的治療も困難なことが多く，薬物療法でも閉鎖しないことが多い．患者の症状として腟側からの便や粘液の排出がみられるが，筆者（加藤）が男性の医師であるためか，腟瘻があっても症状を強く訴えることは少ない．おおむね生理用品などをうまく利用して患者個人で対処していることが多いようである．根治できないことが多いが，ひどく悪化するというようなこともあまりない．また，**腟瘻があるからといって妊娠・出産ができないわけではない**．ただ，肛門病変全体の活動度などにもよるが帝王切開が必要となる場合も多い．

4 ダルバドストロセル（アロフィセル）の適応

ダルバドストロセルはヒトの脂肪組織由来の間葉系幹細胞を培養して得られた細胞製剤であり，CD の肛門病変の瘻孔閉鎖の目的で用いられる．瘻孔を手術的に閉鎖したのちに，その部分にこの製品を注入する．適応となるにはいろいろと条件があり，バイオ製剤を投与中にもかかわらず瘻孔が閉鎖しない例であること，痔瘻の原発口が 2 つ以下であること，痔瘻部に感染がないこと，腸管病変が落ち着いていること，などである．したがって，**この薬剤の投与対象となる患者は決して多くない**，というきわめて限られると考えてよい．この薬剤の投与が可能なのは大腸肛門病学会専門医かつ特別の講習を受けた医師に限られるため，実際適応になりそうな患者がいれば，そのような医師のいる施設に紹介する必要がある（発売メーカーの MR に問い合わせればどこで可能かは教えてくれる）．ただし，非常に高価（1 回の薬価が 500 万円ほどする）な治療であるということは覚えておくべきである．

5 UC における痔瘻

IBD 患者の痔瘻と言えば CD とすぐに考えがちであるが，UC 患者でも痔瘻を合併することがある（もちろん CD における合併頻度と比べて圧倒的に少ない）．UC における痔瘻は，活動性の高い人，下痢症状のひどい人に多いことから，頻回な排便による機械的な刺激などで生じるもの，すなわち，IBD の合併症というより，普通の人にもみられる痔瘻と同じようなものと考えられる．したがって，治療は通常の痔瘻に対するもの（通常の外科的処置）でよいと思われるが，ただ，痔瘻の合併した UC では本当に CD ではないか，という鑑別を今一度行ったほうがよい．

13 臨床的寛解だけど粘膜治癒じゃない例

Case 73

　25 歳，男性．小腸大腸型の CD． アダリムマブで治療開始したが，倍量投与後に二次無効．インフリキシマブに変更．現在インフリキシマブ短縮投与＋チオプリン製剤（十分量）で治療している．臨床症状はないが，内視鏡では，小腸に多発びらん（狭窄を作りそうではない），大腸にアフタ様びらんが散在している．CRP は 0.5 〜 1mg/dL 程度．**この患者にどう対処するか？**

Answer

高原 バイオスイッチ：抗 TNF α 製剤の効果が限定的であるため，効果の可能性のあるリサンキズマブかウパダシチニブへの変更を行ってみる．

太田 経過観察：症状がなく狭窄リスクも低いため，定期的な内視鏡検査の必要性を説明しつつ経過観察する．可能であれば，エレンタールの併用を試したい．

安富 栄養療法とペンタサ追加：小腸のびらんについては食事の状況を確認し改善の余地があれば栄養指導とエレンタール追加，大腸のびらんについてはペンタサ追加を検討する．

北畑 ゼンタコートの投与：びらんはあるものの狭窄をきたすほどの所見ではなく，バイオスイッチは行わずゼンタコートを上乗せする．

黒川 現行加療を継続：症状はなく，内視鏡所見も軽症であり，バイオスイッチ後の効果も確実ではないことから，このまま慎重に現行加療を継続する．

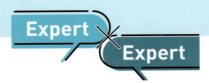

加藤 臨床的寛解だけど粘膜治癒じゃないのCD版．CD治療において何を治療目標にするのか？　という話．製薬メーカー（と外国人）が唱える粘膜治癒ドグマでは解決しない．まず最初の例は，インフリキシマブ短縮までやってるけど粘膜にちょっと炎症が残っている，でも本人に症状はない，粘膜治癒ドグマに従うなら，当然バイオ製剤変更という話になる．

平岡 まあ，経過観察かな．タバコ吸ってるようなら禁煙を強く指導．あとは食事をちょっと気を付けて，といった感じ．

加藤 回答者も経過観察が多い．バイオ製剤変更といっているのは1人だけ．

平岡 CRPが0.5～1mg/dLというのが微妙よね．もう少し高ければ変更も頭をよぎるかもしれない．

加藤 まあ，CRPの値云々より，この人のこの病変が経時的に悪化する可能性があるかどうか？　というのが大事よね．粘膜治癒でなくたって狭窄とかの腸管合併症を起こす可能性が低ければ患者が困っていない以上，治療を変更する必要はない．これを「粘膜治癒でないから……」とかいう理由で治療を変更する，などというのは愚の極み．バイオ製剤変えたら今より効果が上がるという保証もないし．

平岡 こういう症例にエレンタールとかゼンタコートはどう？

加藤 エレンタールはいいと思う．多少とも炎症を改善してくれる効果は期待できる．ゼンタコートも有効性はみられるかもしれないが，こういう症例にゼンタコートを使うと中止するタイミングがなくなるんだよね．CDの治療というのは，栄養療法もバイオ製剤もそうだけれども継続することで，腸管の炎症を制御して腸管合併症を予防するというのが第一義．こういう症例にゼンタコートを使っても，中止するとまたもとに戻ってしまうのでね．そういういう意味ではCDでのゼンタコートの立ち位置というのは意外と難しい．

平岡 まあ，こういう症例は基本，経過観察．腸管病変の悪化傾向がみられるようなら考える，というのが正しいということね．

加藤 そう．粘膜治癒ドグマは成り立たない．

Case 74

27歳，女性．病歴10年の小腸大腸型CD．肛門部はシートンあり．以前に回盲部切除術歴1回．インフリキシマブは副作用中止．4年前からアダリムマブ倍量投与＋チオプリン製剤（十分量）で治療．2年前に吻合部の潰瘍が穿孔し切除術．その後も同じ治療を継続．今回内視鏡では，吻合部の吻合線上のびらんとその口側に浅いびらんの散在が認められた．CRPは0.5〜1mg/dL程度が持続．この1年で肛門部の悪化で2回ほど肛門科で外来処置（シートンの調整など）をしている．肛門部以外の臨床症状はない．現在未婚だが，いずれ妊娠出産の希望はある．**この患者にどう対処するか？**

Answer

井口 （肛門部病変はできることはやり切っている前提で）ゼンタコート，エレンタールを追加．それでだめならIL23系にスイッチ：術後再燃（軽度），今のうちの治療強化は必須．

橋本 リサンキズマブ：CRPの陰性化および内視鏡的治癒を達成後にチオプリン製剤からの離脱を目指したい．

宮川 バイオ製剤の変更を検討する：今回吻合部およびその口側に消化管病変が出現しているため，他のバイオ製剤への変更を検討すべきである．

有吉 ウステキヌマブ：内視鏡所見は軽いが，肛門病変は1年で2回ほど悪化しシートンも残っており，やや不安定．アダリムマブは二次無効と考え，ウステキヌマブに変更．痔瘻に対しては抗菌薬（メトロニダゾール）を併用する．

堀尾 現行加療継続：現状腸管病変による症状はなく，バイオスイッチを行っても改善する保証はないため，左記を選択した．

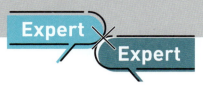

加藤 この症例は Case 73 よりもう少しややこしい．肛門病変はイマイチ．腸管病変は微妙だけど症状はない．バイオ製剤を変更するとすると抗 TNF 製剤以外しかない．でも妊娠希望で JAK 阻害薬は避けたい，という……．回答者もバイオ製剤をスイッチするという人と，しないという人に分かれる．

平岡 スイッチしたからって，肛門がよくなるかどうかわからないし，腸管病変もそうよね．なかなかスイッチする，というような踏ん切りはつかないかも．リサンキズマブに変えても，腸管も肛門もよくなるかどうか……．それくらいなら，いまの治療のままで肛門病変の処置を続けてもらう，というふうにするかな．腸管病変が明らかに悪化傾向，ということであればバイオスイッチ，というふうにするかも．

加藤 そうよね．これも結局，腸管病変が悪化傾向になるかどうか，というのが一番のポイントかもね．一度穿孔したことがあるので，悪化傾向ならやっぱり速やかに変更を検討すべきだろう．いまの時点では，医者も患者もディジジョンはなかなか難しい．こういう症例は本当にたくさんあるのに，ただ単に「粘膜治癒じゃないから」という理由でバイオスイッチ，などというドグマを唱えるのはほぼ犯罪的です．

平岡 これが妊娠希望でなかったらウパダシチニブへの変更，というのはアリ？

加藤 こういうのを変更するのに，リサンキズマブがいいかウパダシチニブがいいのか，というのはいまのところまったくわからないよね．この症例に似た患者を実際に診ているのだけれど，男性だからどちらに変えるのもアリはアリなんだけれど，結局，いまのところ治療は変更せずに現状維持にしている．

平岡 バイオスイッチで一番問題になるのは，「スイッチしたからといって必ず吉と出るとは限らない」というところ．増量や期間短縮だったらまず吉と出るんだけど，変える，というのはね．かえって悪化させるリスクを伴う．

加藤 そう，そのリスクがあるので，医者側も強くバイオスイッチを勧められない，という面がある．実臨床ではそういうことを悩んでいる，というのを製薬メーカーの人たちにも知ってもらいたいですな．

13 臨床的寛解だけど粘膜治癒じゃない例

CDにおける治療目標の考え方

1 治療目標は粘膜治癒というドグマの破綻

　CDの患者をフォローする際に，UCと異なるところは，①CDでは腸管が変形し，狭窄や瘻孔などの腸管合併症をきたしうることが特徴的であり，腸管合併症を予防することが大きな治療目標となる，②病変が必ずしも大腸にないことも多く，活動性があっても症状が出ないことがある（とくに小腸型CDなど），があげられる．したがって，CDでは臨床的寛解だけれども腸管に活動性病変があり，知らぬ間に腸管合併症を形成してしまう，ということが起こりうる．逆を言えば，**臨床的寛解のCDであれば，腸管合併症をきたすことさえ予防できれば，それ以上の治療強化は必ずしも必要としない**，ということができる．ここに，「粘膜治癒（CDは全層性炎症だから全層性治癒などということもある）をめざすべき」ドグマの破綻がある．

　もちろん，CDにおいてもUCと同様，粘膜治癒は得られているに越したことはない．しかし，症状もなく，病変が進行する様子もないのに，副作用が起こりうるようなリスクのある治療強化をすることは正当化されない．治療変更が必ずよい結果をもたらす（臨床的寛解→粘膜治癒という一方向に働く）ということであればまだしも，**バイオ製剤を変更したからといって，変更したほうがよい結果が得られる保証がない**状況で，「粘膜治癒でない」という理由で治療を変更するようなことにはよほど慎重でなければならない．症状がないけれども粘膜治癒でない症例の治療方針，というのはそれだけ難しいし，それこそしっかりSDMを行って治療方針を決定しなければならない．

2 CDの治療介入をどう考えるか

　そういう視点でこの章のCase 73, 74の設問を見てみると，状況のややこしさには違いがあるものの，患者が困っていないけれど，炎症は残存，という状況である．そして，いずれの設問でも安易に「治療変更」というふうにはならないことがご理解いただけると思う．もちろん，いずれの状況でも治療を変更したほうが結果的によかった，ということはありうる．一方で，治療変更してかえってよくない結果になった，ということもありうるのである．現状で，結果論でしか判断できない

ことに関しては，十分慎重であるべきなのである．

　このような症例の**治療介入のポイントは，「病勢が悪化傾向であるかどうか」**である．ワンポイントで「粘膜に炎症があるから」治療介入，ということではなく，経時的変化をみて「炎症が悪化傾向にある」「腸管の変形が進行しつつある」ということが治療介入を決定するポイントである．一生涯にわたる疾患で，介入できる治療手段が限られている以上，「臨床症状がなくて，腸管病変はあるんだけど進行してない」という状況は極力経過をみるべきである．

　これは要するに，抗癌剤治療における sustained disease（SD）のようなものである．通常，抗癌剤治療において，SD であれば治療を変更することなく継続するはずである．それは抗癌剤の種類にも限りがある状況で，腫瘍が大きくなってない，というのは薬がある程度効いている，と判断するからである．CD における，「臨床的寛解で腸管病変が進行していない」という状態はまさにこれにあたる．「腸管病変が進行」することを確認してはじめて治療変更をするというのは，抗癌剤治療において progressive disease（PD）になったら治療を変更する，という考え方とまったく同じである．

　ただ，「腸管病変が進行しているのか？」を判断するのは意外と難しいことは確かで，CRP などの血液検査や便中カルプロテクチンなどのバイオマーカーも基本的には「炎症の程度」をみるものであって「腸管の変形度合い」をみるものではない．もちろん「炎症の程度」が持続的に高ければ腸管が変形していく可能性が高いが，どの程度のバイオマーカーの値ならそうなるのか，についてもはっきりしたことはわからない．したがって，バイオマーカーについても経時的に悪化していくかどうかを参考にしなければならないし，**症状やバイオマーカーに変化がなくとも内視鏡で腸管病変を定期的に確認する**，という臨床姿勢も重要になってくるのである．

14 治療中狭窄が徐々に悪化しているが症状があまりない症例

Case 75

　19歳，男性，大学2年生．1年前に診断の小腸型．3年前に痔瘻根治術を受けた（CD診断時は瘢痕のみ）．腸管病変は空腸から骨盤内回腸に広範な病変があり多発狭窄を認めた．回腸の口側拡張を認める部分を中心に外科的に狭窄形成術を4カ所（切除はせず）を行った．術後，ウステキヌマブとエレンタールで治療を行い，CRPも陰性化，Albも正常化し，術後半年のバルーン内視鏡検査と逆行性造影では，潰瘍は縮小傾向で，狭窄形成施行部の口側拡張は目立たなくなっていた．しかし，エレンタールが飲めなくなり，データがCRP 1.7mg/dL，Alb 3.2g/dLと悪化，その時期に痔瘻の再燃もあった．シートン法を行い肛門痛は消失したが，データは改善しないため，内視鏡検査を再検したところ，縮小していた潰瘍病変は悪化し，狭窄形成術を行った部1カ所の口側拡張が進行していた．現在，症状はまったくなく，エレンタールはもう無理という．NUDT15 Arg/Cys．**この患者にどう対応するか？**

Answer

高橋 ＜ **ウステキヌマブをアダリムマブにスイッチする**：潰瘍が治癒し，狭窄が残存していれば，内視鏡的拡張術を行う．痔瘻の再燃もあり，ウステキヌマブでの寛解維持は困難と思われるため．

對田 ＜ **バイオスイッチ**：ウステキヌマブ効果減弱を考える．痔瘻の悪化も伴うことから抗TNFα製剤を検討する．臨床的な切迫感がなく，NUDT15 Arg/Cysである点を鑑みアダリムマブを提案する．

高尾 ＜ **リサンキズマブ**：ウステキヌマブはある程度有効であり，小腸病変主体で狭窄傾向であるため抗IL23抗体製剤を検討する．

大道 ＜ **ゼンタコートの短期間の投与を行い，チオプリン製剤追加の相談を行う**：チ

オプリン追加でも反応がよくないのであれば，症状悪化時の手術の可能性も伝えたうえでウステキヌマブからインフリキシマブへの切り替えを提案すると思う．

北畑 **狭窄部の切除後，インフリキシマブ短縮投与を行う**：これまでに腸管切除歴はなく，一度リセットしたうえで病勢コントロールを行うため．通院が難しければ，他の抗TNFα抗体製剤を選択．

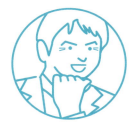
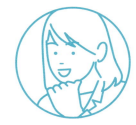

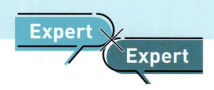

平岡 若い男性の小腸型 CD．痔瘻の手術歴および小腸の狭窄形成術の手術歴がある．エレンタールとウステキヌマブで治療してたけれども，エレンタールが飲めなくなったら悪化してきた，けれど症状はまったくない，という症例．

加藤 症状のないときの治療介入って難しいよね．この症例も何もしない，という選択肢もありうるかしら？

平岡 いや，悪化傾向なんだからなんらかの治療介入をすべきでしょう．患者が拒否するなら別ですけど．患者が拒否しても，治療介入の必要性を説くべき．

加藤 そうだね．失礼しました．回答者も内科治療の変更を提案している．抗TNF製剤に変更，という人が3人いて，そのうち北畑先生は先に狭窄部の切除と言っている．確かに，口側拡張が出てきているからもうその部分を先に切除，という考えもあるわな．

平岡 抗TNF製剤を先に投与して，もしイレウスとかになるようならそのとき手術，という考えでもいい気もしますが．

加藤 僕は，一応ウステキヌマブで効果が認められたこと，狭窄を進行させたくないことから，リサンキズマブに変更と考えてみたが……．先生はどうする？

平岡 私もこの設問に似たような症例ではリサンキズマブを選択した．こういった症例でJAK阻害薬のウパダシチニブはどう思いますか？

加藤 やってみる価値はあるかもね．ウパダシチニブの小腸病変への有効性などのデータはまだ乏しいのでなんとも言えない部分はあるが……．無症状だし，患者本人は飲み薬なら飲むかもしれないしね．

平岡 小腸病変って一般的に大腸病変よりも薬剤が効きにくい．でも，抗TNF製剤では早く効果が出るがゆえに，狭窄を悪化させてイレウスのリスクがあるのに対し，IL23系のウステキヌマブはそのリスクが少ない．JAK阻害薬はどうなんでしょうね．

加藤 個人的には，ウパダシチニブのCDに対する効果はUCに対するほどではない，と感じている．UCくらいすごく効くと狭窄悪化させるかもしれないけど，CDではそんなこともないのでは？　と現状では思ってます．

Case 76

70歳，女性．高齢発症の小腸型CD． 便潜血陽性で行ったCSで回腸末端の縦走潰瘍と狭窄を認め，その後の精査で診断に至った．病変は，バウヒン弁から約10cm，さらに10cm口側の2カ所で，浅く短い縦走潰瘍を伴い狭窄をきたしていたが径13mmの内視鏡は問題なく通過した．症状はまったくなく，高齢でもあり，エレンタール，5-ASA製剤で治療を開始した．半年後に内視鏡検査を行ったところ，回腸末端の潰瘍はやや縮小してみえるが内視鏡はぎりぎり通過しなくなっていたため，バルーン拡張を行った．その後，ゼンタコートで治療し内視鏡検査を再検したが，潰瘍は同様で，狭窄の口側拡張は少し悪化してみえ，再度バルーン拡張を行った．T-SPOT陰性，NUDT15 Arg/Arg，血液検査はCRP 0.2～0.5mg/dL程度と軽度上昇はあるが，他は年齢相応で問題ない．症状は今もまったくない．**この患者にどう対応するか？**

Answer

大井 ＜ ベドリズマブ：潰瘍残存のため狭窄は今後も進行が予測される．何か追加治療が必要であるが，年齢のこともあり，安全性重視としベドリズマブを選択した．ウステキヌマブ，リサンキズマブ，チオプリン製剤も選択肢になる．また，定期的な内視鏡検査は必須．

宮川 ＜ ベドリズマブ：消化管病変の増悪を認めており，高齢であるため，安全性の高いベドリズマブを選択する．

井川 ＜ 定期バルーン拡張を継続：高齢のため他の部位に新規活動性病変が出現する可能性は高くなく，無症候性であるから．症状が出たら手術を検討する．

横山 ＜ アザチオプリン：左記を開始してバルーン内視鏡フォロー．改善乏しければチオプリン製剤併用必要ないリサンキズマブ，ウステキヌマブなどを検討．

井原 ＜ 対症療法のみかも：高齢なのでベドリズマブなど副作用の少ないバイオ製剤の使用を提案するが，実際は使用せず，対症療法のみの可能性あり．

14 治療中狭窄が徐々に悪化しているが症状があまりない症例

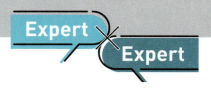

平岡 高齢で偶発的に見つかった CD．回腸末端に狭窄があるけれども症状はない．

加藤 こういう症例はときどきみられますね．高齢者ではそもそも病変がほとんど進行しないような例もある．これこそ，何もしない，という選択肢は？ 回答者でもそういった意見もある．

平岡 狭窄が進んだらバルーン拡張するだけで様子みる，という方針かな．

加藤 無症状の狭窄に対するバルーン拡張のエビデンスって本当はないんだよね．だから症状が出るまで何もしない，という……．

平岡 まあ，そういう考えもありますね．ただ，手術になるのがイヤなのでどうしてもバルーン拡張だけはやりたくなってしまう．

加藤 1回手術したら，その後無治療でも何も起こらないという可能性もあると思うけどね．しかし，内科的に介入するとして，ベドリズマブという回答者が3人もいる．このような小腸病変にベドリズマブは効果あるかしら？

平岡 小腸病変にベドリズマブは厳しいのでは？ 皆さん安全性重視で選択しているものと思うけど．先生はどうしますか？ 内科的に介入するとして？

加藤 僕はまずチオプリン製剤をやってみると思うけど．

平岡 チオプリン製剤がこんな狭窄病変を改善する見込みはあるかしら？

加藤 改善させないまでも，これ以上悪化しなければそれでいい，という考え方．高齢者には副作用が出やすいから，用量は気を付けるけどね．

平岡 まあ，バイオ製剤を含め何を使用しても，この狭窄病変を改善する，というのは難しいでしょうけどね．ウステキヌマブはどう思いますか？

加藤 ベドリズマブよりは可能性があるのでは？ ウステキヌマブも安全性は高いと思うよ．ただ，こういう症例，そもそも難病助成の申請してる？

平岡 確かに．こういう人って確定診断も難しいし，症状もないし，あまり医療費もかかってないし，難病助成の申請難しいですよね．ただ，バイオ製剤を導入するとすると申請が必要になってきますね．

加藤 そういう意味でも，バイオ製剤などは考えず，あまり治療介入せず経過をみる，というのもあってもいいのでは？

解説! IBD 患者の症状いろいろ

　CD 患者では，この章の設問のように症状があまりなくとも病状が進行してしまう場合がある．IBD 診療では症状に限らず，さまざまなバイオマーカーを使用してその患者の腸管の状態を探る必要があり，とくに CD では，知らないうちに狭窄などの腸管合併症が進行してしまった，などということがないように心して診療しなければならない．一方で，バイオマーカーや画像診断に頼るばかりでなく，患者の症状にしっかり耳を傾けることも大事である．ここでは，IBD 患者がさまざまな症状を訴えたときに何を考えるべきか，について述べてみたい．

1 口内炎

　口内炎といえばベーチェット病である．繰り返す口内炎の既往のある患者で消化器症状がある場合，腸管ベーチェットを考慮する必要がある．腸管ベーチェットは回盲部の類円形潰瘍という典型的な所見を呈さない場合も多いので，口内炎は鑑別の際に重要な所見となる．しかしながら，**活動期の CD 患者でも口内炎を訴える患者が多い**ことは知っておくべきである．また，SASP の使用では比較的口内炎の副作用が多くみられる．

2 咳

　もちろんただの風邪である場合も多いのだが，**免疫抑制治療を行っている IBD 患者の場合，細菌性やウイルス性の肺炎になっている可能性もあるので，胸部 X 線をまめに撮影したほうがよい**．抗 TNF 製剤による結核の発症はよく知られているが，結核を発症していてもさして症状がない場合も多いので，抗 TNF 製剤使用者では，ちょっとした咳や発熱などでも胸部 X 線を撮るよう心掛け，症状がまったくなくても年に 1 回くらいは撮っておいたほうが無難である．
　なお，5-ASA 製剤投与で咳や胸部痛が出るときがあり，胸膜炎，心膜炎，薬剤性肺炎などの可能性を考える必要がある．チオプリン製剤やバイオ製剤などでは薬剤性間質性肺炎などを起こすこともあるので注意が必要である．

3 嚥下痛，嚥下困難

CD ではときに食道病変をきたすことがあり，食道に潰瘍ができたりすると嚥下痛や嚥下困難感を訴えることがある．上部内視鏡などを行って鑑別する．

4 急激な腹痛

IBD 患者の急激な腹痛は，とくに CD 患者ではイレウスや腸管穿孔などを鑑別しなければならない．一方で，胆石，尿路結石であることも結構あるので注意が必要である．**CD 患者では胆石，尿路結石ができやすく，UC 患者でも尿路結石の頻度は高い**ことを知っておくべきである．

5 おなかが張る

おなかの張りを訴える IBD 患者は非常に多い．張りの原因ははっきりしないことが多く，IBD の病勢ともあまり相関しないことが多い．寛解期の患者でもよく訴える症状でもある．IBD 患者は自分の腹部症状について過敏に気にしていることが多く，また，医師から常に腹部症状を問診されるため，「おなかが張る」という不定愁訴に近い症状を訴える場合も多いのではないかと推察する．また，活動期に排便を我慢する癖がついてしまって，寛解期でもガスをうまく出せなくなってしまうのかもしれない．IBD で問題となるおなかの張りは CD 患者で腸管狭窄を伴う場合である．この場合はどういう狭窄病変が張りの原因になっているかをきちんと把握し，悪化傾向がないか，バルーン拡張や手術の適応がないか，などをきちんと評価する必要がある．それ以外の場合では，この症状に対してあまり有効な治療を行えない場合が多い．

6 ガスがよく出る

これも IBD 患者で非常によく聞かれる訴えである．寛解期にもよくある訴えで，炎症を起こした腸管が IBS 的に運動機能異常をきたしているためとも考えられる．しかし，病的であるかどうかは微妙な場合もあり，腹部症状に敏感になった患者がガスについてより意識してしまうから，という可能性も高いと考えている．臨床上は落ち着いている患者での訴えが多く（落ち着いていなければもっと深刻な症状を訴える），対処も困難であることが多い．

15 発癌，サーベイランスの例

Case 77

　50 歳，男性．小腸大腸型の CD．病歴約 30 年．15 年前からインフリキシマブを使用している．かつて肛門病変がひどく，肛門周囲に多発瘢痕がある．肛門は狭窄していて，経鼻内視鏡も挿入できない．常に下痢便なので排便はなんとかなっている．CRP や Alb は正常値であり，ここ数年下痢以外の症状はない．肛門狭窄のため内視鏡はできないが，CT では大きな病変はなさそうである．毎年肛門科で肛門部生検を行っており，これまで異型細胞は検出されず．発癌のリスクを伝え手術を勧めているが，人工肛門がイヤなので拒否している．**この患者にどう対処するか？**

Answer

高原 〈 経過観察：発癌のリスクや発癌した際の予後に関して十分説明したうえで，癌が検出されるまでは，このまま様子をみる方針とする．

安富 〈 手術を勧める：発癌のリスクについて，早期発見が難しく進行が早いものも多く，見つかったときには進行してしまっており根治できず辛い経過をたどる可能性もあることを改めて説明する．それでも手術を希望されない場合は慎重なサーベイランスを継続する．状況が許せば患者会などで，他の人工肛門造設後の患者からお話を聞くなどできればよいのかもしれない．

横山 〈 バルーン拡張 or 切開：活動性潰瘍がなさそうであれば，トライすることを相談したい．

黒川 〈 手術を再度強く推奨：それでも同意が得られない場合は発癌リスクを十分に IC したうえで現状の経過観察を継続する．

古谷 〈 継続的に手術を勧める：CD の肛門周囲の癌は予後が悪い場合も多く，生検によるサーベイランスでは感度に限界があるため．

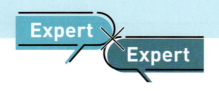

加藤 CD 長期経過例で肛門狭窄がある．発癌のリスクがかなりあるけどどうしますか？　という症例．手術をするとなると永久人工肛門になるけど，患者がいま何も困ってない，という……．

平岡 CD の直腸，痔瘻，肛門部分から発癌した場合，かなり悪性度の高い癌が急速にできることが多いので，命にかかわる場合が多い．だから，基本は手術を勧める．でも，本人が困ってないだけに，なかなか agree してくれない場合も多い．

加藤 そうなんだよね．IBD の専門医をやってると，1 人くらいは CD からの急速な発癌で亡くなった人を経験してるよね．そういうのをみてるから癌ができてないうちに手術を勧めるというのが大原則．回答者も手術を勧める意見が多い．

平岡 定期的に生検する，というのもあるんだけど，癌が発生した症例でも生検したら必ず癌が検出されるとは限らないところも難しいところよね．画像診断も definite に発癌を診断するのは難しい．

加藤 そう．agree してくれるかどうかはともかく，手術を勧め続ける，という姿勢でないといけないわな．

平岡 本当に CD からの発癌では痛い目に遭っているので，癌のないうちに手術することを極力勧めているんだけど．手術して癌がなかったら，医者側はよかったよかった，という感じなるんだけど，患者からみれば「手術しなくてもよかったじゃん」というふうになる．その辺なかなか難しいですね．

加藤 CD 患者のたちの悪い直腸痔瘻部の発癌というのは，日本でとくに問題になっていて，海外ではさほど言われてないみたいなんだけどなんでかね？

平岡 欧米人より日本人（アジア人）の CD のほうが肛門病変を有する割合が高いと言われているので，そういったことが関係しているのかもしれませんね．

加藤 日本人は我慢し過ぎちゃうのもよくないのかもしれないなあ．外国人だと耐えられないような肛門の痛みなんかにも耐えちゃって，肛門のひどい炎症を持続させて発癌のリスクが上がるのかも．

Case 78

37歳，女性．最近，小腸大腸型（肛門病変あり）CD と診断されたが，同時にリンパ節転移を伴う子宮頸癌が発見された．子宮全摘したが癌の遺残あり，化学療法を開始し当面継続が必要と言われている．CD に対する治療としては，安全性を考えベドリズマブ，ウステキヌマブを使用したが無効，リサンキズマブに変更後腸管病変は改善傾向だが，肛門病変が改善せず．シートン法などを併用するも肛門病変が QOL を悪化させている状況である．**この患者にどう対処するか？**

Answer

井口 ＜ **結腸人工肛門造設→リサンキズマブ再開**：肛門病変の管理が困難な場合，ストマ造設により QOL の回復を目指す．腸管には有効だったリサンキズマブを再開．

太田 ＜ **人工肛門造設**：化学療法の継続が必要なこともあり，安全性の点で他のバイオ製剤への変更はしづらくリサンキズマブ継続しつつ，ストマ造設にて肛門への負荷を回避する．

井川 ＜ **人工肛門造設**：治療抵抗性のある重症の肛門部病変であり，癌の合併リスクも高いから．

大道 ＜ **患者自身と婦人科に相談のうえでインフリキシマブへの変更を検討する**：婦人科での手術・治療の面で肛門病変への影響しうるものがないかなどの評価をしてもらうためにも婦人科への事前のコンサルトも重要と考える．

堀尾 ＜ **アダリムマブ**：肛門病変の改善のために選択．ただ患者には十分にリスク・ベネフィットを話したうえで投与を行う．

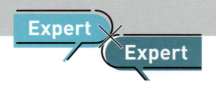

加藤 Case 78 は担癌症例の CD にしました．婦人科系の癌合併例で，CD は安全性の高いバイオから開始しているのだけれど肛門病変がよくならない．癌は遺残があって化学療法が必要という……．

平岡 抗 TNF 製剤にするか，人工肛門を作るか．癌が残存している状態で抗 TNF 製剤を投与していいもんかという……．

加藤 海外のガイドラインとかをみても，投与してはいけない，とは書いていないし，抗 TNF 製剤を投与することで明らかに癌を増悪させる，というエビデンスもない．だから，必要なら抗 TNF 製剤を投与するというのはありはありだと思うけど．

平岡 婦人科系の癌の化学療法って何年も続けるよね，通常．そうすると，安全策で人工肛門を作る，っていうほうをとるかなあ．人工肛門作るのも手術受けないといけないから，簡単ではないけどね．

加藤 そうねえ．もう癌の予後があまりない，というのなら，人工肛門の手術は避けて，抗 TNF 製剤を投与して QOL を保つことを考えるという考え方もある．

平岡 絶対の正解はないから，最終的には，患者の意見，あと婦人科の先生の意見次第ということにもなるけどね．

加藤 回答者も人工肛門，という人と抗 TNF 製剤という人に分かれているね．

平岡 悩みどころよね．でも予後が見込めるなら人工肛門というのが基本になるんじゃないかな．この症例の場合は．人工肛門にすることで CD に起因する問題の大部分は解決できるわけだから．

加藤 じゃあ，逆に手術では改善できないことが問題点だったらどうするかね．

平岡 抗癌剤投与すると免疫が抑制されるから，それで CD の病勢が改善することが期待できる，って海外のガイドラインに書いてあった気がするけど……．

加藤 そんなに虫がいいようになるかね？ 理屈上はそうかもしれないけど，そんなことのちゃんとしたエビデンスはないと思うよ．

平岡 そうよね．そういう場合は抗 TNF 製剤を投与するべきなんじゃない．

加藤 そうなるだろうね．

CDからの発癌とサーベイランス

　IBDにおいてUCからの発癌についてはよく語られるが，CDからもときに発癌する．その頻度はUC由来よりも少ないものの，**CDからの発癌では悪性度の高いものが多く，したがって命にかかわることも多い**．そういう意味ではそのリスクを知り，予防も含め適切に対処する必要があるが，なかなか難しい．

1　どのような症例のどこに癌が発生するか
　CDでは**圧倒的に直腸痔瘻部に発癌しやすい**．これは肛門病変の多い日本人（アジア人）のCDに特徴的と考えられている．あとは，外瘻のある部分に癌ができやすいと言われている．痔瘻も外瘻の一種ではあるので，関係するのかもしれない．CDでも病歴が長く，とくに複雑痔瘻があったりなど，肛門病変がずっと落ち着かず炎症が持続している（た）例に発癌のリスクが高い．

2　どのような癌ができるか
　UCからの大腸癌においても未分化癌などの比率が通常のsporadicな癌と比べて高いが，CDではさらに高い．**多くの癌が未分化かつ粘液癌などの悪性度の高いものである**．したがっていったん発癌すると進行が早く，命にかかわることが非常に多い．それゆえ，早期発見・早期治療が最重要となるものの，下記に述べる理由で早期発見もなかなか難しいのが現状である．

3　サーベイランスをどうするか
　発癌リスクの高いCD患者の肛門部分は，長年の痔瘻，肛門病変などにより，肛門が狭窄していたり多発の瘻孔があったりするため，いわゆるサーベイランスが難しい．リスクの高い症例では，定期的な生検が必須である．**内視鏡を行い，肛門周囲，痔瘻周囲から複数の生検を採取する**，というのが基本である．しかしながら，設問でもみられるとおり，肛門病変やその痛みなどにより内視鏡も困難で，したがって生検も難しい症例もまれではない．うまく生検できたとしても，発癌している症例の生検組織で癌が検出できないような場合もしばしばある．このように，CDの直

腸痔瘻癌の診断はとても難しく，その悪性度の高さも相まって，この癌の予後を悪くしている．一部の専門施設や IBD に詳しい外科医のいる施設では，腰椎麻酔を行ったうえで肛門痔瘻部の生検を定期的に行っている場合もある．ただ，そのような対策が有用である，というエビデンスもあまりない．

内視鏡（＋生検）以外の画像診断の正診率も高くなく，CT や MRI では通常，発癌の早期診断は困難である．PET-CT なども炎症との鑑別が難しい場合が多い．

4 治療

生検で癌が検出されたら，速やかに手術である．手術は当然永久人工肛門を伴うものになる．ただし，手術も術前の範囲診断が難しく，また手術自体も部位的な問題や炎症による高度な癒着があったりして難しくなる場合が多い．したがって，専門施設での手術が望まれる．上記のように**すでに発癌している症例に生検を行っても癌が検出されない場合も多い**．病理上，異型細胞の疑い，といった疑診であっても速やかに手術すべきである．というのは，そのような場合はたいがい癌が存在しているし，その場合速やかに手術を行わないと急速に進行する可能性が高いからである．そういう意味では，生検でまったく異型細胞が検出されない場合でも，少しでも発癌を疑う所見がある場合，手術に踏み切るべきである．

一方，設問のようにおそらくいまは発癌はしていないけれど，発癌リスクが高く，サーベイランスが困難な症例の扱いというのは臨床上なかなか難しい．設問の回答にもあるように，万一発癌した場合には命にかかわる可能性が高いことを説明し，手術を勧めるというのが望ましいと考えられる．

不幸にも癌の発見時に手術できないほど進行していたり，手術後に遺残や転移が認められた場合は，通常の大腸癌・直腸癌に準じた adjuvant therapy（抗癌剤，放射線療法など）が行われるが，あまり奏効しない場合が多い．

16 挙児希望・妊娠例

Case 79

40 歳，女性，既婚，妊活中．15 年前に発症の小腸大腸型． 10 年前に回盲部切除後，口側回腸に再燃をきたし，アダリムマブを開始していた．その後，回腸病変は残存し，軽度狭窄が出現していたが治療変更やチオプリン製剤の追加は望まれず，アダリムマブ倍量で継続，2 年前に 2 人目の子どもを出産．2 人目の妊娠後期に狭窄症状はあったが，エレンタール内服で回復，無事出産した．先日の外来内視鏡検査で，回腸にスコープ通過困難の狭窄を認め，逆行性造影で軽度ではあるが口側拡張を伴っていた．3 人目がどうしても欲しいという．**この患者にどう対応するか？**

Answer

高橋 〈 **内視鏡的バルーン拡張術**：手術を回避でき，妊娠・出産も可能となると思われるため．

對田 〈 **アダリムマブ倍量，エレンタール継続しつつ内視鏡的バルーン拡張提案**：周産期の腸閉塞を避けるため，妊娠成立前に狭窄部の拡張を提案する．

高尾 〈 **内視鏡的バルーン拡張＋ウステキヌマブ**：狭窄による妊娠中のイレウスリスクがあり，また手術により妊孕性低下リスクがあるため．バイオ製剤も今後の増悪リスクを考え変更しておく．

宮川 〈 **バルーン拡張術**：狭窄症状の出現を認めたため，狭窄部に潰瘍がなく，狭窄長が長くなければバルーン拡張術をまず検討する．

北畑 〈 **バルーン拡張術＋インフリキシマブ短縮投与**：アダリムマブは効果不十分であり妊娠中にイレウス発症の危険性があるため．妊娠前に腸管狭窄に対して積極的なアプローチを行い，妊娠合併 IBD に対してエビデンスのあるインフリキシマブへスイッチ．

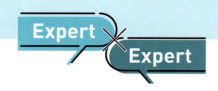

平岡　挙児希望のある 40 歳 CD の女性です．アダリムマブ治療を行っていますが，しっかりした回腸狭窄があります．2 年前の 2 人目の妊娠中に狭窄症状がでたけど，エレンタールでしのぎました．狭窄はスコープが通過できず，口側拡張も出てきています．3 人目がどうしても欲しいと言われます．どう対応しましょうか？

加藤　回答者全員がバルーン拡張って答えている．バルーン拡張がしっかりできればいいけど．

平岡　口側拡張も出てきており，バルーン拡張ができても，何回か必要かもしれません．妊娠成立後に強い狭窄症状が出ないかは心配ですね．

加藤　2 年前の妊娠時も狭窄症状があったみたいで，そのときより病変は進んでいると考えるべきだよね．手術をする，と回答した人がだれもいないのは，年齢を考えてかね．まあ，バルーン拡張をこれまで一度もやったことがないからまずはそれをトライといったところか．

平岡　年齢が若ければ，狭窄の根治性から手術を勧めると答える先生も多くなったかもしれませんね．

加藤　そうだね．では，とりあえずバルーン拡張するとして，薬はどうするかね？そのままでいいと考えるか，治療強化，変更を考えたほうがいいのか？

平岡　積極的に変更と言っているのは 2 人で，高尾先生はウステキヌマブ，北畑先生はインフリキシマブに変更を選択しています．リサンキズマブはまだ妊娠のデータはないけど，変更するのであれば候補にはなりますね．

加藤　治療変更が吉と出るかどうかは微妙よね．いまのアダリムマブ倍量より効果がよくなる保障はないし，よくなったとしても狭窄にどう影響するかも未知数ではある．だからこの時点で治療変更をするのはちょっと冒険かもしれないね．

平岡　3 人目が欲しいなら，2 人目出産後に手術や治療変更の相談をしておいてくれればもっと早めに対処できたかも．

加藤　2 人いるから 3 人目までは考えないだろうと，こっちは勝手に考えがちだしね．

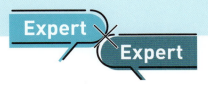

平岡 そのとおりです．まあ，いずれにせよ，妊娠中の腸閉塞は避けたいですよね．妊娠中にストマを造設することは可能ですが，子宮がだんだん大きくなるので，通常時よりトラブルが起こりやすいです．長期の絶食でしのげたとしても，それなりにリスクがあります．中心静脈栄養を入れるとなると血栓症，あとは，ビタミン欠乏なども心配です．さらに，今回は高齢出産にもなるので，リスクは減らしておきたいですよね．

加藤 バルーン拡張が無理な狭窄だったら，手術を勧めて，その後妊娠成立するかにかけてもらうかな．そうは言っても2人は子どもさんがおられるしね．これが1人目ならさらに悩むね．

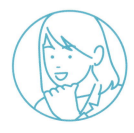

IBD 患者のプレコンセプションケアについて

　若年発症が多い疾患であるため，妊娠・出産は多くの女性 IBD 患者が遭遇しうるイベントである．CD 患者の場合も UC 患者と同じく寛解期妊娠を目指すのが基本である．妊孕率に関しては，寛解期の CD 患者では健常人と差がないとされている一方で，活動期や手術歴がある場合は，妊孕性が低下する可能性がある．ここでは，妊娠のための準備（プレコンセプションケア）について，腸管合併症，栄養・食事管理，ワクチン接種に focus して CD 患者を中心に述べる．

1 腸管合併症について

　腸管合併症の中で，**妊娠中のトラブルの原因として比較的多いのは，腸管狭窄，肛門病変，人工肛門関連**である．

　腸管狭窄を有している場合は，大きくなっていく子宮に圧迫されるなどで，非妊娠時にはみられなかった狭窄症状が現れることがある．どの程度の狭窄から妊娠中にトラブルが起こりうるか明確な線引きはないが，通常でも注意が必要な，口側拡張を伴う狭窄は高リスクと考える．肛門病変も妊娠中に悪化のリスクがあり，分娩方法の選択に影響する．人工肛門造設患者も，子宮の増大により，人工肛門部の排泄障害や人工肛門脱のリスクがある．腸管合併症を評価し，高リスクの場合は，まずそちらの治療を優先することを検討し，妊活を開始する場合は，担当の産婦人科医や，状況により外科医などともリスクを共有しておく必要がある．

2 栄養・食事管理について

　CD 患者では（ときに UC 患者でも），食事療法の一環として，特定の食品（栄養素）を制限している場合がある．一方で，妊娠中には栄養価の高い食品を豊富に含むバランスのとれた食事をすることが，一般的には推奨されている．よって，患者には妊娠中の栄養管理の重要性について伝え，管理栄養士とともに不足しがちな栄養素がないかを確認することが望ましい．IBD 患者は，貧血，ビタミン欠乏症（葉酸，ビタミン B_{12}，ビタミン D など）となりやすく，これらに関し妊娠中の定期的なスクリーニングを推奨している報告もある．小腸の手術歴が複数回ある患者は，とく

に注意である.

　頻度は少ないものの，児に大きな影響を与えるものとして，ビタミン K 欠乏がある．新生児はビタミン K が欠乏しやすいため，出生後，哺乳確立時からルーチンでビタミン K の補充が行われている．しかし高度欠乏の場合は，その補充では間に合わず新生児（胎児）ビタミン K 欠乏性出血症（VKDB）をきたす．出血部位として消化管や頭蓋内の頻度が多く，重篤な頭蓋内出血は，致命的もしくは脳の機能障害をきたすことになる．**VKDB は，IBD 症例ではまれではあるが，疾患活動性やイレウスが原因である摂食不良，長期の抗菌薬投与，もしくは経静脈栄養管理をされた症例などで報告されている**．さらに CD では，残存小腸が短い患者や，狭窄症状のある患者が，妊娠中に食事制限を行うと，脂溶性ビタミン欠乏をきたす可能性があるので注意が必要である.

3　ワクチン接種について

　妊婦が罹患することで高率に胎児に悪影響をきたす感染症の 1 つに風疹がある．風疹はワクチン接種で防げる感染症であり，十分な抗体を持たない（ワクチンを 2 回接種できておらず，罹患もしていない）患者は接種しておきたい．しかし，風疹ワクチンは生ワクチンであり，免疫抑制系治療中では禁忌になる．よって免疫抑制系治療中の場合は休薬する必要がある．具体的には，ワクチン接種前一定期間以上の休薬を行い（ベドリズマブを除く生物学的製剤やチオプリン製剤は 3 カ月，副腎皮質ステロイド，タクロリムス，JAK 阻害薬など低分子化合薬は 1 カ月），接種後は 3 週間以上経ってから免疫抑制系治療薬を開始することが推奨されている．免疫抑制系治療を中止できない病状の場合は仕方ないが，早めに検討しておく事項である.

4　プレコンセプションケア以前の問題

　IBD 女性患者は，健常人よりも自主的に子どもを持たない割合が高いことが報告されている．妊娠中の病気の悪化，治療薬の児への影響，子への遺伝などを過剰に心配し，自らあきらめ，避けている人がいるためと思う．女性にとって妊娠・出産がすべてではないが，IBD 女性が間違った思い込みから妊娠をあきらめてしまわないよう，早めから情報提供を行っておきたい．寛解期妊娠が基本といってもどうしても寛解導入が難しい例もある．そのような例でも妊娠がまったく不可能というわけではなく，希望する場合は専門医へのコンサルトが必要であろう.

17 短腸例

Case 80

　51歳，男性．小腸大腸型，病歴30年．小腸穿孔，治療抵抗性（抗TNFα抗体2剤とも二次無効），複数回の手術歴あり，残存小腸は約100cm，小腸上行結腸吻合，横行結腸人工肛門造設の状態である．ウステキヌマブで治療中であるが，2年前より小腸上行結腸吻合部の狭窄が進行し，腹部膨満感が出現するようになった．バルーン拡張を行っているが，3カ月程度しかもたない．狭窄長は1～2cmであるが吻合部から口側5cm程度は小びらんが多発している．Hb 12.5g/dL，Alb 3.1g/dL，CRP 0.05mg/dL，電解質異常はない．NUDT15はArg/Cys．エレンタールは下痢がひどくなるので長らく飲んでいない．職場の理解はあり，計画的な休暇はとりやすいという．**この症例にどう対応するか？**

Answer

橋本 ⟨ **リサンキズマブ**：狭窄部および近傍粘膜の炎症が持続しているため，内視鏡的治癒を目指し手術を回避したい．

安富 ⟨ **経鼻でゆっくりエレンタールを投与**：ゼンタコートと少量からチオプリン製剤を追加する．残存小腸短くこれ以上の手術は避けたい．ゆっくりエレンタールを投与すると下痢が避けられるかもしれず，できれば入院で練習したい．

青山 ⟨ **ストマ造設およびリサンキズマブへの変更**：小腸ストマを造設し，保存的改善が無効ならリサンキズマブに変更し，短腸症候群あればテデュグルチドを併用する．

井原 ⟨ **リサンキズマブへのバイオスイッチを検討する**：ただ，実際には慢性化した狭窄病変の改善は難しい．

古谷 ⟨ **リサンキズマブへ変更する**：吻合部付近の活動性炎症をより抑えることで，狭窄症状出現までの間隔の延長に期待したいため．

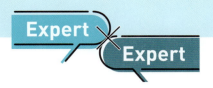

平岡　複数回の手術歴があって残存小腸は 100cm，横行結腸に人工肛門を造設している男性です．ウステキヌマブで治療中ですが，2年前から吻合部の狭窄が進行し，バルーン拡張を3カ月に1回のペースで行う必要があり，口側回腸にもびらんが多発している状態です．どのような対応をしましょうか？

加藤　これはもう残存小腸の長さがギリギリなので手術をする余地はあんまりないよね．バルーン拡張を続けていくしかないかね．

平岡　青山先生は人工肛門造設と書いているけど，どういう意味かな．病変の口側にストマを作って，しばらく肛門側の腸管安静を保ち，最終的に人工肛門閉鎖ができることを期待するっていう意味かなぁ．

加藤　そもそも残存小腸が 100cm のところにストマ作るのはちょっと厳しいと思う．短腸症候群になるリスクが非常に高く，それ以前にストマから水分が大量に出てきたりして脱水状態を制御できなくなったりしそう．

平岡　まあ，狭窄に対してはバルーン拡張で粘るとして，薬はどうしますか？ バイオ製剤変えるか変えないか．再燃しているので普通は変えますよね．回答者はリサンキズマブって人が多いですね．

加藤　妥当なところでしょう．まあウパダシチニブでも悪くはないと思うけど．

平岡　でもやっぱりリサンキズマブを先にするだろうね．腸が短いから感染に弱い懸念があるし．ウパダシチニブは用量が多いのでやっぱり感染が心配．あと，短腸の人は内服薬の吸収が不十分になる可能性もある．

加藤　安富先生は経鼻の栄養療法を提案しているね．やっぱり先生のお弟子さんは栄養療法をきちんと考えますね．

平岡　この設問に似た症例でも経鼻投与による栄養療法を行っていました．当時はリサンキズマブもウパダシチニブもなかった時代でしたから．でも，今の時代でもきちんと栄養療法を併用することは大事だと思います．

加藤　ゼンタコートの併用はどう？

平岡　短期的には悪くはないでしょうけど，こういう症例に使うとやめ時がなくなっていつまでもダラダラ使うハメになるので，あまりお勧めしませんね．

17 短腸例

Case 81

30歳，女性．小腸大腸型，病歴15年． 小腸穿孔で緊急手術となりCDが判明．小腸も大腸も広範病変で，抗TNFα抗体で治療を行っていたが，2剤とも遅発性反応で使用が困難になり，8年前に大腸亜全摘．5年前にウステキヌマブを開始したが，1年前に小腸潰瘍の穿孔で手術となり，残存小腸が150cmの回腸人工肛門の状態となった．術後の重度の下痢は投薬治療で改善し退院できたが，夏に高度脱水をきたし緊急入院して以降，脱水，栄養障害のため点滴通院が頻回に必要になってきた．術後ウステキヌマブは継続しているが，Alb 2.8g/dL，CRPは1.50mg/dL．内視鏡検査では残存小腸にノッチ様陥凹，びらんが多発している．仕事はリモートで入院時以外はこなしてきたが，現在はそれも難しく，休職している．**この症例にどう対応するか？**

Answer

大井 ＜ **テデュグルチド**：短腸症候群に対し，GLP2アナログ製剤の適応．CDの病勢も微妙であり，こちらも薬剤の変更が必要．抗IL23抗体リサンキズマブ，JAK阻害薬ウパダシチニブが選択肢，ウパダシチニブは避妊についての詳しい説明が必要．

高原 ＜ **在宅中心静脈栄養をトライ**：状態が安定しなければテデュグルチドの投与を行う．バイオ製剤もウステキヌマブの効果が限定的であり，リサンキズマブへ変更を行う．

太田 ＜ **復職を目標に短腸症候群に対しテデュグルチドを試す**：経過および内視鏡所見からウステキヌマブは効果不十分と考え，経口薬は吸収が不安定な可能性がありリサンキズマブへの変更を考える．

大道 ＜ **経腸栄養剤は継続しテデュグルチド導入**：中心静脈ポート造設と在宅点滴導入の相談．今後検査データや症状悪化あればリサンキズマブへ変更．

有吉 ＜ **リサンキズマブに変更**：ウステキヌマブは効果不十分であり，リサンキズマブに変更する．エレンタールも併用し栄養療法を強化する．それでも点滴通院を要するようであれば，テデュグルチド導入を行う．

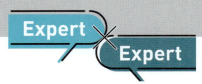

平岡 大腸亜全摘後で回腸人工肛門．残存小腸 150 cm ですぐ脱水になる．ウステキヌマブを投与しているけど小腸に炎症が残存しているよう．

加藤 先生のことだからもちろんこういう人には経腸栄養はやっていたんでしょ？

平岡 経鼻投与でやってました．でも，ここまで来ると経腸栄養では厳しい．

加藤 回答者の皆さん，基本的には同じような意見で，栄養は経腸や経静脈を行いながらテデュグルチドを考慮．バイオ製剤のほうはリサンキズマブに変更という感じになっている．確認なんだけど，テデュグルチドって経静脈栄養をやっている人が適用なんだよね？

平岡 添付文書上はそう．だからこの症例でも在宅中心静脈栄養を先にやるべき．

加藤 設問を読む限り，まだ在宅中心静脈栄養やってないよね？ この人．

平岡 そう．でも，現状では低栄養で脱水気味だし，在宅中心静脈栄養を導入してテデュグルチドを投与する，というのが望ましい方法だと思う．

加藤 でも本当は，中心静脈栄養にならないギリギリ，経腸栄養でなんとか，くらいのところでテデュグルチドは始めたいよね．

平岡 そうそう．CD 患者に在宅中心静脈栄養を導入するとルートの感染やトラブルがとても多くて継続が難しいことが多いんですよ．だから，本当は導入する前に投与できるといいんだけど．先生，メーカーに言っといてください．

加藤 僕はテデュグルチドの使用経験がないんだけど，実際効果はあるのかしら？

平岡 有効性はあると思います．私の使用した患者では一時的に在宅中心静脈栄養が離脱できた方がいらっしゃいます．そして，この設問で小腸のノッチやびらんが残存している，と書きましたけど，バイオ製剤を変更しなくてもテデュグルチドの投与だけでこれらの所見が改善したりします．

加藤 そうなんだ．やっぱり適用広げる努力をしてほしいね．メーカーには．高価な薬だし．ところでバイオ製剤はリサンキズマブに変更でよい？

平岡 よいと思います．ただ，こういう人は得てしてすごく痩せているので，ストマもあったりしてオートドーザーでちゃんと投与できるのかが少し不安です．

加藤 ときどきトラブルあるよね．オートドーザー．

CD手術の諸問題―あくまで内科医の意見―

1 手術後吻合部の評価と再燃の診断

　腸管手術後のCD患者でもっとも再燃をきたしやすいのは吻合部である（吻合部再発）．ただ，吻合部にはしばしば吻合線上に沿って（すなわち輪状に）浅いびらんが生じることがある．このびらんは術後患者で非常にしばしばみられ，一方で，それ以外の部分に活動性病変がまったくないことも多いことから，再燃所見ではなく，術後の反応性のものであると考えられている．吻合線上だけでなくその周囲（とくに口側粘膜）にもびらんなどの炎症所見が出現した際に本当の再燃と診断される．
　しかしながら，吻合線上のびらんだけなら問題ないかというと，意外とそうでもないこともあり，**吻合線の部分が経年的に狭窄をきたしてしまったり，また同部分からの慢性的な出血による貧血が問題となることがある**．基本的にはそれ以外の病態は落ち着いているので，このような症例に内科治療の変更や強化を考えるのも難しく，ときに悩ましいことがある．

2 腸管切除術と狭窄形成術

　小腸の狭窄に対する手術として，狭窄した腸管を切除する方法（腸管切除術）と腸管を切除せずに狭窄部を長軸に沿って切開して短軸にそって縫合する方法（狭窄形成術）がある．後者は，小腸に複数の狭窄が異所性異時性に多発しうるCDにおいて短腸症候群となるリスクを抑えるための方法である．では，CDの狭窄病変に対してはいつも狭窄形成術がよいかというと必ずしもそうとは限らない．腸管切除術は活動性病変を摘出してしまうのに対し，狭窄形成術は活動性病変が残存する．したがって，**根治性，という意味では腸管切除術のほうが優れている**と言える．手術後にはなんらかの内科的治療を行う場合がほとんどであるが，根治性の高い腸管切除後のほうが内科的治療の有効性が高い可能性がある（このへんのエビデンスはきわめて乏しいが）．したがって，手術がまだ初回で狭窄部も1カ所，というような患者では腸管切除術を選択し，手術が複数回目で狭窄も多発している場合には狭窄形成術を選択する（もちろん1度の手術で両方を行う場合もある），というような方針がよいのでは，と考えている．

3 狭窄病変に対する待機的手術のタイミング

狭窄病変を有する患者では，イレウスを起こしたり，明らかな狭窄前拡張があるような場合は手術の適応であるが，そうでもないケースも多い．画像診断上明らかに狭窄病変はあるが，無症状であるとか，たまに腹痛があるけれども日常生活上あまり困っていない，というような症例である．そのような患者に手術治療を提案しても受け入れてもらえないことも多く，また外科医からも，まだ待てそうなのでもう少し後でよいのでは，というふうなご意見をいただいたりする．しかし，このような症例を経過観察していると，まれに穿孔を起こして救急受診，緊急手術，ということが起こりうる．そのときになって，もう少し早く手術を決断しておけばよかった，と後悔することがしばしばある．このような判断はなかなか難しいが，**経時的に狭窄病変が進行していたり狭窄症状が強くなってきているような症例に関しては早めに待機的手術を行うべき**であろう．

4 短腸症候群とテデュグルチド

CD 患者で複数回小腸切除手術をうけたような場合，短腸症候群となることがある．**小腸切除回数が 2 回以上で，残存小腸が 100cm 未満になると在宅経静脈栄養を必要とするほどの厳しい短腸症候群となる可能性がある**．同じ小腸残存長でもバウヒン弁が残存しているほうが短腸症候群のリスクは低いが，残存小腸が 100cm 未満になっているような患者ではバウヒン弁は残っていない確率のほうが高い．

対談の部分にもあるように，CD 患者が在宅経静脈栄養となった場合，中心静脈ラインのトラブルが起こりやすく，それが理由でなかなか継続できない場合が多いことが大きな問題点である．ただ，近年のバイオ製剤などの進歩により，CD で短腸症候群になる患者はきわめて少なくなった．

テデュグルチド（レベスティブ）は短腸症候群患者の腸管吸収能を上昇させる薬剤であるが，添付文書上は経静脈栄養を行っている患者が適用となるので，設問の症例でテデュグルチドを投与するには中心静脈栄養をまず行っていなければならない．

索引

あ	
悪性リンパ腫	136
アジスロマイシン	119
アドヒアランス	24
アロプリノール	62
一次無効	90
陰窩膿瘍	9
インジゴカルミン	142
インフォームドコンセント	76
インフュージョンリアクション	198
インフルエンザ	121
栄養指導	229
栄養療法	177
壊疽性膿皮症	126
エチルセルロース	16, 158
エルシニア腸炎	169
エレンタール	184
炎症性狭窄	230
オートドーザー	212, 265
か	
回腸嚢	103
回腸嚢炎	156
回腸嚢肛門管吻合	160
回腸嚢肛門吻合	160
過敏性腸症候群	143
カプセル内視鏡	180
カルシニューリン阻害薬	79
眼圧	84
ガンシクロビル	57
間質性肺炎	50
感染性腸炎	9, 122
肝脾 T 細胞リンパ腫	136, 200
カンピロバクター	10
キサンチンオキシダーゼ	62
キノロン	119
狭窄形成	222, 223
胸膜炎	32
局所製剤	22, 24, 50
緊急手術	267
経鼻投与	184

血球成分除去療法	24
血小板数	147
結節性紅斑	128
血栓	77
血栓症	96
原発性硬化性胆管炎	5
抗 CTLA4 抗体	136
抗核抗体	219
抗凝固薬	77
抗菌薬	118
抗血栓薬	77
高血糖	35
膠原病	39
抗酸菌	165
口唇口蓋裂	150
口側拡張	230
肛門病変	174
抗薬物抗体	214, 219
ゴーストピル	13
骨髄毒性	65
骨粗鬆症	38, 84
さ	
サーベイランス	116, 140
在宅自己注射	83
在宅中心静脈栄養	186
サイトカイン	95
サイトカインプロファイル	99
サイトメガロウイルス	40
再燃寛解型	96
ざ瘡	36, 79
サルコペニア	100
シートン	167, 189
ジェネリック	47
自己注射	70, 83, 173
自己免疫性肝炎	39
シプロフロキサシン	156
縦走潰瘍	165, 178
受給者証	192
授乳	70
小腸造影	165, 180

小腸内視鏡	180	中毒性巨大結腸症	107, 159
食道潰瘍	168	中和抗体	97
痔瘻根治術	194	腸管合併症	174
新型コロナウイルス	121	腸管腸管瘻	230
心筋炎	32	腸結核	168
シングリックス	78	腸内細菌	8
人工肛門	101	腸内細菌叢	200
腎障害	15	直腸 sparing	9
新生児（胎児）ビタミンK欠乏性出血症		直腸切断	233
	261	直腸腟瘻	237
心膜炎	32	帝王切開	151
膵炎	32	鉄欠乏性貧血	53
スフィンゴシン1リン酸受容体調節薬	72	テデュグルチド	226
スルファピリジン	17	糖尿病	34
性機能障害	233	トシリズマブ	129
青黛	98	トライツ靭帯	228
整腸剤	64	ドラッグデリバリー	18

な

成長障害	197, 199	生ワクチン	72
成長ホルモン	196	難病助成	8
絶食	187	二次無効	90
線維性狭窄	230	尿中プロスタグランジンE主要代謝物	148
腺管のねじれ	6	尿路結石	250
潜在性結核	164	妊娠	70
全層性治癒	242	認知症	83, 100
ゼンタコート	190	妊孕性	260

た

		粘液癌	255
体外循環	24, 46, 60	粘膜治癒	94

は

帯状疱疹	78, 96	肺炎	51
帯状疱疹後疼痛	78	バイオシミラー	206
帯状疱疹ワクチン	81	バルーン拡張	185, 258
大腸全摘術	102	バルーン内視鏡	180
耐糖能異常	35	バルガンシクロビル	132
胎盤移行	66	非乾酪性肉芽腫	172
高安動脈炎	129	ビタミンK	229
竹の節所見	168	必須脂肪酸	186
脱感作	13	ピットパターン	142
脱毛	52	皮膚瘻	228
ダルバドストロセル	237	肥満	38
単純X線	146	複雑痔瘻	194
男性不妊	17, 23	副腎不全症状	60
胆石	250	ブジー	236
短腸症候群	228, 263	プレコンセプションケア	260
チオプリン製剤	25		
中心静脈カテーテル	110		

吻合部再発	266	CMV	40
平均赤血球容積	53	DLST	26
ベーチェット病	169	DOAC	110
ヘバーデン結節	125	dysplasia	115
ヘパリン	110	D ダイマー	110
便意切迫感	11	ERCP	129
便潜血検査	19	ESD	139
便中カルプロテクチン	19, 91, 181	head to head 試験	97
便培養	7	IAA	160
蜂窩織炎	232	IACA	160

ま

満月様顔貌	38	IBD 関連脊椎関節炎	124
慢性持続型	96	IBS	143
慢性肉芽腫症	200	IC	76
メトロニダゾール	156	ICI	136
メラノーマ	136	infusion reaction	96
免疫チェックポイント阻害薬	136	IPEX 症候群	200
免疫抑制薬	23	LRG	19, 147

や

		MCV	53
		MMX 構造	11
薬剤性間質性肺炎	249	monogenic IBD	200
薬剤誘発性ループス	128	MRCP	5
薬疹	33	MR エンテログラフィー	165, 180
有害事象	12	NBI	142

ら

		NSAIDs	10
ラモセトロン	144	NUDT15	25
リウマチ	39	PGE-MUM	148
輪状潰瘍	168	progressive disease（PD）	243
リンパ腫	134	PSC	5
リンパ増殖性疾患	135	S1P 酸受容体調節薬	72
類上皮肉芽腫	164	SDM（shared decision making）	
裂肛	193		21, 178
レボフロキサシン	118	Step biopsy	6
漏便	103	Step-up	174, 178
ロキソプロフェン	125	ST 合剤	84
ロタウイルスワクチン	154	sustained disease（SD）	243

欧文

		T-SPOT	57
A20 ハプロ不全症	200	Top-down	170
acute severe UC	74	Treat to Target	113
ADL	82	VEO-IBD	200
backwash ileitis	141, 160	XIAP 欠損症	200

BCG	154		

数字

C7-HRP	57	5-ASA スイッチ	50
CAP 療法	24	5-ASA 不耐	11
Clostridioides difficile	59	6- チオグアニンヌクレオチド	61

編著者略歴

加藤　順（かとう　じゅん）

1993年東京大学卒. 社会保険中央総合病院（現：東京山手メディカルセンター）などで研修後, 亀田総合病院, 日本赤十字社医療センターなどで勤務. 2003年岡山大学消化器肝臓内科, 2010年和歌山県立医科大学第二内科准教授, 2018年三井記念病院内視鏡部部長, などを経て2019年より現職. 著書に「かとじゅん流IBD診療」（秀潤社）などIBDに関連する著書多数.

平岡佐規子（ひらおか　さきこ）

1994年岡山大学卒. 香川県立中央病院, 津山中央病院などで研修後, 2000年に岡山大学第一内科（現：岡山大学病院消化器内科）に帰局. 2018年より岡山大学病院炎症性腸疾患センター准教授, 2019年より炎症性腸疾患センターセンター長（現職）.

かとじゅん & ひらおか present

こんなときどうする？　症例から考えるIBD診療　　Ⓒ

発　行	2025年5月10日　1版1刷

編著者	加　藤　　順
	平　岡　佐規子

発行者	株式会社　中外医学社
	代表取締役　青　木　　滋
	〒162-0805　東京都新宿区矢来町62
	電　話　（03）3268-2701（代）
	振替口座　00190-1-98814番

印刷・製本／三和印刷(株)　　　　＜HI・KN＞
ISBN978-4-498-14062-2　　　　Printed in Japan

JCOPY　＜(社)出版者著作権管理機構　委託出版物＞

本書の無断複製は著作権法上での例外を除き禁じられています. 複製される場合は, そのつど事前に, (社)出版者著作権管理機構 （電話 03-5244-5088, FAX 03-5244-5089, e-mail: info@jcopy. or. jp）の許諾を得てください.